The Art of Being Healthy

健康になる技術 大全

Dr. Hana Hayashi
林英恵

ダイヤモンド社

健康になる技術　大全

はじめに
「真」の健康法を見極め、実行し、続ける技術

「元気に人生を全うしたいですか?」

「健康のために、やめたいのにやめられないことや、続けたいのに続けられないことはありますか?」


この2つの質問に、両方「はい」とこたえた方。この本は、そんな方に向けて書きました。

少しでも健康で長生きしたいと思っている方であれば、そのためにどんなことが必要か、なんとなくはわかっていると思います。甘いものは控えめに、もっと野菜を食べないと、ちゃんと体を動かさないと、お酒はほどほどに、たばこはやめた方が良い、睡眠をしっかりとらないと、など日々感じている人もいるでしょう。

一つひとつのことは、そんなに難しいことではないはずなのに、どうしてできないのでしょう。意志が弱いからでしょうか? 健康になるための努力が足りないからでしょうか?

こたえは、そのどちらでもありません。

本当に正しいとされている健康法を、きちんと行動に移し、毎日無理なく続けるためには技術がいります。

健康になる技術とは、健康でいるために必要なことを実践するスキルです。簡単にいうと、健康になるために「WHAT（何）」を「HOW（どのように）」行ったら良いのか、自分の環境や特性（弱点・強み）に合わせて実践する技術を指します。

食事、運動、睡眠、ストレス予防、お酒やたばことのつきあい方など、世の中に「こうすれば健康になる」といわれるものはたくさんあります。健康になるには、**その中から「真」の健康法を見極める技術が必要です。ただ、正しいとされる健康法を知っているだけでは健康にはなれません。最も大切なこと、それは、正しい健康法を実行し、続ける技術**です。どうしたら健康に悪い習慣をやめ、良い習慣を身につけることができるのか、科学的な根拠（エビデンス）に基づいて解説したのがこの本です。

健康のためにやめたいことをやめる方法や、続けたいことを無理なく続ける方法に関して、世界中の研究者が日々研究を行っていて、「こうすると良い」という結果が蓄積されています。

図表1：健康になる技術とは何か

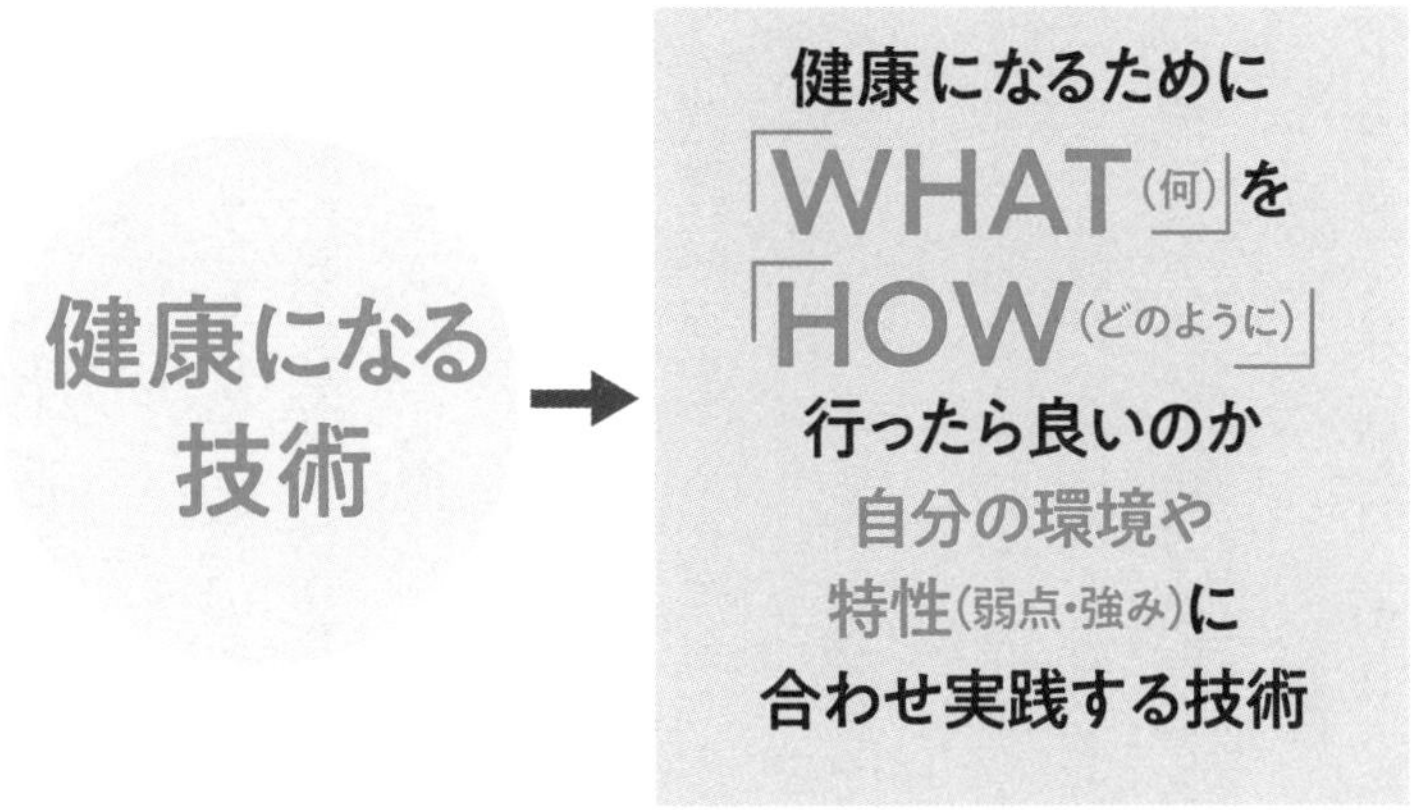
健康になる技術
健康になるために
「WHAT（何）」を
「HOW（どのように）」
行ったら良いのか
自分の環境や
特性（弱点・強み）に
合わせ実践する技術

この本には、私の個人的な経験や持論、専門家個人の意見ではなく、これまでの研究からわかっている「エビデンス（科学的根拠）」に基づくこと、つまり、最も確かな、本当の話を書きました（個人的な話をする時は、それがわかるように記載してあります）。

今まで何をやっても変えられなかった人、難しい話やきついトレーニングは勘弁という人も、大丈夫です。世界中の人がみなさんと同じようなことで悩んでいます。あなたは1人ではありません。

自分との戦いに負け続けているのであれば、今度は、エビデンスにかけてみませんか？

元気に生きるための技術

実は、「健康になるためには技術が必要」といったのは、私が最初ではありません。これは、本来日本に昔からある素晴らしいアイディアです。江戸時代、福岡藩の学者貝原益軒《かいばらえきけん》の著書で大ベストセラーになった『養生訓《ようじょうくん》』において、人が幸せに長生きするためには「術」が必要であり、健康の習慣は実践して初めて役に立つと説きました。科学の発達により、その後300年で研究が行われ、様々な知見が蓄積されました。当時の学者たちへの敬意とともに、健康になるための技術について、エビデンス（科学的根拠）に基づいた情報を伝えたいと思い、この本を書くことにしました。

エビデンスというと、外国から伝わったもののように感じるかもしれません。しかし、「論より証拠」という諺《ことわざ》がいろはがるたにあるように、江戸時代の後期には、日本人は目先の議論よりも「証拠」が大切だと知っていました。この「証拠」こそが、今風にいうと「エビデンス」です。

命に関わる分野では、特に、「WHAT（何）」を「HOW（どのように）」したら良いのかのエビデンス（科学的根拠）が重要です。それは、最も良心的で、正しく、賢明とされる、ベストな判断をするために必要だからです（＊1）。例えば、病気の治療を考えてみましょう。みなさんが病気になった時、医師は症状を治したり緩和させる目標に向かって、薬の種類や回数、治療法に関して一番良い戦略を立てます。その戦略は、通常、世界中の研究結果を基にした、最新かつ最適な知見に基づいています（少なくともそうであるべきと医学部では教わるはずです）。これを専門用語で**「科学的根拠に基づく治療（Evidence-Based Medicine・エビデンス ベースド メディスン）」**といいます。医師個人の経験や直感ではなく、客観的なデータに基づいて治療を行おうという考え方です。

エビデンスの重要性を語る上で欠かせない人の1人が、医師でもあるイギリスのアーサー・コクラン教授です（＊2－4）。1970年代に、彼は、医療の臨床現場において、ほとんどの意思決定が医師の勘や経験、そして生物科学的なメカニズムの理論を基に行われていることを問題視していました。人の体のメカニズムを理解することはとても大切です。しかし、医療の技術とともに様々な治療法が登場し、また人間の体への理解が深まるにつれ、理論上は正しくても「やってみなければわからない」という、医師の勘や経験に頼れない事柄が増えていきました。最適だと思って行った治療に効果が出なかったり、治療したことでさらに状態が悪くなったりしてしまう事態が多く発生するようになったのです。そのような状況を打破しようと立ち上がったのがコクラン教授でした。

彼は「研究者は、様々なデータや知見を系統的に分析し、世界中で共有すべきだ」として、医療の現場でエビデンスを基に治療を行うことの大切さを説き、共有するための仕組みを作りました。これが現在、最も質の高いエビデンスとされる、「系統的レビュー」の結果を集めたデータベースである、コクランライブラリーの始まりです（＊3）。

その後、この考え方を支持する医師や研究者らの努力によって、20年近くの年月をかけて、ようやく1991年に、先ほどの「エビデンス（科学的根拠）に基づく治療」という言葉が論文として公の場に登場しました。たった30年前の話です（＊5）。「やってみなければわからない」ような事柄を、客観的なデータと統計学的な分析で世界中に共有しました。これにより患者にとってベストな治療を提供することの重要性が提唱されたのです（＊6）。

同じように、**病気の予防においても、エビデンスに基づいた戦略が重要**です。これを1つの柱として研究するのが、**「公衆衛生（パブリックヘルス）」**です。公衆衛生という訳語がついていますが、「パブリック＝みんな」の、「ヘルス＝健康」を扱う分野という英語の方がわかりやすいと思います。「衛生」というと、菌やウイルスがいない清潔な環境、といったイメージを持たれるかもしれませんが、これはかつて菌やウイルスによる感染症が大きな健康課題だった時代の名残といえるでしょう。

コロナウイルスなどの新たな感染症の脅威は今後も続きますが、特に先進国においては、日本を含めた世界中の人々が、感染症よりも不健康な生活習慣によって亡くなる時代になりました。感染症対策から日々の健康習慣までを科学的に対策して、人々の病気の予防や健康の促進を図ること。これにより、みんなの健康を守って、より健康な社会を作ることが今日、パブリックヘルスが目指すところです。なかでも、この本では、日本でも特に対策が必要な、健康のための生活習慣に着目しました。

パブリックヘルスの大学院での最初の授業で、「医学の分野で1人の患者の命を救うためにエビデンスが重要なことは言うまでもない。何千、何万、何百万以上もの人の命を扱うパブリックヘルスの分野において、エビデンスを理解せずに何かを行うことは、医師免許なしに治療を行うほど罪深いことだ」と言われたことを思い出します。

健康のために本当に必要なことはなんなのか、やめたいことや続けたいことをどうしたら実践、習慣化できるのか、世界中の科学者が人生をかけて研究しています。しかし、その宝の山のような情報は、残念ながら世の中にあまり伝わっていません。それどころかエビデンスに基づかない間違った情報が数多くあります。

この本では、まず**行動科学の考え方に基づいて、健康のための習慣づくりのカラクリを説明**

しています。**食事、運動、睡眠、ストレス、お酒やたばこなどの健康に重要な習慣を変えるために、何をどうしたら良いのかについて最新のエビデンスをまとめました。健康的な生活を実行するにはどうしたら良いかをエビデンスに基づいて解説**します。また、**次々に出てくる新しい「健康法」に関しても、みなさんがある程度の良し悪しを判断できるようになるためのコツを紹介**します。

健康分野の「真実」を探し、実践に落とし込む

私は、ハーバード大学の公衆衛生大学院の社会・行動科学部で、人がより健康で幸せに生きるための方法を研究・実践し、日本人女性として初めて、同学部でパブリックヘルスの博士号をとりました。同時に、ニューヨークに本社があり、世界１００ヶ国以上の国に支社がある広告会社に14年勤めました。

その後起業し、現在も政府機関や自治体、企業に向けて健康関連の施策の戦略開発やコンサルティングをしながら、学術研究も行っています。

私の専門は、社会疫学・行動科学・ヘルスコミュニケーションです。何が健康に良いのか、悪いのかを見極め（社会疫学）、人々が正しい健康習慣を身につけやすくする方法を模索し（行

動科学）、実際に好ましい方法を普及して評価する（ヘルスコミュニケーション）ことを仕事にしています。

大学卒業後の就職活動で失敗し、紆余曲折《うよきょくせつ》を経て今の仕事に出会ったので、博士課程に進むことはおろか、研究者になろうとは、全く思っていませんでした。しかし、今考えると、出会うべくしてこの道に出会ったと感じます。幼い頃からなぜ？　と思ったことはとことん突き詰めないと気が済まない性格で、あだなは「なんでちゃん」でした。興味を持ったことに対して「本当のことを知りたい」といつも思っていました。物心ついた頃から人の生き方や命に関心があり、人はなぜ生まれてきたのか、どうして死ぬのかなどを考える子どもでした。ニート、フリーター生活を経て27歳でハーバード公衆衛生大学院の修士課程に入学。広告会社の仕事をしながら4年かけて修士課程を終え、その後、博士課程を修了。そして今に至ります。

私の人生に大きな意味をもたらしている組織のキーワードをつなぐと、自分の使命が見えてきます。ハーバード大学のロゴには「VERITAS（ベリタス）」という文字が刻まれています。これは、ラテン語で「真実（Truth）」という意味です。そして、偶然にも、14年勤めた会社のロゴは「Truth well told：真実を誠実に（伝える）」。さらに、今、立ち上げた自分の会社の名前は「Down to Earth（親しみやすい・実践的な）」という意味です。**パブリックヘルスの研**

究を通じて健康分野の「真実」を追求し、それを誠実に広めること。さらに実践的な形で社会に役立てること。その結果、**1人でも多くの人が、与えられた寿命を全うできる社会を作ることが、私のゴール**です。

公衆衛生の専門家にとって嬉しいこと。それは、みなさんが少しでも健康になっている、あるいはなれそうだということを実感できることです。具体的には人が病気により制限を受けずに、元気に生きられることを示す指標である「健康寿命」が延びたり、喫煙率が下がったりということで感じることもあります。また、休日にお年寄りから子どもまで様々な人が公園に集って体を動かしているのを見たり、近所の中華料理店で野菜や玄米、雑穀《ざっこく》が新しいメニューに加わるのを知ったりなど、肌で実感することもあります。

医師と違い、目の前の患者を救うドラマチックな場面に立ち会うことはまずありません。それでも、喫煙率が下がって、将来心臓病などの病気にかかる人が何十万人減るだろうというニュースが出たり、この前までたばこを吸っていた友人が禁煙したりするのを見ると、喜びを感じます。

一方、はがゆさを感じるのは、周りの人が不摂生を続けて予防できる病気にかかったり、良かれと思って間違った健康法を実践しているのを目にした時です。ふがいなさを、痛切に感じます。

健康のために、「～をやめなさい」「～を続けなさい」というのは、ある意味、よけいなおせっかいです。それにより、結果として誰かの病気を防げたところで、実際に患者を診る医師と異なり「私が病気にならずにいられたのは、～さんのおかげです！　どうもありがとう！」と誰かに感謝されることは、まずありません。十中八九、「ほっといてくれ」と煙たがられます。でも、たとえ嫌われたとしても、「おせっかい」を続ける理由があります。それは、日々多くのデータや研究に接し、このままそれを続けると高い確率で病気になるということや、日々の生活習慣の大切さ、そして、健康の尊さと人生の残酷さを感じているからです。

仕事柄、日本とアメリカをよく行き来します。ここ数年、特に気にかかることがありました。色々な人から、健康になるための方法について悩みを打ち明けられることが多くなったのです。

例えば、私の母は料理の先生をしており、私もたびたび料理教室に顔を出します。その生徒たちからよく相談を受けるのが、「テレビや新聞で～が健康に良いと言っていたけれど、それは本当か？」ということです。調べてみると、エビデンスとはとてもいえないものだったり、正反対の内容だったりすることがよくあります。また、多くの人から「～しなくちゃいけないってわかっているんだけど、今の生活じゃ、時間もないし、面倒でできない」ということを相談されます。

健康に関する悩みのほとんどが、①自分が行っている健康法そのものに対する迷いと、②健康法は知っているがどうしたら実践できるのかわからないという悩みです。

それもそのはず。世の中にはありとあらゆる健康情報があふれています。行動科学や心理学、マーケティングの視点で見ると、理論通りよくできていると思えるものが多く、見た人が混乱するのは、いうまでもありません。公衆衛生の研究者は、どの健康法が良いのかに対して、研究の質を見極めるトレーニングを何年にもわたって行い学位をとります。それくらい、真の健康法を見抜くには、鍛錬が必要です。ですので、一般の人が「手っ取り早く」正しい情報を見極めるのは、至難の業です。

そして、正しい健康法であっても、身につけられるかどうかは、環境の力も大きく、自己責任論でかたづけられるものではありません。ありとあらゆる誘惑の中から、正しい健康法をきちんと実践するためには、ちょっとしたスキル（コツ・技術）がいります。

パブリックヘルスは、どのようにしたらそのようなスキルを身につけられるかを研究している分野でもあります。しかし、こういった健康習慣づくりの「実践」のエビデンスはあまり知られていません。結果、健康的な生活を実践できない理由は、意志の弱さや、怠慢《たいまん》さ、自己責任などと結びつけられてしまうのです。

さらに、健康になるには、特定のことだけを行うのではなく、総合力が重要です。運動は毎日行っていても食生活がイマイチだったり、逆に、食生活は完璧に近くても全く運動していない状態は、良いとはいえません。食事・運動・睡眠・ストレス……それぞれの分野の健康法を紹介した本はたくさんあります。しかし、総合的に何をどうしたら習慣を変えられるかについて、エビデンスを基に科学的な視点でまとめられた本は、私の知る限りありません。みなさんが、一体何から手をつけて良いのかわからないと思うのは、当然のことです。

この本は、そんな「何を」「どうやるのか」という、健康の２つの悩みに丸ごと一冊で応えることを目的として書きました。私は健康分野の習慣づくりや行動を変えるための方法、つまり「ＨＯＷ（どのように）」行ったら良いかを専門にしています。ただ、正しく「ＨＯＷ」を行うためには、「ＷＨＡＴ」つまり、何をしたら良いのかも知っている必要があります。ですので、「ＷＨＡＴ」に関しても、一線で活躍している研究者の助言をもらいながらまとめました。

この本を書いている時点で最新の知見・エビデンスを集めましたが、「ＷＨＡＴ」に関しては、各分野でエビデンスが頻繁に更新されることも多いです。その場合は、新しいエビデンスを基に、「ＨＯＷ」でアドバイスしていることを実践してもらえれば幸いです。

はじめに
「真」の健康法を見極め、実行し、続ける技術 —— 3
元気に生ききるための技術 —— 6
健康分野の「真実」を探し、実践に落とし込む —— 10

第1章 エビデンス

科学とは思ったより白黒はっきりしていない

そもそもエビデンス（科学的根拠）とは何か？ —— 32
科学とは思ったより白黒はっきりしていない —— 37
エビデンスはどのように作られるのか？ —— 39
ピンピンコロリでは死ねない現実 —— 43
日本人はどんな原因で亡くなっているのか —— 45
できることは限られているからこそ、自分でコントロールできるところは効率よく行う —— 47
健康とは単なる病気がない状態のことではない —— 49

まとめ　第1章 ― 52

第2章　行動

健康的な行動ができなくても、あなたがダメなわけじゃない

自分の行動は必ずしも自分が決めているわけではない ― 54
社会経済的な環境は、どのように人々の健康や健康習慣に影響を与えるのか？ ― 57
習慣を変えられないのは、怠け者だからでも意志が弱いからでもない ― 61
1 人は基本的に現状（デフォルト）を変えることを好まない ― 62
2 遠くのご褒美《ほうび》より近くの喜びを選ぶ ― 64
自分の考え方と行動の癖を知る ― 66
健康になろうとすると出てくる厄介な考え方の癖 ― 68
1「がまんする方が体によくない」
――認知不協和（Cognitive Dissonance・コグニティブ ディソーナンス） ― 68
2「私の周りでみんなやっているし」
――バンドワゴン効果（Bandwagon Effect・バンドワゴン エフェクト） ― 69
3「ちょっとくらいやったところで、何も変わらない」
――ピーナッツ効果（Peanuts Effect・ピーナッツ エフェクト） ― 70

4「やめろと言われると、やってみたくなる。やれと言われると、やりたくなくなる」——（Reactance・リアクタンス）—— 72
5「楽しいから大丈夫」——直感的な判断（Affect Heuristic・アフェクト ヒューリスティック）—— 73
まとめ 第2章 —— 77

第3章 習慣

できるだけ苦労せずに「良い習慣を身につける技術」

日々の行動の約40％が無意識に行われている —— 80
習慣を身につけるには、平均2ヶ月ちょっとかかる —— 82
習慣を作るための鍵と4つのステージ —— 86
今の生活に、習慣づくりの合図を組み込む —— 91
やめたい行動は危ない状況ごと避ける —— 98
やめたい習慣がやめられない時の行き詰まりを打破する方法 —— 101
1 やめたい習慣がある時に目標設定が効かないのはよくあること —— 101
2 悪習慣を作り出す状況や合図に気づく —— 103
3 悪習慣と誘惑の違いを認識する —— 104
4「〜しない」を、「〜する」にする —— 106

5 新しい習慣を身につけやすいイベント（就職、引越し、結婚）を味方にする —— 108

さらなる習慣づくりを後押しするコツ —— 111

1 とことん具体的にし、自分の満足感をインセンティブにする —— 112
2 健康的な行動をとれなくする根本の原因を探る —— 116
3 心に余裕がないと習慣づくりができない —— 119
4 戦略を練る——起こりうる場面を予測しておく —— 121
5 リマインダーの力を利用する —— 125
6 記録をつける（セルフモニタリング） —— 126
7 満足感やポジティブな気持ちを抱く仕掛けを作る —— 127
8 健康的な生活をしている人を味方につける —— 130

まとめ　第3章 —— 134

第4章 食事

健康になるための「食事」の技術

（エビデンス的に食べた方が良いもの・悪いもの）

「食べられないで」亡くなる時代から、「食べることで」亡くなる時代へ —— 140

1 何か1つ食べれば病気にならないという考え方（還元主義）から脱却する —— 144
2 1つの病気を予防する考え方から、「健康的に年を重ねる」ヘルシーエイジングの考え方へ —— 146

3 食事の話でありがちな「エビデンスの飛躍」に気をつける ― 148

》 穀物：様々な種類のものを食べて日本の豊かな穀物文化を味わおう 153

全粒穀物が良いといわれる理由 ― 154
なぜ白米が体に悪いといわれるのか？ ― 157
主食をどうするか迷った時に考えたいポイント ― 159
「初期設定」を利用して、少しずつ玄米食を取り入れる ― 161
玄米をおいしく食べるための料理法 ― 165

》 野菜と果物：季節ごとに色とりどりのものを食べ物として食する 167

野菜、果物はどれくらい健康にいいのか？ ― 167
量と多様性が大事？ 種類豊富に色とりどりの野菜を！ ― 168
じゃがいもは、野菜ではなく炭水化物？ ― 171
野菜ジュースや果物のジュースは、実際の野菜や果物の代わりになるのか？ ― 173
野菜や果物の出し方・盛り方・パッケージによって消費量が変わる ― 175

》 オーガニック食品：エビデンスが少ない中で自分の優先順位を考えて 181

そもそも「オーガニック」とは何なのか ― 181

どうしてオーガニック食品に関するエビデンスが少ないのか？――182
オーガニック食品と健康に関して考えるべき3つのポイント――183
オーガニック食品と健康の研究――186
人は「オーガニック」という言葉に弱い？――188
肉類と魚：栄養価が高くてもお肉は問題あり？――191
なぜ、赤肉と加工肉が体に良くないのか？――192
たんぱく質を確保するには、何を食べれば良いのか？――196
肉類であれば鶏肉を選ぶ――196
魚は多くの病気に対してプラスの効果あり――197
議論が続く卵：血液中のコレステロールと食べ物由来のコレステロールを混同しない――200
アメリカとそれ以外の国で結果が異なる卵の研究――202
肉を他の食品にうまく代えることはできるのか？――203
肉の隣にある「小さな緑の野菜」に惑わされない――206
牛乳・乳製品：カルシウムのイメージを超えた視点を――208

▶大切なのは「病気全体」をどう防ぐかという視点 —— 208
▶牛乳、乳製品と健康の関係は、「疾患」によって異なる —— 209
▶乳製品の摂取を増やすための研究 —— 212
≫あぶらは「とにかく控えるべきもの」から、「健康的に摂取するもの」へ 215
▶きちんと理解されていない「あぶら」。そもそも「あぶら」とは何か？ —— 215
▶「ココナッツオイル」の盲点。本当にヘルシーなのか？ —— 219
▶「トランス脂肪酸」は要注意 —— 221
▶減らしたい「あぶら」をどう減らすか —— 226
≫甘いものの話：砂糖はたばこの次に体に悪い!? 229
▶世界中での「糖類」をめぐる潮流の変化 —— 229
▶そもそも「糖類」とは何か？ —— 230
▶「空のカロリー」：砂糖やシロップは必要のないエネルギー源 —— 232
▶明確なエビデンスがまだないステビアなどの人工甘味料 —— 234
▶隠れ糖類に要注意＝甘くない真実 —— 235
▶糖類は少しずつ減らせば、気にならない —— 237
▶糖類に関する研究の不都合な真実：

産業界との結びつきについて――240

酒：適量ならば体に良いは本当か？　244

アルコールの摂取による「病気の予防効果」は限られる――245
飲むお酒の種類で健康への影響が変わるというエビデンスは弱い――248
「何を一緒に」食べると健康に良いのか？――249
「誰と一緒に」飲むと健康に良いのか？――250
飲む頻度や飲み方はどうしたら良いのか？――251
「アルコールの広告」が飲酒量に与える影響――253
飲酒量の調整は「グラス選び」から始める――255

サプリメント：健康のためにと思っているものが仇になる　257

「β（ベータ）カロテンのサプリメント服用」が死亡率を上げる？――258
健康に良いエビデンスがないのに、サプリメントが売れてしまう理由――260
サプリメントが売れてしまう理由①：巧みな宣伝による効果――261
サプリメントが売れてしまう理由②：人間の心理の痛いところをつく存在――263
足りないものをサプリメントで補えば何とかなるといえるほど、科学は単純ではない――265

飲んでも良いサプリメントはあるのか？ —— 266
健康な人は、サプリメントではなく食事で必要な栄養を補うこと —— 268

≫ 塩：世界的にみても食塩の摂取量が多い日本人 270

料理に欠かせない塩とその歴史 —— 270
塩分摂取で特に注意が必要なのは、加工食品 —— 272
塩を減らすためにできること —— 276
コラム：ハーバード大学のパブリックヘルスの専門家が日本を訪れて感嘆すること —— 283
まとめ　第４章 —— 286

第5章 運動

運動だけが体を動かすことではない
（「体を動かす」ことの意味）

運動だけが体を動かすことではない —— 296
1 運動不足は「死ぬ」原因にもなる —— 299
2 運動している人の盲点・運動していても座りっぱなしだと死亡リスクが高まる —— 306
これができていれば大丈夫！　４タイプの運動を組み合わせる —— 309
1 有酸素運動 —— 310

2 筋力増強運動 310
3 柔軟運動 311
4 バランス運動 311
体を動かす習慣を作る4つのポイント 313
1 楽しい・嬉しい・面白いを味わう 313
2 目標を持って記録する 317
3 スポーツのコミュニティに所属する 318
4 どんなに忙しくてもルーティーンは、やめない(体を動かす時間は何が何でも守る) 320
まとめ 第5章 323

第6章 睡眠

プロフェッショナルな眠り方と休み方

休みを取らないと結果は保証できない 326
心と体の休ませ方 328
なぜ体を休ませることが大切なのか 329
きちんと休める環境になっているか 332
寝室は寝るためだけのものになっているか――寝るための「聖域」を作る 336

▶パートナーの有無や関係性に左右される睡眠 ―― 339
▶より良い睡眠のために今夜から変えられる個人レベルでの要素 ―― 340
1 とにかく、起きる時間を一定にする ―― 341
2 口に入れるものにも気を配る ―― 341
3 自分が心地よく眠れるための体を動かす習慣を作る ―― 343
4 心を落ち着ける「儀式」をする ―― 344
5 ストレスを減らす休暇の取り方 ―― 345
▶ビジネスパーソンのための出張での健康管理 ―― 347
1 普段の生活＋出張での特別習慣プランで対応する ―― 349
2 時差ぼけ予防のエビデンス ―― 350
3 光の力で睡眠を調整し、口に入れるものに気を配る ―― 351
4 旅行が理由ではない時差ぼけにも要注意 ―― 353
まとめ　第6章 ―― 356

第7章 ストレス
ストレスに負けずに心を休める方法

▶なぜ心を休ませることが大切なのか ―― 360

健康の悪習慣とストレスの密接な関係――361
すべてのストレスが悪いわけではない――363
ストレスに勝てない意志の力――365
職業タイプ別のストレスの感じ方
――仕事の裁量度と要求度によって仕事のストレスが決まる――367
1 能動的な仕事――仕事一筋な不養生――370
2 負荷が大きい仕事――常に緊張感との戦い――371
3 負荷が小さい仕事――働くことが健康でいられる秘訣になる――372
4 受け身な仕事――刺激がないことの対価――373
男女の違いを理解することで家庭のストレスを減らす――375
ストレスへの対応――378
1 仕事を変えられないならやり方を変える――378
2 家事の時間を減らすよりも女性の負担感をなくす――382
3 人と比べることをやめる――383
4 ストレスに対応するリラクゼーションレスポンスの力を使う――385
5 体を動かす――385
6 つながりの力を利用する――386
まとめ　第7章――388

第8章

感情

感情が健康を作る

健康になるための土台――感情とは何か ―― 390

健康に良い感情とは何か ―― 392

1 健康的な生活の鍵となる「プライド（誇り）」 ―― 392

2 健康だけでなく、人間関係、人生の満足度を高める「感謝」 ―― 395

3 病気を予防する力があるといわれている「幸せ」 ―― 396

健康に良い感情を生み出す方法 ―― 397

自分が持ちたい感情を選ぶ ―― 399

1 呼吸と姿勢を整える ―― 400

2 ペンの力で感謝の気持ちを生み出す ―― 404

3 お礼状が人を幸せにする ―― 406

4 自分をいたわることで健康習慣を身につけやすくする ―― 408

5 自分自身に手紙を書く ―― 410

6 今、ここを生きる ―― 412

健康に悪影響を及ぼす感情 ―― 413

1 人への信頼を低くし、リスクを低く見積もらせる「怒り」――414
2 ご褒美が欲しくなる「悲しみ」――418

健康のために注意が必要な感情――420
1 性格に合わせた使い分けが必要な「プライド（誇り）」――420
2 気持ちが大きくなってリスクを低く見積もらせる「幸せ」――422
3 人のアドバイスを聞き入れにくくする「恥」と聞き入れやすくする「罪悪感」――423

感情とうまくつきあっていくことはできるのか？――424
1 すごく嫌いな人とでもセックスを楽しめてしまう？ 理性が感情に負ける実験結果――427
2 だから感情と仲良くする――432

まとめ 第8章――434

おわりに
健康について考えることは、自分の命や、人生と向き合うことでもある――436

謝辞――442
参考文献――489
索引――494

第1章

エビデンス

科学とは思ったより白黒はっきりしていない

Evidence is better than debate.

論より証拠。

——いろはがるた

A wise man proportions his belief
to the evidence.

賢人は、自分の信念を
エビデンスと釣り合わせる。

——David Hume
（デービッド・ヒューム スコットランドの哲学者）

そもそもエビデンス（科学的根拠）とは何か？

この本の鍵となるのが「エビデンス」です。私は、もともと文系の世界から科学の世界に入りました。科学の世界の様々な「常識」にはびっくりしましたが、中でも一番驚いたことが2つあります。それは、**エビデンスに強弱があるということ**。そして、**科学の世界は、私たちが思うほど白黒はっきりしていない**、ということです。

エビデンスは日本語で**「科学的根拠」**と訳されます。最近では、医療の世界でもよく使われる言葉なので、なんとなく「きちんとした根拠があるものをエビデンスと呼ぶのだろう」と思っている方は多いと思います。正解ですが、大事なのはここからです。医学・公衆衛生学の世界では、研究のデザインによって、どのくらい強い（質の良い）科学的根拠なのかが評価されます。そしてエビデンスは質によって強弱があり、それに基づいて分類がされています。

左の図表がその分類です（図表2：エビデンスのピラミッド）。三角形の上の方にいくほどエビデンスのレベルが高く、下にいくほど低くなります（注：エビデンスを分けること自体にも議論がありますが、分類を基に考えた方がわかりやすいので、この本ではそのように取り上げます）。

図表2：エビデンスのピラミッド

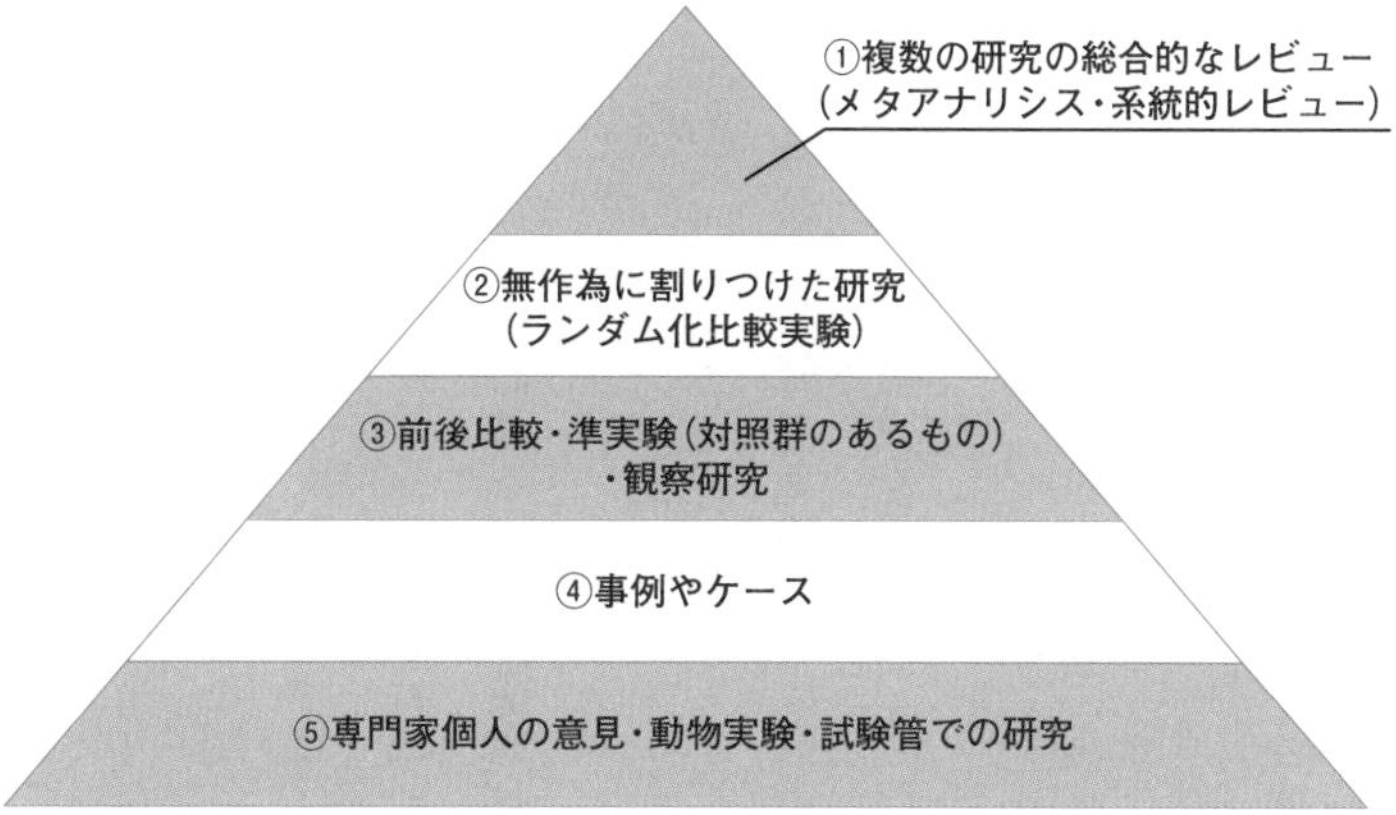

出典：福井 次矢. エビデンスに基づく診療ガイドライン. 日本内科学会雑誌. 2010: 第99巻(第12号).（＊1）
Ho PM, Peterson PN, Masoudi FA. Evaluating the evidence: is there a rigid hierarchy? Circulation. 2008;118(16):1675-84.（＊2）を参考に著者が作成

私が懸念するのは、日本では、よくある「健康情報」がこのエビデンスの図表に入りもしないもの（つまり科学的にきちんと検証されていない）だったり、一番低いレベルのエビデンス（専門家個人の意見）がもっともらしく健康情報としてまかり通っていることです。よくある、「テレビで◎◎先生が言ってたから」とか、「ＸＸ委員会の報告書によると」というのは、権威のある人や組織でも、きちんとしたデータや研究の結果に基づいていなかったり、正しく解釈されていない限り、エビデンスの中では一番弱いレベルです（図表2の⑤）。

さらに気をつけるべきなのが、ネズミなどの動物実験の結果を（人間で実験していないのにもかかわらず）人間に当てはめたものです。「ＸＸが老化に効くことがわかりました！」のような宣伝文句の商品も、じっくり見てみるとネズミの実験であることがよくあります。動物実験で確かめられたことが、人間でも全く同じような結果になるとは限りません。同じく、「実験ではＸＸは◎◎に反応しました」というようたい文句も、一見科学的に聞こえます。

でも、実験室の試験管の中だけで行うような研究は、人間を対象とする領域では、専門家の意見と同じくらい弱いレベルのエビデンスです。**人・組織の名前や知名度、動物・試験管のような器具のみで行われる実験に騙されない**ことが重要です。

次のレベルとしては、事例（ケース）が考えられます（図表2の④）。調べる対象が人間になるので、動物や試験管の実験よりは信頼できますが、こちらも注意が必要です。なぜなら、たった1人、もしくは数人を対象にした研究の結果を、一般化して多くの人に当てはめることはできないからです。

ちなみに、たまにテレビで見かける、「※個人の感想です」という、言い訳がましい注釈がつけられた証言は、この事例（ケース）にすら入りません。誰が、どういう状況で、どういう人について調べて報告したのか、という、公平性を担保した科学的なプロセスが明らかにされていないものは、いくらたくさんの事例でも、エビデンスと呼べないからです。

「前後比較・準実験・観察研究」（図表2の③）と「無作為に割りつけた研究」（図表2の②）の違いは、研究の方法です。細かいことは割愛しますが1つのグループの前後比較なのか、2つのグループを比較したのか、それ以上のグループを無作為に比較したのかなど、研究のやり方によってエビデンスの強さが変わります。

そして、ピラミッドの一番上は、メタアナリシス・系統的レビューと呼ばれるものです（図表2の①）。図表2の③の「前後比較・準実験・観察研究」や図表2の②の「無作為に割りつけた研究」の結果をまとめ、分析したものです。系統的レビューやメタアナリシスは、あるテーマに関する世界中の様々な研究結果を統合し、総合的に分析します。ある程度のレベルのエビデンスの結果を積み重ね、それを専門家が統合的に分析することで、強めのエビデンスができあがるようなイメージです。前述のコクランライブラリーにある研究はこれに当たります。

最低限「エビデンス」と呼ばれるためには、複数の専門家が、客観的に質を判定する過程（査読《さどく》）を経た上で、学術誌に掲載される必要があります。エビデンスとして発表するには、論文に、いつどこで誰がどのように何をして、どのように調べたのかを明確に記載します。なぜなら、科学では、その正確さと再現性（誰がやっても同じ結果が出ること）がとても重要だからです。

また、人を対象にした研究は、その研究が人体に悪影響を与えないことを審査するために、必ず研究機関などの承諾を必要とします（倫理審査）。ですので、ここでいう事例やケースも、「当社比」など、内輪のみで行っているものや、やり方が科学的手法にのっとって記載されていないものは、いくら多くの事例でも、エビデンスと呼べません。

ちなみに、学術誌のランクの1つの目安は、自然科学・社会科学の分野では、インパクトファクター（IF）と呼ばれる数字です。これは、その雑誌の論文の影響力を表す指標です。インパクトファクターは、その論文が平均的にどのくらい引用されたかをもとに計算します。しかし、インパクトファクターが低くても良い雑誌・論文はあるので、一概にいえないところが難点です。

科学の分野で認知度が高い学術誌は、メディアでもよく聞かれる「Nature（ネイチャー）」や「Science（サイエンス）」などがあります。これらは医学や健康分野に限らず、広く科学的な知見を報告する「総合科学誌」の代表的存在です。そして、広く医学や公衆衛生の知見を報告する「総合医学誌」の代表としては「NEJM（New England Journal of Medicine）」や「BMJ（British Medical Journal）」、公衆衛生の専門誌としては「AJPH（American Journal of Public Health）」が有名です。この他にも、たばこや食事、運動など各分野にも、その分野を代表する学術誌が存在します。

ただ、学術誌に載れば、どんなものでも信頼できるかというとそうでもありません。最近では、お金を払えば、簡単な査読で載せるような商業的な学術誌も増えてきていますので、学術誌の内容をしっかり確認する必要があります。このあたりは専門家でないとわからないところです。

科学とは思ったより白黒はっきりしていない

そんなエビデンスですが、なかなか一筋縄《ひとすじなわ》ではいきません。それが、私が科学の世界に入って最初にびっくりした、「科学とは思ったよりも白黒はっきりしていない」と感じた理由です。

科学の世界に入る前は、何かの実験の結果が出ると、新しい発見が出ました！　という形で発表され、誰かがエビデンスとして承認し、どこかにわかりやすくまとめられているものだと思っていました。ですので、はじめて大学院でエビデンスについて学んだ時にはひどく驚きました。例えば、「喫煙歴20年のヘビースモーカーがたばこをやめる方法についてのエビデンスを知りたい」という場合、データベースを検索すれば、自動的にエビデンスが並んで出てきて、その強弱が表示されたりするものだと思っていたのです。

ところが、論文を読めど、どこにもエビデンスの強弱なんて書かれていません。先ほどのエビデンスの分類を頼りに、何十本も論文を読んで初めて、その分野の最新の知見がどの程度まで集まっているのか、そして強弱はどれくらいなのかがわかるようになるのです。

しかも、すべての分野でピラミッドの一番上のエビデンスが出揃っているわけではありません。例えば、禁煙の分野で、あるテーマ（紙たばこを禁煙させるためのパッケージデザイン）で比較的強いエビデンスまで出揃っていても、別のテーマ（電子たばこを禁煙させるためのパッケージデザイン）だと、テーマが比較的新しいために、まだ紙巻たばこほど強いエビデンスが集まっていないことがあります。これはたばこに限らず、どの分野でもいえます。健康法と一口にいっても、それぞれの分野で現在どのエビデンスが最新かを確認する必要があります。

さらに、先ほどのエビデンスのレベルも、ある程度の目安にはなるものの、最近は図表2の①の「メタアナリシス・系統的レビュー」の数が増えてきており、あまり質が良くないものも出てきています。逆にレベルが上から2番目、3番目でも、質が良かったり、エビデンスの議論に重要な一石を投じる価値あるものだったりすることもあります。こうなってくると、エビデンスのピラミッドはある程度の参考にはなるものの、最終的な研究の質の良し悪しは、手探りで地道に、常に膨大な文献を読んだり、同じ分野の研究者同士で議論したりして、自分の認識を確かめるしかありません。そのプロセスを知った時には、真の研究者が語る「最新の知見」の裏には、こんなにも人知れず行われる作業があるものかと、驚きました。

エビデンスはどのように作られるのか？

そんな複雑な科学の世界において、エビデンスはどのように作られるのでしょうか？まず、最初にみなさんにお伝えしておきたいことは、この本で今まで紹介してきた「エビデンス」という表現は、一つひとつの研究の結果から出てきた情報をまとめたもの、つまり**科学的な証拠の集合体**を指しています。しかし、文脈によっては、一つひとつの研究の結果を「エビデンス」と呼ぶこともあります。個々のエビデンスの集合体が、エビデンスなのですが、両方とも同じ言葉で表現されるので、とてもわかりにくいと感じることがあります。ご飯一粒と、茶碗に盛られたご飯を両方とも「ご飯」と呼ぶようなイメージだとわかりやすいかもしれません。

ちなみにこの本では、集合体のエビデンスを、「エビデンス」と表現します。個々の研究の結果は、わかりにくいのでエビデンスとは呼ばず、「個々の研究の結果」と表現します。

話を元に戻しましょう。総合的に価値のある（みなさんに伝える意味のある）エビデンスとはどのように作られるのでしょうか？　簡単に説明します。例えば、「1日30分のランニングは体に良い（病気を防ぐ）」という研究があるとします。一方で、「1日30分のランニングには特に病気を防ぐ効果はない」という研究があるとします。研究結果が2つしかない場合、十分なエビデンスがあると判断するには時期尚早でしょう。

その後、様々な研究者が色々なところで研究を重ね、100本の質の良い（つまり、科学的に妥当な研究デザインで）研究が行われたとします。それらのうち90本の研究が体に良い結果を出し、残りの10本が特に予防効果はないとした場合、「1日90分のランニングは体に良い」というエビデンスが出ているといえるかもしれません（それでもちゃんとした研究者であれば、10本の予防効果がない研究についても言及したり、「大方は」と言って説明するでしょう）。

また、論文の数のみに着目すれば良いかというとそうではありません。例えば、研究デザインとその質、細かいことをいうと、対象者の数や、観察された効果の大きさなども加味した上で、判断する必要があります。**しかし、こういった判断は、病気の治療に医師の専門的な判断が必要なのと同じように、専門的なトレーニングを受けた研究者でないと難しいのが現状です。**

何割以上のどのような論文であればエビデンスとして認めて良い・だめというはっきりとした基準があるわけではありません。研究の量や質などを検討した上で、エビデンスとして認められるかを研究者らが判断します。主観的な判断にならないよう努めるのが研究者の役目の1つです。

例えばたばこの健康への害など、白黒はっきりしている（ように聞こえる）分野の研究は、多くの研究結果の積み重ねで判断されていると考えてください。したがって、1つの研究結果を基に「～が健康に良い」という議論を展開するのは、適切ではありません。きちんとした研究者であれば、その研究がもたらす意味と可能性について熟知しているはずなので、「～の可能性がある」と断定することを避けるでしょう。

それでも未だに多くの分野でエビデンスがはっきりしないことがたくさんあるのは、科学がこのようなエビデンスの特性と積み重ねの結果で、日々変化していくものだからです。こういった科学のある意味での白黒つけがたい「まどろっこしさ」や、一般の人による専門情報へのアクセスのしにくさ、日本語情報の少なさが正しい健康情報を広める足かせとなり、結果としてよくわからない健康法が広まる原因になっているのではと感じています。

エビデンスの話が長くなりましたが、みなさんに健康のエビデンスを伝えるにあたり、大事なことは、以下の3つです。

1 エビデンスは日々の研究の積み重ねとして蓄積されていくもので、強弱がある。分野によってどれほど強いエビデンスが最新なのかは異なる。

2 専門家・有識者の意見、専門家会議の報告書・動物実験・試験管の実験は、エビデンスとしての質は低い、または論外。データや研究の出典に注意する。

3 エビデンスと呼ぶには、科学的な方法にのっとっている必要がある（そのために信頼のおける学術誌で発表しているか、最低限は確認したいところ）。

今度テレビや新聞、書籍などで「専門家の意見」を耳にした際には、彼らが何を根拠に健康に良いと言っているのか、耳を傾けてみてください。複数の研究の結果を基にした意見なのか、個人が経験した事例を基に言っているのか、それとも、専門家が考える個人の意見なのかによって、質は大きく違ってきます。

そして、その人が本当に科学を理解しているのであれば、現在のエビデンスの限界を示した上で、今の科学ではこのようにいえる、と発言するでしょう。

この本は、科学の曖昧《あいまい》さやまどろっこしさに誠実に、なおかつ、できるだけわかりやすい表現で書くということを心がけました。紹介するエビデンスは、各分野のできるかぎり最新のものを集めました。分野によってばらつきはありますが、最低でも図表2の③「前後比較・準実験・観察研究」以上のもの、あればそれ以上のものを集めて「エビデンス」として扱っています。分野が比較的新しく、エビデンスが出揃っていなかったりする場合は、そのことにも触れています。

ピンピンコロリでは死ねない現実

エビデンスの考え方について理解を深めていただいたところで、早速本題に入りましょう。健康のための術を身につけるためには、みなさんを取り巻く課題を整理しなければなりません。こういう時は、まず統計を見るのが一番です。

日本人は、世界の他の国から見れば長生きです。平均寿命は男性81・47歳、女性87・57歳（２０２１年）で、男女ともに10年ぶりに短くなりました（＊3）。男性においては世界第3位で、1位の座は明け渡していますが、女性は世界トップです。明治・大正時代の日本は平均寿命が40歳台で、戦後も先進国の中で最低の順位でした。その状態から約30年間で、世界のトップに躍り出ました。短い間に、これだけ寿命を急激に延ばした国は珍しいです。

健康を語る際にもう1つ、重要な指標があります。それは、**健康寿命という、人が日常的な生活を健康で自立した状態で送れる期間を表すもの**です。それによると、日本人は、男性で一生のうち平均約9年、女性で約12年は、医療や介護などを日常的に受けながら過ごすことがわ

図表3：平均寿命と健康寿命の差

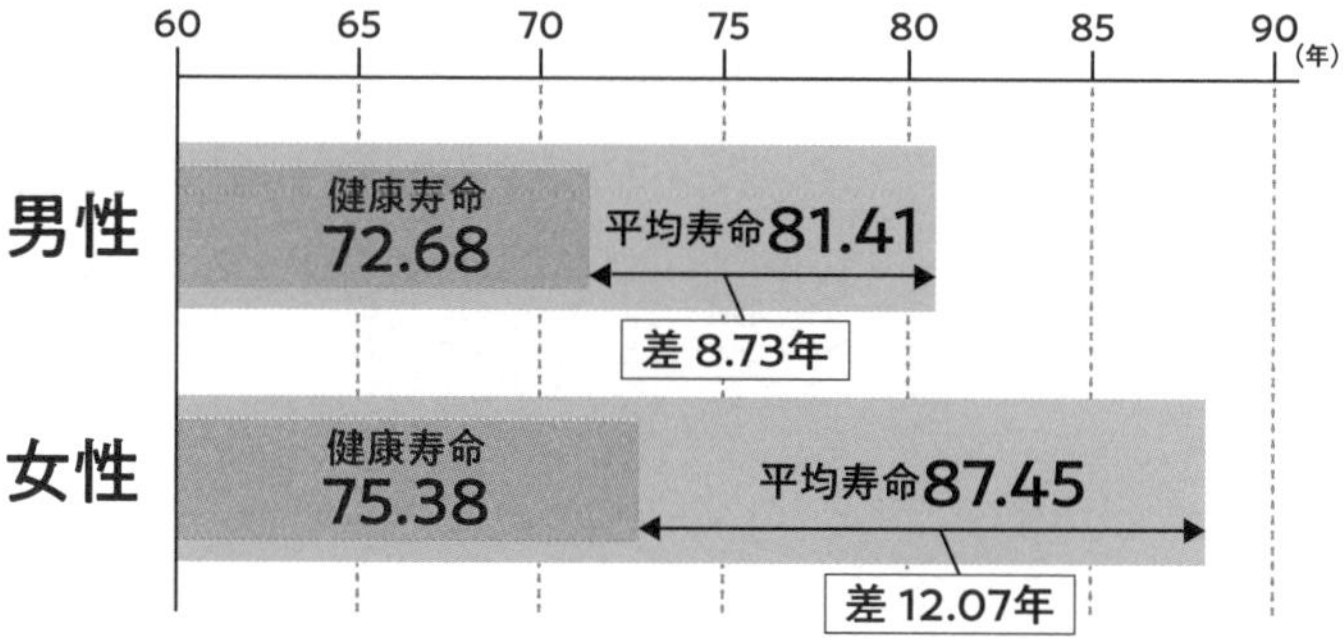

出典：厚生労働省．健康寿命の令和元年値について
＊厚生労働省が最新の平均寿命として発表しているものは、2021年のものである。最新の健康寿命として発表されているものは2019年のものであり、健康寿命は平均寿命とのセットになるため、図表3では2019年の平均寿命と健康寿命を使用している

かっています。平均寿命から健康寿命を引くと、病気などで日常生活を自立して送れない期間になります（図表3：平均寿命と健康寿命の差）。2019年の厚生労働省のデータでは、健康寿命は男性72・68歳、女性75・38歳でした（＊4）。つまり、本当の意味でピンピンと最後まで自立して元気に生活できるのは、日本人の男性は平均で約73歳、女性は約75歳。そのあとは、自立できない状態で最後の約10年を過ごすことになります。

私は、仕事上、色々な人にインタビューをする機会があります。老若男女にかかわらず、多くの人が、「最後まで自分の力で（ピンピン）生活をして、人様に迷惑をかけずにコロリと死にたい」と言います。でも、そう簡単にはいかない現実があります。

人生100年時代といわれる時代において、自立して生活できる時間を最大限延ばす必要があるのです。

日本人はどんな原因で亡くなっているのか

次に、日本人が、何が原因で亡くなっているかを見てみましょう。2021年の最新の発表データによると（＊5）、第1位が悪性新生物（がん）、第2位が心疾患《しんしっかん》、第3位が老衰《ろうすい》、第4位が脳血管疾患と続きます。第3位に老衰が入っているものの、日本人の三大死因と呼ばれるがん・心疾患・脳血管疾患は紛れもなく上位にきており、**日本人の半数が、いずれかの三大死因で亡くなっている**ことがわかります。

日本人の死因を、別の見方で見てみましょう。

日本人は何が原因で死亡していますか？　と尋ねた場合、医学とパブリックヘルスでは回答にどのような差が表れるでしょうか？　図表4の「死因順位」では病気の名前が並んでいます。医学の専門家からはこのような答えが返ってくると思います。

一方で、パブリックヘルスの専門家からはどのような答えが返ってくるでしょうか？

図表4：日本人の死因と死因リスクの順位

死因順位

	死因	死亡者数に占める割合
1	がん（悪性新生物）	27.9%
2	心疾患	15.3%
3	脳血管疾患	8.2%
4	老衰	7.6%
5	肺炎	7.2%
6	不慮の事故	3.0%
7	誤嚥性肺炎	2.7%
8	腎不全	1.9%
9	自殺	1.5%
10	血管性の認知症	1.5%

死因リスク

	リスク	死亡者数 単位：1000
1	以下の複合的なリスク	157.0
2	たばこ	128.9
3	高血圧	103.9
4	運動不足	52.2
5	高血糖	34.1
6	塩分のとりすぎ	34.0
7	酒の飲みすぎ	30.6
7	ピロリ菌	30.6
9	高いLDLコレステロール	23.9
10	C型肝炎ウイルス	23.0
11	多価不飽和脂肪酸（PUFA）不足	21.2

出典：Ikeda N, Inoue M, Iso H, Ikeda S, Satoh T, Noda M, et al. Adult mortality attributable to preventable risk factors for non-communicable diseases and injuries in Japan: a comparative risk assessment. PLoS Med. 2012;9(1):e1001160.（＊6）

＊この表の日本人の死因のデータは、この論文が発行された、2012年とやや古いのですが、最新の2021年の日本人の主な死因と比べても、順位の変動はありますが、トップ10に入る病気の名前はほぼ、変わりません。
＊複合的なリスクとは、高血糖、高いLDL（悪玉）コレステロール、（塩分のとりすぎによる）高血圧、高いボディマス指数
＊多価不飽和脂肪酸（PUFA）とは、主特定の植物油や魚介類に比較的に多く含まれる脂質の一種。人間の体内で作れないため、食べ物からとる必要がある必須栄養素

死因リスクの表にはたばこや高血圧、運動不足など、病気の「原因」になるものが並べられています。日本人の死因リスクトップ10を整理すると、ピロリ菌とC型肝炎ウイルスを除いて、そのほとんどが、**たばこ、食事、運動、アルコール、ストレス**に関連するものだということがわかります。

勘のいい人はもうおわかりだと思います。医学が病気を診る一方で、**パブリックヘルスでは、病気の原因をさかのぼって上流となる健康を害するリスク（危険因子）に目をつけます。**このような理由から、この本では、生活習慣と密接に結びついた健康の要因に着目しました。

できることは限られているからこそ、自分でコントロールできるところは効率よく行う

この本では、「生活習慣病」という言葉をあえて避けて、「慢性疾患」と表現しています。なぜなら、生活習慣病という言葉は誤解を生んでしまう可能性があるからです。生活習慣病は、厚生労働省の定義では「成人でも生活習慣の改善により予防可能で、成人でなくても発症可能性がある」、そして「食事や運動・喫煙・飲酒・ストレスなどの生活習慣が深く関与し、発症の原因となる疾患の総称」とされています（＊7）。

この表現の落とし穴は、「生活習慣病は個人の生活習慣の改善でなんとかなる」と思えてし

まうところです。そうすると、生活習慣を改善できない人は、怠惰だ、だらしがないなどの誤解を生み、健康の自己責任論も生まれかねません。実際、「病気になるのは自己責任」という論調が社会問題にもなったことは、みなさんの記憶に新しいのではと思います。

もちろん、個人の生活習慣は、健康を左右する1つの要因です。生活習慣は、最終的にはその人が行動をとるかとらないかの話なので、個人が重要と考えるのは、無理もありません。ただ、パブリックヘルスの視点で考えると、人々の健康の決め手となる要因として忘れてはならないのは、その人を取り巻く環境です。中でも、社会・経済的状況（その人がどのような社会・経済状況にあるか――何の仕事についているか、どのくらいの収入があるか、またどのような教育を受けてきたかなど）や、住んでいる場所や学校・職場などの「環境」は重要です（＊8，9）。

実際、**個人の健康や健康に影響する生活習慣は、その人が置かれている社会・経済的な環境や、一人ひとりが所属する組織に大きく影響されます**（＊9，10）。例えば禁煙したくても、職場の同僚が吸っているのでついついつられて吸ってしまうとか、夜勤が多いので、刺激がほしくて甘いものを食べてしまいがちになるなども、個人を取り巻く環境が、その習慣をとらせているともいえるのです。

感染症予防のためにリモートワークをしたくても、職場や立場上、または上司との人間関係上、リモートワークができる環境ではないという人も多いのではないかと思います。これらはその人の「生活習慣」に関わることですが、慢性疾患や感染症を含めた、ありとあらゆる健康行動に関して、行動の決め手となるものは、その人が属する環境に起因しています。ですので、みなさんが、今までどんなに努力しても健康的な習慣を身につけられなかったり、生活習慣の改善ができなかったりしたとしても、パブリックヘルス的に考えると「なんら不思議はない」ことなのです。

でもだからといって、個人の努力ではどうしようもできないのかというと、そうではありません。自分の力でなんとかできるところは限られているからこそ、コントロールできるところに関しては、効率よく行って、少しでも早く、手に入れたい行動を習慣にしてほしいと思っています。そのために、なかなか環境自体を変えることは難しくても、何をすると成功しやすく、何をすると失敗しやすいのかのデータ（エビデンス）をうまく使ってほしいのです。

健康とは単なる病気がない状態のことではない

多くの人が長生きできる社会を作ることは、健康の分野に携わる者にとって長年の大きなゴールです。この分野のオリンピックがあるなら、日本はメダル常連国です。今までは、世界中の医学や公衆衛生に携わる者にとって、長生きさせることが大きなゴールでした。でも、大勢の人が長生きできるようになった今、どう長生きするか、つまり長生きの質が問われています。

WHO（世界保健機関）では、健康を以下のように定義しています。「健康とは、肉体的、精神的及び社会的に完全に良好な状態であり、単に疾病又は病弱の存在しないことではない（＊11，12）。」私なりの解釈を加えると、**幸せや自分が生きる意味を見出しながら、より満ち足りた状態で生きることこそが、これからの本当の意味での健康です**（＊13）。

私がこの本で目指す「健康」のゴールも、まさにこれです。

日本の方たちがより幸せに、健やかに暮らせることを願って、「この一冊を読めば、健康的な生活習慣を身につけるために事足りる」こと、そして、「長きにわたって健康習慣づくりに役立つものにする」ことを大事にしながら執筆しました。健康本に関しては、アメリカなどの諸外国で書かれた著作を翻訳したものがたくさんありますが、健康は、その土地の文化や生活スタイルと深く関わっています。科学的なエビデンスを、日本人や日本に住んでいる様々な方々にとって、真に意味のあるものとして届けたいと思っています。

私は病気の人が幸せではないとは思いません。病気になっても力強く幸せを感じながら生きている人もたくさんいます。一方で、病気になった方と話をすると、みなさん元気になりたいと言います。病気のあるなしにかかわらず、健康は、平和と同じように、多くの人が願うことだと思います。

この本で、みなさんが、自信を持って健康に向かうお手伝いができれば幸いです。

まとめ 第1章

- エビデンス（科学的根拠）には強弱がある。
- 「エビデンス」と呼ばれるためには、複数の専門家が、客観的に質を判定する過程（査読）を経た上で、信頼のおける学術誌に掲載されている必要がある。
- エビデンスは日々の研究の積み重ねとして蓄積されていく。分野によって、どの程度のエビデンスが最新なのかは異なる。
- 専門家・有識者の意見、専門家会議の報告書・動物実験・試験管の実験は、エビデンスとしての質は低い・または論外。データや研究は出典に注意する。
- エビデンスと呼ぶには、科学的なプロセスや決められたやり方にのっとっている必要がある（信頼のおける学術誌で発表しているかどうかは最低限確認したい）。
- 健康寿命という、人が日常的な生活を、健康で自立した状態で送れる期間を示す指標がある。日本人は、男性で一生のうち平均約9年、女性で約12年は、医療や介護などを日常的に受けながら過ごすことがわかっている。
- 日本人の半数が、がん・心疾患・脳血管疾患のいずれかの三大死因で亡くなっている。
- パブリックヘルスでは、病気の原因をさかのぼって、上流にある健康を害するリスク（危険因子）に着目する。

第2章

行動

健康的な行動ができなくても、あなたがダメなわけじゃない

言うは易し行うは難し。

――Easier said than done.
（中国のことわざ）

Anyone who has never made a mistake has never tried anything new.

失敗や挫折を経験したことがない人は、新しいことに何も挑戦したことのない人だ。

――（アルバイト・アインシュタイン　ドイツ出身の理論物理学者）

自分の行動は必ずしも自分が決めているわけではない

第1章で、日本人の健康を阻害する要因について紹介しました。日本人の半数の死亡理由とされる、慢性疾患。これに対して、日々の生活で気をつけるべきものは、食事や運動・たばこ・飲酒・ストレスなど、決して数が多いわけではありません。健康のためにしなくてはいけないことの一つひとつは、そんなに難しいことではないのに、どうして簡単なことが続かないのか、なぜ悪習慣がやめられないのだろうかと思うかもしれません。

パブリックヘルスの観点からすると、これは、なんら不思議ではありません。例えば、アメリカでは1988年から2006年の18年間にわたって、人々がどのくらい**健康のための簡単な生活習慣を守れているかを調査しました。具体的には、健康的な食生活、定期的な運動、健康的な体重、ほどほどの量のアルコール、たばこを吸わないことです。**その結果、この**5つを守れている人は、調査対象のたった8%**しかいませんでした。しかも、調査をはじめた1988年には、守れている人は15%だったのですが、18年後には、守れている人が約半分に減りました（＊1）。健康的な生活習慣を身につけられないのは、アメリカに限ったことではなく、日本でも同様です。最近の厚生労働省の調査で、20代の女性約9割が習慣的な運動を行っていないなど、生活習慣の問題が指摘されています（＊2）。

たくさんの薬や治療法が開発され、多くの病気が治るようになってきています。このような医学の流れと逆行するように、皮肉にも、人の生活習慣はどんどん不健康になっているのです。一体何が起こっているのでしょうか？

実際の生活習慣の話をするまえに、この章では、まず、健康のために生活習慣を変えることが、なぜこんなにも難しいのかのカラクリをご説明します。ポイントになるのは、周りの環境と、健康習慣づくりに関連する行動の特性です。

自分自身の判断で行っていると感じている日々の生活習慣も、実は、周りの環境が決めていることが多いのです。周りの環境と一口にいっても、最近の研究では生活の様々な要素が、みなさんの習慣に影響を与えていることが明らかになっています。

以前、CDC（アメリカ疾病予防管理センター）が、国民の健康に影響を与える要因をイメージでわかりやすく説明していました（このような概念図は色々な計算方法があり、それにより結果が変わるので、あくまでもイメージとして捉えてください）（＊3）。図表5を見ると、**健康に影響を与えるのは、職業や収入、教育年数といった社会経済的な状況を含む環境要因が一番大きい**ことがわか

図表5：人々の健康の決定要因

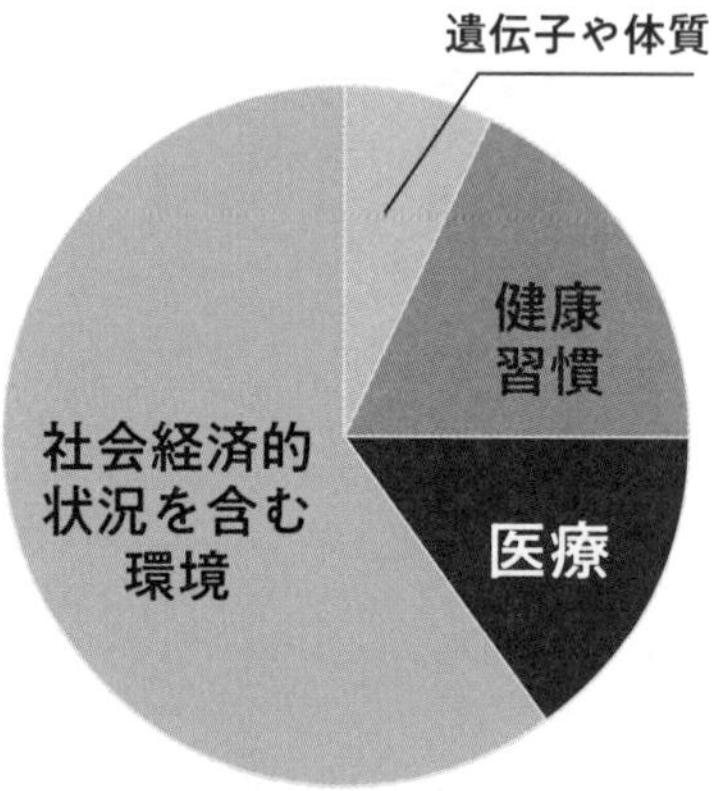

出典：Centers for Disease Control and Prevention. NCHHSTP Social Determinants of Health.（＊3）

ります。

社会経済的状況を含む環境が、健康習慣に影響を与えていることを考えると、いかに習慣を変えることは一筋縄《ひとすじなわ》ではいかないということがおわかりいただけると思います（＊4）。

良い医師に出会えるか、また良い病院が近くにあるかなどの医療的な要素は、人々の健康に影響を与える要因としてはそんなに大きくはありません。アメリカの研究では、医療が健康に影響を与える割合は10％だ（すべてのアメリカ人が最高の質の医療を受けたとしても、防げる病気によって死亡する割合は10％しか予防できない）とするものもあります（＊5，6）。

社会経済的な環境は、どのように人々の健康や健康習慣に影響を与えるのか？

最近、日本でも健康格差の問題が認識されつつあります。例えば、職業や収入、教育年数などの社会経済的な状況が、直接健康状態に影響を与えることは、簡単に想像できるかもしれません（家計が厳しく、満足に栄養のある食事をとれないために体調を崩してしまう、病気になっても医療費が気になって病院に行くのを躊躇《ちゅうちょ》する、など）。ただ、社会経済的な状況が健康に影響を与えるのは、このような直接的なものだけではありません。**環境的な要素は、個人の健康の行動習慣に大きな影響を与えます**。

例えば、日本の喫煙率は、諸外国に比べると高いですが（＊7）、特に教育年数の短い人ほど喫煙率が高いことがわかっています（＊8）。教育年数の短い人ほど、つまり例えば短大や大学を卒業した人よりも、中学校や高校までの教育しか受けていない人の方が、喫煙率が高いことがわかっています。理由としては、教育年数の短い人ほど、たばこの害の理解や禁煙治療へのアクセスに不利な点があったり、仕事の待遇で、大学卒業以上の人と差が生じ、生活に困難が生まれやすい可能性があります。このような背景により、日常的にストレスを感じる機会が多いことが指摘されています。そのために、教育年数の短い人は、禁煙に関してより難しい立場に置かれやすいといわれています（＊8−11）。

また、職業が生活習慣に与える影響も確認されています（＊9）。ずっと座りっぱなしだったり、自由があまりきかない職場、夜勤での睡魔と闘う仕事だと、人はストレスを感じ、そこから逃れるためにたばこやお酒など、刺激物を欲するようになります（＊9，12）。ストレスは、健康的な選択ができるかどうかに大きな影響を与えます。特に、ストレスを感じると、理性的な判断よりも、感情的で条件反射的な判断をしてしまうことがわかっています（＊12）。こうなると、「わかっているのにやめられない」状況が起きやすくなり、結果的に、健康に悪い行動をとり続けてしまうのです。

また、**住んでいる場所も、私たちの選択に影響を与えます**。新鮮な野菜や果物が買えるスーパーマーケットやコンビニエンスストアが近くにあるかどうかと、近隣の人々の食習慣が関連していることが知られています（＊13）。一方、バーや酒店の近くに住んでいる人は、それぞれジャンクフードやアルコールの摂取が多くなる傾向があります（＊14−17）。アルコールの場合、場所だけではなく、近隣の店の空いている時間によっても、周りに住んでいる人の飲酒量が影響されることが報告されています（＊18）。また、最近の日本の研究では、特に車がない人々にとって、近くに健康な食べ物を買える店が少ないことと死亡率との関連も示唆されています

図表6：都道府県別の1日平均歩数と鉄道駅密度

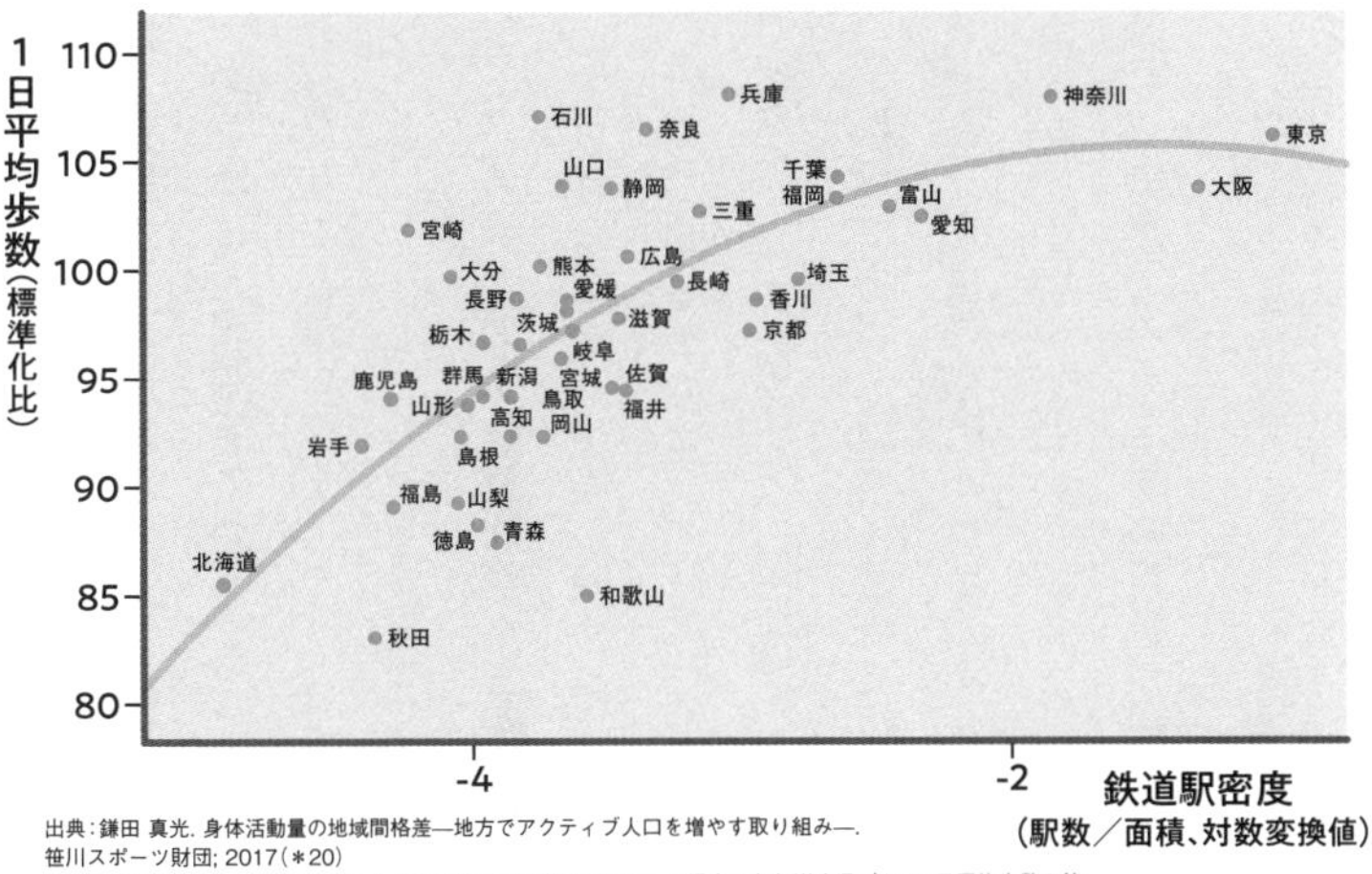

出典：鎌田 真光. 身体活動量の地域間格差―地方でアクティブ人口を増やす取り組み―. 笹川スポーツ財団; 2017（＊20）
＊対象者の年齢分布も考慮した上で、歩数の全国平均値を100とした場合の各都道府県ごとの1日平均歩数の値

（＊19）。

さらに、公共交通機関が発達していたり、治安が良く、公園があったりして、歩きやすい環境が整っていれば、人はより体を動かしやすくなり、そうでない場合は、運動量も減る傾向になります（＊14）。また、日本では、公共交通機関の発達度と歩数に関連が見られます。図表6でわかる通り、東京、大阪、神奈川などの鉄道駅の密度が高い、つまり鉄道の駅がたくさんあるところの人たちの方が、1日の平均歩数が多くなっています。

これだけではありません。人は、自分の周りにいる人からも、知らずしらずのうちに影響を受けます。結婚しているかどうかやその質（仲の良い夫婦かどうか）や一緒に住んでいる人の有無なども、日々の食事や飲酒量などの健康習慣に影響を与えます。さらには、死亡率や病気の発生とも関連している可能性が報告されています（＊21－26）。また、肥満のリスク、飲酒量、禁煙できるかどうかなどは、つきあっている友だちの影響を受けます（＊27－30）。人間は、あらゆる人間関係において、周りがどう思うかを気にしたり、周りに合わせた行動をとろうとしたりするからです（＊31－34）。

そして、**メディアから流れてくる情報も健康の習慣に影響を与えます**。映画などの喫煙シーンや、テレビのコマーシャルが、たばこ、アルコール、食べ物の選択に影響を与えることは、多くの研究で明らかです（＊35－39）。「いやいや、自分はそんな映像くらいで単純に流される人間ではない」。みなさん、調査でインタビューをするとそんなふうに答えます。でも、ここでいう「影響」とは、コマーシャルを見たからその商品を買う、という直接的な影響だけではありません。たばこやアルコールの商品や産業に対して好意的な印象を持ったり、体に悪いものでも「かっこいい」というポジティブなイメージを持つなど、様々な角度から、みなさんが体に悪いものをとろうとする行動を後押しするのです。

例えば、映画などの喫煙シーンは、未成年の喫煙の開始に影響を与えます。実際、アメリカでは37％の若者がこの影響で喫煙を開始しているという調査結果があります（＊40）。アルコールのコマーシャルをたくさん見た若者は、そのブランドのアルコールをより消費するようになり、普段消費するアルコールの量も（見ていない人よりも）倍近く増えるという研究結果もあります（＊41，42）。食べ物のコマーシャルに関しても、テレビでスナック菓子の広告を見た人は、特定の製品とは関係なく、スナック菓子の消費量が増えます（＊37）。多くの人は、普段、何げなく目にする広告に影響されていることに気がつきません。そこが、広告のなせるわざなのです。広告は、たとえその商品を買わなかったとしても、色々な意味で「効果大」なのです。そうでなければ、広告業界はとっくの昔に業界として成り立たなくなっているでしょう。

このように、一見、自分で選択していると感じる生活習慣も、みなさんの職業や住んでいる場所、友だち、メディアが、直接的にそして間接的に、私たちの健康の選択に影響を与えています。**健康的な生活習慣をとるかとらないかは自己責任、といえるほど、この分野は単純ではありません。**

習慣を変えられないのは、怠け者だからでも意志が弱いからでもない

もう1つ、健康のために生活習慣を変えることが難しい理由があります。それは、みなさんの選択を知らずしらずのうちに左右する「環境」の影響に加え、健康的な習慣が持つ「行動と

しての特性」があるためです。行動科学や行動経済学、心理学などの学問で色々な研究が続けられています。これが、人間の悲しい性《さが》にすっぽりはまってしまうものばかりなのです。習慣を変えにくい理由として代表的なものを2つ紹介します。

1 人は基本的に現状（デフォルト）を変えることを好まない

これを専門的な言葉で**現状維持バイアス（status quo bias・ステータス クオ バイアス）**といいます。「ステータス クオ」は、ラテン語で「現状・そのままの状態」という意味です。人は現状を変えることを好まず、たとえ変えることが明らかに良いとわかっていても「変える＝失う」と感じる生きものです。何かを変えることで得る利益より、失うことの可能性を大きいと感じ、それを避けようとする心理作用があります。

これにはいくつか理由が挙げられます。まず、そのままでいるよりも、何かを変える方が手間を要すること。また、努力まで必要ないにしても、変えることに対してなんらかの理由づけが必要になること（つまり相応の理由がないと変えようと思わない）。そして、今の目の前の状態（初期設定の状態であるデフォルト）を良いものだと認識しやすいからです（＊12）。

例えば人は、日頃、レストランで出される食事の量が多いと感じていても、実際に目の前に多いと思っている量の食事を出されると、その場ではなかなか量を変えることができません（＊43）。このバイアスの厄介なところは、**変えたくないという意識が働くだけではなく、現状に自分を合わせてしまうこと**。目の前の状態を良いものと認識し、行動を合わせてしまうのです。つまり、この場合、多いと思っていても食べてしまうのです。過去に、大きなボトルやお皿を出されると、それに合わせて多く食べるという実験結果が得られました（＊44，45）。**アメリカでは、お皿のサイズが1990年代に比べて、約23％も大きくなっています**（＊46，47）。お皿や飲み物の容器が大きくなるのに伴って、食べる食べ物・飲み物の量も必然的に増えました。これが肥満を作り出す1つの理由だといわれています（＊48）。

以前、日本に来たハーバード大学の公衆衛生の教授らが、相次いで日本の食文化を絶賛していました。食べ物はもちろんですが、食べ方が素晴らしい！と。アメリカの大皿に比べて、小さな茶碗にご飯を盛りつけ、おかわりをするのに、わざわざ声をかけなければいけないという日本の食文化は、まさに行動経済学を応用して自然に食べすぎを防いでいるのではないかという仮説で盛り上がりました。彼らにはとても新鮮だったようです。

ちなみに、現状維持バイアスは、何かに心をとらわれている時、特に起こりやすいことも知られています（＊12）。例えば、仕事で忙しすぎて、何をするにも心ここに在らずの時や、テレビや携帯電話を見ながら、食べたり飲んだりしている時などです。このような時は、いつもしていることに重きが置かれるため、新しい健康的な習慣を身につけようと思っても難しいでしょう。

2 遠くのご褒美《ほうび》より近くの喜びを選ぶ

誰もが感じたことがあると思いますが、体に良い習慣は、目に見える効果が表れるのに時間がかかります。一方で、**大体の健康に悪い習慣が、一瞬・一時の刺激や快感、喜びを与えてくれるもの**です。人は、往々にして**遠い先の未来の良いことよりも、今すぐの喜びに圧倒されます**。これを専門用語で**現在志向バイアス（present-biased preferences・プレゼント バイアスド プレファレンス）**といいます。遠い未来の「ご褒美」よりも、今すぐの決断に重きをおく人間の習性があります。

このまま飲みすぎていると健康によくない、そして、飲みすぎを今日にもやめることが健康に大事とわかっていても、今夜飲みたいという感情が我慢する気持ちを上回ってしまうのです。飲み続けてしまう人たちは、決して健康のことを考えていないわけではありません。将来自分が得られる利益（＝健康）のことはわかっています。それでも、目の前の選択を前にしてしまうと、遠くのことは考えられなくなってしまうのです。結果、まるで今の決断をする自分と、将来を考える自分の2人が存在するような気分になります。

お酒の例を出しましたが、これは健康に関する習慣のほとんどすべてに、当てはまります。たばこ、甘いもの、ジャンクフード、塩分のとりすぎ、ドラッグ、ダイエット、安全ではないセックス、就寝前のスマホいじりなど、誰もが何らか一度は経験したことがあるのではないでしょうか。感染症対策で自粛しなければならない時でも、リスクがありながらも今日の「会食」を優先するのも、この影響があります。

厄介なことに、「今ここ」に重きを置く習性は、空腹や喉の渇き、セックスへの欲望、痛みなど本能的に感情をゆさぶられることがあると、強化されます。冷静な時よりも「今すぐ自分の欲求をなんとかしなければならない！」と感じ、ますます将来のことはさておき、今目の前にある魅力的なことをとっさに選んでしまうのです（＊49）。

また、**何かにとらわれている時、人の認知機能は極端に下がる**ことが明らかになっています（＊49）。英語では、こういう状態のことを**「(心が)～にハイジャックされた (I was hijacked by ～)」**と表現します。まさに、私たち自身が何者かに乗っ取られたように、冷静な判断ができなくなります。ストレスでイライラしている時にたばこの誘惑に負けてしまったり、夏の暑い日にビールをがぶ飲みしてしまったり、お腹が空いている時にジャンクフードを買いすぎることは、よくある話です。これも、ごくごく自然な「エビデンス通り」の人間の習性です。

こんな話をすると、ほぼほぼ、自分の力で生活習慣を変えることは難しいのでは？　と思うかもしれません（今まで難しくてできなかったからこそ、この本にたどり着かれたのだと思います！）。

確かに、今まで通りのやり方では、難しいかもしれません。なぜなら、前述した通り、**うまくいかないことを裏づけする過去のデータやエビデンスがあるからです**。言葉を変えると、みなさんが失敗するのは当たり前だともいえるのです。

でも、がっかりしなくて大丈夫です。科学はそこまで冷たくありません。研究者たちは人が健康になるためにどうしたら良いのかを日々考え、解決しようとしています。つまり、どのようにしたら健康のために習慣を変えられるのかに対してもまた「エビデンス」があります。それが、この本で私が紹介していく**「健康になる技術」**です。

なんとなく自己流でやって、気づいたら「失敗の」エビデンスにはまってしまっていた、という方。今度は、成功するエビデンスにかけてみませんか？

自分の考え方と行動の癖を知る

健康になる技術を身につけるためには、**「正しい」健康法（WHAT）**と、それを**どのように習慣づけるのか（HOW）**が重要です。第1章では、健康になるための習慣は、周りの環境の影響が大きいこと、そして健康習慣の特性上、身につけることが難しいことをお話ししました。この章では、すべての健康習慣の大前提として知っておきたい基本となる、**「認知」**の話をします。「認知」というと、難しい感じがしますが、心配はいりません。これは、みなさんが健康になることを邪魔する**「考え方の癖」のこと**です。まず、そこに意識を向けてみましょう。

意識を向けることは、変わるための第一歩です。私は毎日ヨガをしていますが、ポーズができない時は、自分が気づいていない体の長年の癖が邪魔していることがよくあります。膝が内側に入っていたり、肩に力が入っていたり。こういう場合、癖のある場所に意識を向けるようにします。すると、まるで何かせき止めていたものがくずれて流れていくように、自然にポーズがとれるようになることがあります。

認知についても、同じイメージです。まず**知らないうちにみなさんの行動に影響を与えている、考え方の癖に気づくことから始めてみましょう**。行動や習慣にできない理由が、意志の強さや性格の問題ではなく、誰にでも起こりうる「反応」だとわかるでしょう。すると、考え方の癖への反応を、客観的な自分の目で見られるようになります。そうなったらしめたもの。こここでは、私の仕事の経験上、健康習慣の妨げになる、ありがちな認知の癖を紹介します。さっそく、具体的に見ていきましょう。

健康になろうとすると出てくる厄介な考え方の癖

1 「がまんする方が体によくない」——認知不協和（Cognitive Dissonance・コグニティブ ディソーナンス）

たばこやお酒、ジャンクフードなど、何かをがまんしないといけなくなった時、よく聞くセリフです。他に「〇〇（健康に悪いこと）しても長生きできる人がいる」「やめたらかえってストレスがたまってよくない」「〇〇（健康に悪いもの）でも、ちょっとなら健康にいいって聞いた」「〇〇を買うことで消費に貢献しているんだ」「せっかくいい雰囲気なのに、ここで〇〇しなかったら場がしらける」といった内容です。

一言でいうと、**自分が選択する行動の正当化**。人は、2つの相反することに面した時、居心地の悪さを感じる生きものです。例えば、「たばこは体に悪いとわかっている自分」と「たばこを吸い続けている自分」は、つじつまが合いません。そうなった時に、つじつまを合わせるために、なんらかの理由をつけて、つじつまの合わない自分（認知の不協和）を解消しようとするのです。

一貫性のない自分の状態を変える方法は2つに1つ。たばこを吸う自分を変えるか、たばこは体に悪いと考える自分を変えるか。前者を選択し、禁煙するのがもちろん一番いいのですが、そう簡単にいきません。そうなると「たばこは体に悪い」という認識を上回る、たばこを吸った方がいい理由を見つけようとします。これにより、自己矛盾している行動に一貫性を持たせようとするのです。聞きかじった情報、新しい知識、人の意見でも、理由はなんでも構いません。つじつま合わせは、たばこやアルコール、食生活、ドラッグをはじめとする健康に関する多くの分野で起こります（＊50−52）。

2 「私の周りでみんなやっているし」──バンドワゴン効果（Bandwagon Effect・バンドワゴン　エフェクト）

昔、**「赤信号、みんなで渡れば怖くない」**というギャグが流行りました。これは、まさに**「バンドワゴン効果」**を表した言葉です。つまり、赤信号で道路を渡ることは、誰もが危険だと知っていますが、「ほかの人たちもやっている」と思うことで、危険な行動でも、やるハードルが低くなります。バンドワゴンとは、英語で「パレードなどで楽器隊を運ぶ大きな乗り物」のこと。バンドワゴン効果とは、そこに自分も飛び乗るイメージから来ています。誰にでも、最初はそれほど興味がなくても、「みんながやっているから」とか「流行っているから」

という理由で、思わず何かやった経験は、あると思います。有名人を起用して流行に敏感な人が好んでいるように見せたり、多くの推薦文をウェブサイトに掲載したり、人気No.1と表現している広告は、この効果を狙った代表的なマーケティング手法です。

人は周りに影響を受けやすい生きものです。自分の意思で行っていると思っている健康の行動や習慣でも、周囲の人やその場の雰囲気から、無意識のうちに影響を受けていることがたくさんあります。

例えば、本当はそんなに好きではないものでも、周りのみんなが食べていると「食べてみても良いかな」と思うことがあるでしょう。人は、**一緒に食事をする人の食べ方（量、食べるもの）に自然に影響を受ける**ことがわかっています（＊12）。また、英語では、社交的な（social）という意味を含めた、ソーシャルスモーカー（social smoker）（＊53）やソーシャルドリンカー（social drinker）（＊54）という言葉があります。これは、普段1人でいる時は喫煙や飲酒をしないのに、喫煙する人と一緒の時だけたばこを吸う人や、同様に人といる時にだけお酒を飲む人のことを指します。よくも悪くも、人間は周りの人に左右されてしまうのです。

3 「ちょっとくらいやったところで、何も変わらない」——ピーナッツ効果（Peanuts Effect・ピーナッツ エフェクト）

健康になろうと思っている人を邪魔する大きな理由の1つ。それは、目の前の行動があまりにも小さな一歩だと感じるために、「病気になるかもしれない」という未来の大きな損失と自分の行動を結びつけられず、結果として不健康な行動をとり続けてしまうことです。

例えば、たばこを吸い続けることが体に悪いとわかっていても、目の前のたった一本を吸うことが、がんを引き起こすことはないと考えます（＊12）。結果、「たった一本」を何度も繰り返し、病気になってしまうのです。これは、たばこだけではなく、お酒、食事など、多くのことに当てはまります。逆も然りです。今日たった15分歩いたって、病気予防にはつながらないから、歩かなくても結果は変わらないと考えるのです。

健康に良いことも悪いことも、**目の前のものを（ピーナッツのように）小さな効果として軽く見てしまう**のが**ピーナッツ効果**。本来であれば「塵《ちり》も積もれば山となる」健康習慣ですが、積み重ねの結果が見えにくいこと、また、結果が出るまでに時間がかかることで、その効果を実感できないのです。結果、「たったこれくらいで」という開き直りの気持ちが起こってしまうのです。

4 「やめろと言われると、やってみたくなる。やれと言われると、やりたくなくなる」
――（Reactance・リアクタンス）

「天邪鬼《あまのじゃく》」という言葉がある通り、**人は、強制されたり押しつけられたりすると、逆のことをしたくなる生きもの**です（＊55，56）。勉強をしようと思っていても、「勉強しなさい」と言われたとたん、嫌になったことはないでしょうか？　これは、健康の習慣にもあてはまります。この傾向の強い人に対して、「～はダメ」や「～しなさい」というのは禁句。自分で選ぶ権利がない、自由が奪われたと感じると、その行動をやめたり、逆の（良くない）行動をとる傾向が明らかになっています（＊57）。

アメリカでは、1999年から2004年まで、**1200億円かけて若者の薬物防止キャンペーンを行いました。その結果、逆に薬物に興味を持つ若者を増やしてしまいました**。失敗の理由の1つとして、**リアクタンス**、つまり、「ダメ」というメッセージを伝えたことで、若者によけい興味を持たせたのではないかと解説されています（＊58）。また、身近なところでも、健康なものを無理に食べさせられた場合は、自分の意思で選んだ場合に比べて、食べた後に、かえって空腹度が増す傾向が強いという研究結果があります（＊59）。健康の専門家は、体に良いことは行動を変えうる十分な理由になると考え、ともすれば健康を押しつけてしまいがちです。しかし、それは逆効果になりうることを頭に入れておきましょう。

ワクチン接種においても、リアクタンス効果が働く可能性があります。例えば、政府への信頼度とコロナのワクチン接種はアメリカや日本、その他の国々でも関連が見られます（＊60，61）。政府への信頼が低いと、ワクチン接種の意向は低い傾向があります（＊62－64）。そのような時に、自分が信頼していない政府からワクチンを打つように言われても、リアクタンス効果（よけい嫌になる反応）を増やすだけかもしれません。実際、アメリカでは、スキャンダルの多かったトランプ政権にワクチン接種を勧められるよりも、専門機関であるCDC（アメリカ疾病予防管理センター）やWHO（世界保健機関）から勧められた方が、ワクチン接種により前向きになる人が多いという結果が出ています（＊65）。

行動科学の観点から考えるのであれば、ワクチン接種においては、誰（組織を含む）がワクチン接種について啓発すると最も効果的なのかを、考える必要があるでしょう。人には、元来強制されたり、無理やり何かを勧められると、嫌になる傾向があることを覚えておきましょう。

5 「楽しいから大丈夫」――直感的な判断（Affect Heuristic・アフェクト ヒューリスティック）

「人は合理的ではない、感情的な生きもの」という認識は、一般的にも広まってきているのではないかと思います。**アフェクト ヒューリスティック**というのは、**感情や直感的な判断によ**

第2章 行動

り物事を決めたり、行動したりすることをいいます。色々な情報を集めて合理的に何かを判断するのとは逆に、十分な情報がないまま、直感的にどう感じているかで素早く判断をすることです。精神的な近道という意味で**「メンタル ショートカット（mental shortcut）」**とも呼ばれています。アフェクト ヒューリスティックについては、様々な研究が行われていますが、**対象の物事に対して好意的な感情を持っている場合、リスクを低く見積もる**ことがわかっています（＊66）。逆に、物事に対して良い感情を持っていない場合、リスクをより敏感に感じて警戒する傾向にあります。

例えば、ある実験では、原発のような比較的新しい技術に対して、数字やデータなどの情報は与えず、「得られるものが多い・利益になる」という情報のみを伝えました。すると、人はポジティブな感情を持ち、リスクを低く見積もりました。この実験で重要なポイントは、その技術が引き起こすリスクについては何も情報を与えなかったことです。それにもかかわらず、参加者は「利益」について情報を得ると、何も知らないはずのリスクに関して、「リスクは低い」と勝手に見積もり、判断しました。逆に「得られるものが少ない・利益は低い」という情報を与えると、ネガティブな感情を持ち、結果的にリスクを高く見積もる傾向が報告されました（＊12，67）。

また、健康分野の研究でも、たばこへのポジティブな感情を抱かせるような広告を見ると、リスクを低く見積もるようになったり（＊68，69）、喫煙者は非喫煙者よりも禁煙のリスクを低く見積もることがわかっています（＊69－73）。つまり、その事柄に対し、ポジティブかネガティブな感情を持っているかで、リスクの見積もりが変わってしまうのです（＊66，74，75）。例えば、まだ感染症流行中に、会食がリスクだとしても、それが友人との会食の場合、ポジティブな気持ちを抱くために、リスクを低く見積もって大丈夫だと思ってしまうのもその例でしょう。

健康の分野で特にこの**「感情的、かつ直感的な」判断が問題なのは、これによりリスクの認識を誤るから**です。だいたい、**健康に良くないものは、「楽しい」「面白い」「気持ちがいい」「おいしい」などのポジティブな感情や快感、刺激を与えるものが多い**です。たばこ、過度の飲酒、甘いものや刺激的な食べ物、ドラッグ、コンドームなしの性行為……、挙げればきりがありません（＊12）。また、そのような分野の商品の広告もポジティブな感情を想起させるものがほとんどです。

厄介なのは、健康に良くない行動を初めて行う時、人はそもそも健康のリスクをそんなに深く考えず「なんとなく」や「その場のノリで」始めることが多いこと。私が過去に仕事で携わった、国立がん研究センターの研究で大学生の喫煙者に行ったインタビュー調査でも、最初の喫煙経験について、「たばこを吸うぞ！」と計画して吸った人や、リスクと利益を考慮して吸ったという人はいませんでした。「なんとなくいいと思って」という人が多かったのです（＊76）。それでも、あとでリスクについて学べば行動は変えられるだろう、と思われるかもしれません。しかし、そう簡単にはいきません。喫煙者は、たばこ中毒になったり、喫煙が日常的になってから健康へのリスクについて理解する（しかしその時にはやめることが難しくなっている）ことが報告されています（＊74）。

もともとリスクに対して深く考えていない状態で始めた健康の悪習慣は、こういった行為に抱く楽しい、気持ちがいいなどのポジティブな感情を与えられることで、本来の「危険」への認識が、さらに薄まっていきます。結果的にやめるのがとても難しくなってしまうのです。

このように、健康の習慣づくりは、人間という生きものの特性上、ハードルがたくさんあります。ですので、無防備に意志の力だけでなんとかしようと思うことは、よっぽど意志の強い人でも難しいことが多いのです。世界中の多くの成功例や不成功例を参考にして、効率よく達成できる確率を上げましょう。それが、エビデンスを活用して健康習慣を身につける近道です。

まとめ　第2章

- 健康的な行動がとれないのは個人の責任ではない。社会経済的な環境が健康に与える影響は大きい。一見、自分で選択していると感じる生活習慣も、職業や住んでいる場所、友だち、メディアが、直接的にそして間接的に、影響を与えている。
- 職業や収入、教育年数を含む社会経済的な状況は、健康的な習慣をとれるかどうかにも影響を与える。
- 健康習慣を変えることが難しいのは、変えにくい人間の特性があるためである。例えば、人は基本的に現状（デフォルト）を変えることを好まない（現状維持バイアス）、遠い先の未来の良いことよりも、今すぐの喜びに圧倒される（現在志向バイアス）、などが挙げられる。
- 健康習慣を変えたい時に、知らないうちに自分の行動に影響を与えている考え方の癖に気づくことが大切。自分が選択する行動の正当化（認知不協和）、周りがやっているから大丈夫と思う（バンドワゴン効果）、目の前の行動があまりにも些細なことに感じられて行動効果を結びつけられない（ピーナッツ効果）、強制されたり押しつけられると逆のことをしたくなる（リアクタンス）、感情や直感的な判断により物事を決めたり、行動したりすること（直感的な判断・メンタルショートカット）がある。

第3章

習慣

できるだけ苦労せずに「良い習慣を身につける技術」

Excellence is an art won by training and habituation.
We do not act rightly because we have virtue or excellence,
but we rather have those because we have acted rightly.

卓越とは、訓練と習慣の賜物である。
私たちは美徳と優秀さがあるから
正しく行動するのではない。
むしろ、正しく行動するから美徳と優秀さを
身につけることができるのである。

——Aristotle（アリストテレス 古代ギリシャの哲学者）

Take control of your habits. Take control of your life.

習慣を支配することは、人生を支配することだ。

——Author unknown（詠み人知らず）

日々の行動の約40%が無意識に行われている

みなさんは、日常生活を送る中で、特に何も考えずに行っている習慣は、どのくらいあると思いますか？　平均すると約40%です（＊1，2）。無意識の習慣は、毎日、だいたい同じ場所で私たちが気にも留めない形で繰り返し行われています。

毎日、何気なく繰り返し行っていることを振り返ってみてください。歯を磨く、風呂に入って体や髪を洗う、通勤電車でメールをする、寝る前にストレッチをする、家の鍵を玄関の決められた場所に置く、休憩中に外に出てたばこを吸うなど、人によって習慣になっているものは、様々だと思います。すでに行っている習慣の中に、健康に良いこと、悪いことはどのくらいあったでしょうか？　やめたいものはありますか？　また、今はできていないけれど、習慣づけしたいものはありますか？　毎日繰り返し行っていることの中には、習慣とすら思ったことがないものも、きっとあるはずです。

健康の習慣というと、体に良いものを食べたり、たばこやお酒を控えたり、定期的に運動したりと、いかにも厳格な生活に一生懸命取り組まなくてはいけないと感じるかもしれません。

でも、**習慣にすることは実は一番楽なこと**です。なぜなら**一度習慣になれば、その行動を考えなくても「自動的に」行えるようになる**ためです。つまり習慣のためにあれこれ悩んだり、努力する必要がなくなります。

例えば、みなさんは歯磨きをするのにどのくらい努力していますか？　大勢の人にとって、歯磨きは、きっと「努力しなければならない」行為ではないはずです。私は子どもの頃、歯磨きが本当に嫌いで、食事をした後、歯磨きをさせようとする親と逃げる私とで、家中追いかけっこでした。それがいつの間にか、小学校に上がる頃には、やらないと気持ちが悪いものになりました（無理矢理でも習慣化してくれた親には感謝です！）。ここまでくれば習慣づくりが成功した証拠です。

今は信じられないかもしれませんが、重い腰を上げないと運動する気が起きないことが、毎日の歯磨きのように、努力しなくてもできるようになること。嫌だと思っていたことが、自然に生活の動線の中に組み込まれて、意識しなくてもやれるようになること。これが、習慣化です。この章では、習慣を自由に操れるようになるコツを、科学に基づいて紹介します。ご自身の今の習慣を思い描きながら、読んでみてください。

この章では、意志と意図という言葉を明確に使い分けています。意志は、英語の**「will（ウィ**

ル）」にあたる言葉で、よく**「意志の力（will power・ウィル パワー）」**などと表現されます。**何かを行おう、やめようというセルフコントロールを働かせる力のこと**を指します（＊3）。習慣化を成功させようとする意志の力、などというとイメージがわきやすいでしょうか。一方で、**意図（intention・インテンション）**は、**何か特定の行動を実行しようとする明確な考え**を指します（＊4）。行動科学の分野では、実際に何かをしようと意図することを、専門用語で**「実行意図（implementation intention・インプリメンテーション インテンション）」**といいます（＊5）。

習慣を身につけるには、平均2ヶ月ちょっとかかる

健康の習慣に関する研究は様々なものがありますが、驚いたことに、習慣づくりの日数に関して研究したものは、あまりありません。ということは、エビデンスが確立されていません。そんな中で特定の数字を出すのは、研究者として正直気がひけるのですが、それでも、だいたいでもいいから、どのくらいかかるのか教えてほしいという人がほとんどだと思うので、ある研究を紹介します。

成人の習慣づくりを追跡したイギリスの研究（＊6）では、参加者にこれから習慣にしたいことを選ばせました（つまり、今の時点では習慣づけられていない行動です）。例えば、朝食後に水を

飲む、夕方テレビを見ながら果物を一切れ食べる、朝食後に10分歩く、朝のコーヒーの後に腕立て伏せを50回やるなどです。結論を先に言うと、新しい習慣が身につくまでに、平均して66日かかりました。ただ、習慣の種類やその人が置かれた状況でだいぶ差が見られ、18日で身につく人から254日かかる人まで様々でした（＊6）。

この研究の結果から読みとれることは、3つあります。1つ目は、**そもそも習慣はそんなに急に身につかない**ということです。通常、時間がかかります（＊6，7）。習慣について話すと、「21日で習慣が身につくという話を聞いた」とよく言われます。この21日という数字は、全く異なる分野の情報が独り歩きした結果です。これはもともとアメリカの美容整形外科医が書いた自己啓発本の話です。整形手術をした患者が、自分の新しい姿に慣れるのに約21日かかるということを本に書いたことが、いつの間にか「習慣の定着に21日かかる」という解釈をされて広まったようです（＊8，9）。これを知らずに、21日で新しい習慣が身につくと期待をしていると、よけいな落胆をしてしまいます。

あくまでも1つの研究の結果ですが、先に述べた通り、新しい習慣を身につけるには平均で2ヶ月ちょっと、人や習慣化しようとする行動によっては、8ヶ月程度（254日）かかることもあります（＊6）。他の論文でも、習慣づくりに取り組んでから身につけるには、少なくとも数ヶ月はかかると説明しています（＊1，10）。ですから、何かを習慣づけするには、そのくらい時間がかかると気を長く持つのが良いでしょう。また、習慣づくりの特徴は、**一人ひとりの習慣化までの道のりのばらつきが大きい**ことです（＊6）。ですので、人と比べることはあまり意味がないかもしれません。さらに、この論文では、**習慣を変えたいと意気込んでも、その半分くらいの人は、習慣が根づくまできちんと遂行《すいこう》できない**と書かれています（＊6）。この「半分」を多いと見るか、少ないと見るかは人それぞれですが、半分くらいの人は遂行できないと思えば、気が楽になるのではないでしょうか？

そして、2つ目は、習慣づくりにおいては、**最初が肝心**ということです（＊6）。この研究では、最初の頃に習慣づけたいものを何度も繰り返すと、より早く何も考えずにその行動をとれるレベル（自動的に行えるレベル）に達するようになりました（＊6）。繰り返し行っているうちに、この「何も考えずに自動的に行えるようになる」レベルは上がっていきますので、習慣づくりは、早くそのレベルにいけるよう、最初に気合を入れるのが良いようです。もちろん、これは習慣づけたい行動の難易度にもよります。例えば、帰宅したら手洗いをする習慣と、家で寝る前にストレッチを15分やる習慣では、難易度が変わってきます（ストレッチを15分の方が、ストレッチの内容や順番を考えないといけないために難易度が高いです）。

3つ目のポイントは、習慣づくりのプロセスにおいて、**ところどころ失敗しても大丈夫**ということです（＊6）。これは、多くの人にとって朗報だと思います。例えば、何かを毎日やる習慣をつけたい時に、1日実行できなかったとしても、次の日にまた行えば、この1日の「1回休み」は、習慣化にそれほど大きな影響を与えません。ですので、1回休みをとってしまったからといって落胆するのではなく、もう一度気を取り直して続けましょう。でも、注意が必要なことがあります。その「1回休み」が、1日ではなくずるずると1週間を超える期間になってしまうと、習慣づくりが難しくなるという研究結果があることです（＊6，11）。ですので、1日休んだことがきっかけとなって、結局1週間何もせずに終わる、ということがないようにするのがポイントです。

体を動かす習慣をつけることを目的とした別の研究では、最初の5週間の間に1週間にわたって休むと、その後の習慣づくりの結果が芳しくないとのデータが出ています（＊7，11）。2つ目の最初が肝心というポイントは、休みを入れるタイミングにおいても重要といえるでしょう。かといって、ガチガチに何が何でも毎日やらなくてはいけない、というわけではありません。目標としては、1週間のうちの5日くらいでの実行を目安に行うくらいが、「着実だけれども厳しすぎない程度」で良いあんばいといわれています（＊7）。もちろん、最初に書いた通り、この研究だけで習慣づくりのエビデンスというには不十分ですので、今後の研究に期待したいところですが、これらのポイントは重要なことを教えてくれています。

習慣を作るための鍵と4つのステージ

ここで、研究者になった気分で、習慣とは一体何なのか一緒に考えていきましょう。心理学の世界では、習慣は次のように定義されます。**「習慣とは、過去に繰り返し実行された行動の状況に応える形で、自動的に形成された行動のパターンである」**(＊7)。1回読んだだけではよくわからないような説明かもしれません。実は、この定義の中になるほどという重要な鍵が含まれています。

勘のいい人はもうお気づきでしょう。キーワードは、**「繰り返し」**と**「状況」**です。習慣とは、ただその行動だけで成り立っているのではなく、**何らかの状況、つまりその行動が行われる環境に合わせる形で、何度も繰り返されることで形成される**のです(＊12－14)。こうすることで、特定の状況が合図となり、行動に結びつくためです(＊1)。

行動科学の世界では、行動により習慣づくりの難易度が異なるといわれています。手軽に取り組みにくいので、複雑な行動は身につけるのにたいてい時間がかかります(＊6)。健康行動と一口にいっても、例えば検診や健康診断に関する行動、予防接種に関連する行動、そして、食事や運動などの病気の予防のための行動、様々なタイプがあります（＊15）。これらの行動はやる・やらないの二者択一の行動（例：検診や健康診断、予防接種を受ける・受けない）や、やる・やらないことを続ける必要がある行動（例：禁煙や禁酒）、何をどのようにやるかなどの詳細を決める必要がある行動（例：食事や運動）により、習慣を変えるために必要なアプローチが変わってきます（＊16）。

そのような点でいうと、食事や運動などを習慣化するのは、内容や時間、量のような細かいことを考える必要があるために、習慣化の難易度は高くなります（＊6）。しかし、先ほどの「繰り返し」と「状況」という環境を整えれば、食事や運動は、出張続きでほぼ家にいないような人を除けば、同じような環境で同じような行動を繰り返し行うことができるため、行動の自動化が行われやすくなるとも考えられています（＊1，6，12，17）。難易度は高いけれど、習慣化しやすい環境づくりをすることで、身につけやすくなる行動なのです。

そもそも、習慣はどのように作られるのでしょうか。

習慣は、4つのステージを経て身につくものになるといわれています（＊7）。4つのステージとは以下の通りです。

①　決意（その行動をするという明確な意図を形成する）
②　行動（決意を実行に移す）
③　行動の繰り返し（日々同じ行動を繰り返す）
④　習慣の形成（行動が自動的に繰り返されるようになる）

まず、良い習慣を始めるにも、悪習慣をやめるにしても、決意することが大切です。特に、自分で決めることが大切です。なぜなら、人は自分で何かを決定すると、それに取り組むこと自体が**「自分への報酬」**となるからです（＊7）。例えば勉強しなさいと言われて勉強した時と、自分で決めて勉強した時の気持ちの違いを思い出してみてください。自分で決めた時には、多かれ少なかれ、達成感や満足感が湧いてくるのではと思います。この気持ちが、自分への「ご褒美」になるのです。また、リアクタンス（72ページ）で説明したように、人は強制的に何かをやらされると、その行動自体が嫌になります（＊18，19）。

例えば「運動をすること」自体が、自分にとってプラスの気持ち（例えば健康に気を使っている自分が好きという気持ちや、自分で決めたことを実行できているという達成感など）を与えてくれるものになれば、インセンティブ（自分への報酬となる動機づけ）がなくても習慣づくりができるようになるでしょう（＊7）。決意した後は、実際にまず、決意したことを1日でも、短時間でも取り組み、実行に移します。行動を繰り返し行い、特に深く考えなくても実行できるようになれば、習慣化は完成といえるでしょう。習慣づくりにおいて一番大変なのは、①の「決意」から③の「行動の繰り返し」までのプロセスです（＊7）。まず、①の「決意」から②の「行動」までのプロセスは、行動を決意する段階です。多くの研究がこのプロセスの重要性、つまり決意から実行しようとする意図を作り出し、最終的に行動につなげることを説いています（＊4, 7, 17, 20－22）。

ただ、もちろん障壁《しょうへき》は存在します。「やろうと思ったのに行動できない」状況です。これも、多数の研究で、多くの人が経験すると証明されています（＊23, 24）。ですので、いつもこれが理由で失敗してしまうという人も、過度に落胆しないでください。ちなみに、何か習慣を変えようと決意した人の中で、実際に行動に移す人は47％という結果があります（＊7, 25）。新しい習慣を作ろうと思っても、半分くらいは行動に移せないのです。ですので、行動に移せたら、その時点でまず自分を褒《ほ》めてあげましょう。

また、**何らかの決意をすることはとても重要ですが、人間は、やろうとする意志の力があっても、周りの環境や感情に影響を受けてしまう**ことは第2章でも取り上げました。習慣化のポイントは、**そんな人間の限界や性質を認めた上で、習慣づくりを進めていくこと**です。習慣化

図表7：習慣化のカーブ

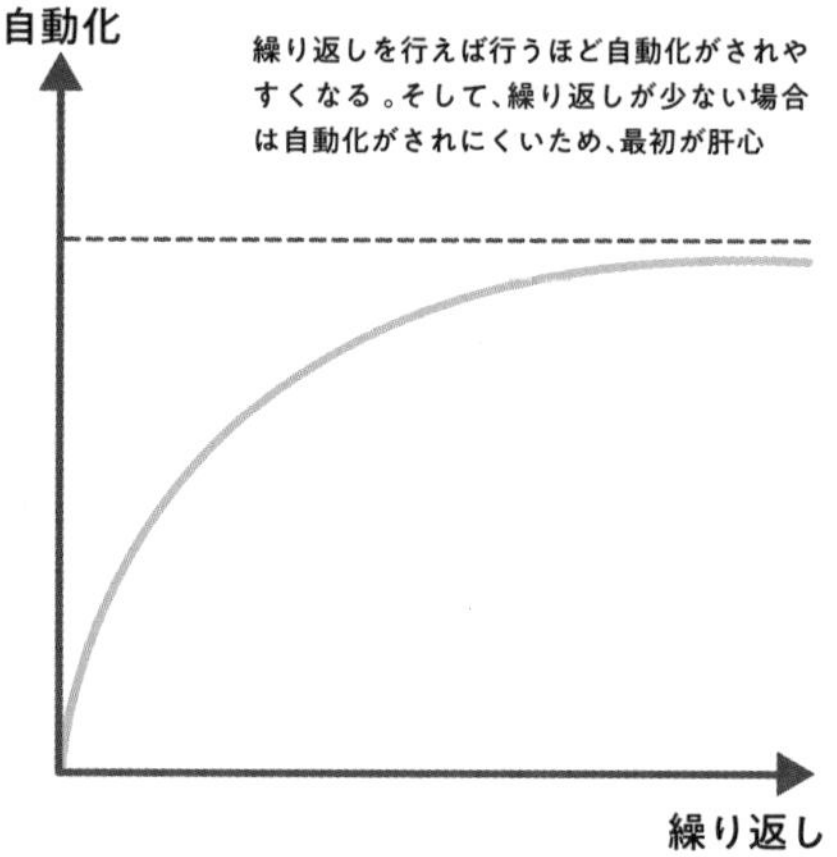
自動化
繰り返しを行えば行うほど自動化がされやすくなる。そして、繰り返しが少ない場合は自動化がされにくいため、最初が肝心
繰り返し

出典：Lally P, Gardner B. Promoting habit formation. Health Psychol Rev. 2013;7(S1):S137-58.(＊7)

において、決意することは実行を100％担保するものではありません。たとえ決意ができても、どうしたら長期的に持続するかまで焦点を当てた研究はあまりなく、はっきりとしたエビデンスがあるとは言いにくい状況です。それでも、決意のないところに実行は生まれないのです。

次に、②の「行動」から③の「行動の繰り返し」への過程は、「やり始めたけど続かない」状況です。自分自身の意思が感情にいかに影響されやすいかは、第8章で詳しく説明しています。何かやろうとする気持ち、つまり意志の力は大切ですが、それだけでは習慣化するのは難しいのです。

③の「行動の繰り返し」から④の「習慣の形成」にかけてのプロセスは、「やることが

当たり前」になりつつあるところです。このあたりだと、1日休んでしまったり、怠け心が出たりすることもありうると思います。でも、先ほど説明した通り、短い1回休みは問題になりませんのでご安心を。そして、④の段階になる頃には、行動の「自動化」によって、特に何も考えずに、楽に実行できるようになっているはずです。あれだけ面倒だったり、きついと感じたことが、このレベルになると、逆にその行動を行わないと変な感じ、というところまで来ていると思います。図表7は、習慣が自動化されるまでのイメージを表しています（＊7）。横軸が繰り返しの度合で、縦軸が自動化の度合を表しています。繰り返しを行えば行うほど自動化されやすくなります。一方で繰り返しが少ない場合は自動化されにくいため、最初が肝心だということがわかるでしょう。

みなさんが今身につけたい行動がある場合、今自分がどこのステージにいるか、考えてみてください。

今の生活に、習慣づくりの合図を組み込む

習慣の定義で、**「習慣は今ある状況の中で作られる」**と書きました。習慣づくりに関するコツはあとで紹介しますが、一番大切なことは、**今のみなさんの生活環境の中に、新しく習慣づ**

けたいことを組み込むことです（＊26，27）。

例えば、毎日体を動かすために、ウォーキングの習慣づくりを目指すとします。まずは、**「実行意図」**を作り出すことが大事です。具体的には、**いつ（WHEN）、どのように・どのような状態で（HOW）、どこで（WHERE）を明確にすること**です。

まず、「いつ」について実行しやすくしていきましょう。ここで考えるべきことは時間ではありません。現在の生活の中で、どのような状況でその行動を実施したいか、つまり、**どんな場面に組み込みたいか、組み込めるかを現実的に考える**ことが大切です。働いている人であれば、会社に行く前なのか、ランチタイム、それとも夕ご飯の後なのかを考えてください。ポイントになるのは、時間ではなく、**日々のやらないことがない安定した行動にくっつける**ことです（＊1，7，28，29）。例えば、毎晩8時にウォーキングに出かける、のではなく、「夕ご飯の片づけをした後にウォーキングに出かける」という状況を設定します。

時間で設定すると、時間がずれた場合、機能しなくなってしまう可能性があり、いつも時間を意識していないといけなくなってしまいます（＊7，30）。安定した行動にくっつけるのが良い理由は、**人間の行動は、何らかの「流れ」の中で行われるもの**だからです（＊1，7）。1つの行動が次の行動の流れを作り、それがある1つの習慣として完結します。

また、習慣づくりをしたい行動においては、一見シンプルに見えても、準備が必要です。ここで、前もって「どのように・どのような状態で」と「どこで」を考えておくことが重要です。例えば、ウォーキングするという1つの行動（のように見えること）も、細かく分けると、「何を」、「どのように・どのような状態で」と「どこで」を具体的にしなければ実行できないことがわかります。

- 歩くための服に着替える（屋外で歩くことが決まっている・当日の天気も確認済）↓
- 持ち物を確認する（何をするかが決まっている）↓
- 玄関に行く（歩きやすい靴がそこにおいてある）↓
- 運動靴を履く（どのような場所を歩くかが決まっている）↓
- 外に出て近所の公園に行く（行きたい場所が決まっている）

という一連の流れの中で行われます（＊7，31，32）。そして、1つ前の行動が次の行動の「合図」となるのです（＊7，26）。

これらの流れをよりスムーズにするために、食器を洗った後、ウォーキング用の服に着替えるのであれば、まず家から帰ったら、（面倒にならないうちに）着替えを台所やリビングに置いておくと良いでしょう。夜のウォーキングになるので、ライトや安全ベスト一式を台所の横にセットし、運動靴を帰ってきた時に出しておくのも良いでしょう。のどが渇くので水筒も必要かもしれません。環境を用意し、一連のアクションがつながり続けるようにすることで、いつもだったらフラフラとソファになだれ込んでテレビを見ていた自分の動線を変えるのです。これは、できるだけ直前になって、気分が変わって「面倒くさい」と思わずに済む動線を作り出すのが狙いです。あとは、自分が動くだけで、流れるように次の動作が動線上に現れるようにしておきます。着替えた後台所で水筒をとり、玄関までたどり着いたら、運動靴を履く。そうすれば、あとは扉を開けるだけです。そこで「やっぱりやめる」となる人は少ないでしょう。

例えば、体を動かす習慣を作るのに大切なことの1つが、決断をすることです（＊33）。決断する時に、寒い、面倒、時間がないなどと感じ、感情に負けてしまいがちになります。そんな時、さっとスムーズに決意し、行動できるよう、あらかじめ環境を整えておきましょう。まず、ウォーキングの習慣を身につけたい場合は、ウォーキングがどのような動作から成り立っているのか分解して考えてみましょう。そして、分解された最初の行動と、普段から常に行っている行動（ここでは食器を洗い終える）が動作としてスムーズに結びつくようにするにはどうすれば良いかの作戦を練ってください。

さらに、これらの一連の行動をスムーズにするための工夫があると良いでしょう。思い立った時にすぐ行動したり、それを見てある行動を思い出すようなサインのことを、専門用語で**「アクションへのキュー出し（cue to action・キュー トゥー アクション）」**といいます（＊34）。

前述の過程の中で、さらに行動の実行率を高めるような、アクションへのキュー出しを仕掛けておくことです（＊27）。例えば、夕食が終わる頃を狙ってリマインダーとなるようなアラームを仕掛けておいたり、食器を洗ってトイレに行くまでの動線上に着替えを置いておいたり、ウォーキングへのモチベーションが上がるように、玄関先に勇気づけられるような言葉や格言を貼っておいたりすると良いでしょう。

習慣づくりのコツとしては、同じような状況（場所・時間）で繰り返しの行動を行うと、習慣づくりがしやすいといわれています（＊35）。最も大事なことは**「状況の安定性」**です（＊1，7）。いつも自分が必ずやっていることに新しい習慣をくっつけて、流れを作ってください。たまにしか食器を洗わない人は、この戦略は当てはまりませんので、「帰宅後すぐに」など、毎日すでに行っていることにくっつける形で別の設定を考えましょう。

状況の設定に関して重要なのは、**すでにやっている1つの習慣に、新しく身につけたい行動を1つだけくっつける**こと。悪い例は「食器を洗った後、歯磨きとウォーキングをする」です。これだと、どちらを最初にするのか、やる順番で全く違う状況になってしまいます。こうなると、状況の安定性が出ません。1つの安定した習慣に複数の行動をくっつけてしまうと、他の行動との混乱が起きるために、行動を習慣化する機会を逃してしまうこともわかっています（*7，17，36）。であるならば、「食器を洗う→歯を磨く→ウォーキングをする」という状況を作り、その中で先ほどのように一つひとつの行動を小分けにし、動線や次の行動の合図を確保してください。

例えば、私は、よっぽどのことがない限り、朝、自分と夫の昼の弁当を作ります。普段は玄米をできるだけ食べるようにしているのですが、玄米は炊くのに時間がかかるので、朝布団から起きる時にくじけると、作る時間がなくなり、ランチは外食になるという流れになります。外食は、お金もかかりますし、塩分や砂糖が多くなりがちです。さらに、私は量をたくさん食べるので、外食だと大盛りでも足りず、夕方勤務先から帰るまでにはスナック菓子を食べ出す事態になります。ランチを持参しないことで、色々な負の健康行動の連鎖が起こります。この失敗パターンを繰り返すうちに、お弁当を作れない時は、朝起きてすぐに、玄米を量って、洗って、圧力釜で炊く動作を負担に感じていることに気がつきました。玄米は、圧力釜の方が炊飯器よりもふっくらおいしく炊けるので、時間がかかってもおいしさのためにそこは譲りたくありません。この行動パターンを変えるために、先ほどの動線の簡略化に努めました。

このような、色々な動作が組み合わさって達成できる、複雑な行動を身につけたい場合は、

特に、最初の行動のハードルを低くし、その行動がスムーズに続くような流れを作ることが重要です（＊7，33）。

私の場合は、今は、夜のうちに複雑な部分、つまり「玄米を量って、洗う」ところまでは終わらせ、朝起きたら、鍋をコンロにかければオッケーというスムーズな流れが起きる状況を作り出すことにしています。動線も、寝室からキッチンまで起きてから一直線の動きでその動作が完了できるようにしました。これなら、半分寝ぼけていても、動作を行うことができます。夜は、明日もお弁当を持っていこうという明確な意図がありますので、そのうちに一番大変なプロセスを終わらせておきます。また、それまで袋に輪ゴムを巻いて、戸棚にしまっていた玄米も、新しい米びつを買って目立つところに置き、量って洗うプロセスや動線をより簡略化させました。ここまでして、夜の決意を実現しやすくし、すべて揃えておけば、朝起きた時も（昨日あそこまで準備したのだから、ご飯を炊かないのはもったいない！　という心理も働いて）スムーズに行動に移せるようになりました。そして、アクションへのキュー出しとして、アラームが鳴る時に、携帯に「玄米を火にかける！」というメッセージ（リマインダー）が出るようにしています。

例えば、週末にジムに行くのであれば、ジムに行くまでの動線の第一歩が重要です。つまり、着替えを持って、運動靴を履いて玄関を出るという最初の流れが作れれば、よほどのことがない限り、途中でやめたくなって帰る、という流れにはならないでしょう。そのために、着替えや運動靴を、明確な意図がある前日までに用意しておくのは良い方法だと思います。自転車に乗る時と一緒で、最初の踏み出しがうまくいくと、そのあとは、スムーズに前に進めるはずです。

この作戦により、弁当づくりの習慣の失敗は、驚くほどなくなりました。夫の職場では、愛妻弁当を毎日作る献身的な妻という私のイメージができあがったようです（笑）。私にしてみたら、健康の習慣づくりを簡単にするために、心が折れてしまって行動できない原因を探し、自分の動線と状況を変えただけです（彼の名誉のためにも、食器の片づけはすべて夫が担当していることもつけ加えておきます）。今では、こうして朝を始めないと変な感じなので、習慣化は成功したのだと思います。

やめたい行動は危ない状況ごと避ける

やめたい行動も基本的なことは一緒です（＊1，37）。環境の設定が大切なのは、新しい習慣づくりにおいてだけではありません。やめたい習慣は、その習慣が起きやすい状況をできるだけ丸ごと避けましょう（＊1，38，39）。

たばこを吸ってしまう、お酒を飲みすぎてしまう、テレビを見ながらお菓子を食べすぎてしまう、夜更かししてしまうなど、誰にでも何らかのやめたい習慣があると思います。そのやめたい習慣は、どのような状況で起こりますか？　何か、その行動が起きるきっかけはありますか？　できるだけ詳しく思い出してください。

先ほど、アクションへのキュー出しについて説明しました。同じく、やめたい行動に関しても、その行動や悪習慣のきっかけとなっているものを、生活から削除することが大切です。

例えば、体に良くないものをやめたい人が、自身の生活を振り返ってみると、勤務先から自宅に帰る際にふらっとコンビニエンスストアに寄ってジャンクフードを買ってしまうことがわかったとします。この場合の行動のキュー（合図）は、コンビニエンスストアの前を通ることです。行動を変えるには、そのお店のある通りを歩かなくしたり、道の反対側の通りを歩き、店に近づきにくくしましょう（＊7）。他にも、喫煙している人がたばこをやめる場合、自分の生活からたばこをなくすだけでは不十分です。灰皿やライターなどが行動の合図（キュー）となってしまうことがあります。これらのものが自動的にたばこが吸いたくなるような環境を作り出し、禁煙の失敗となることも多いので、こういった「たばこ」に関連するものをすべてなくしましょう。このように、行動が起きやすい状況自体を避けることで、新たな習慣の機会が生み出されるといわれています（＊7，38，39）。

行動を変える合図は「もの」だけではありません。昔、禁煙の研究プロジェクトで、喫煙者にインタビューを行ったことがあります。その時に、よく「1人だと吸わなくていられるけれど、喫煙者の友だちとの飲み会だと吸ってしまう」という声を聞きました。この場合は、飲み会自体を避けられればベストですが、そうもいかない場合は、禁煙のお店を選ぶ、たばこを吸わない友だちを誘って吸えない状況を作ってみたりすると良いでしょう。お酒とセットになるとたばこを吸いたくなるのは、お酒の力だと思い込みがちですが、それは環境の力でもあります。

実際、イギリスでパブや公共の場所が全面的に禁煙になった時、42％の人が、たばこを吸えないことを知りながらも、パブで間違えてライターに火をつけようとしたことが報告されています（＊1，40）。このように、状況が変わっているのに、自動的に普段の行動をとってしまい、意図しない行動をとることを**「アクションスリップ（action slip）」**と呼びます（＊1，41）。特に、お酒を飲んでいる時にたばこを吸う人は、たばことお酒が行動としてセットになっているので、このような場面に遭遇すると、何も考えずにライターに火をつけてしまいがちです（＊1）。吸えないとわかっているにもかかわらず！

これは、たばこに限りません。食後のアイスクリーム、夕食後のソファでのテレビ視聴とポテトチップスなど、無意識に行っていることは、あなたの意思ではなく、環境の力がさせる業でもあります。ありとあらゆる方法で、**アクションスリップが起こる状況を作り出さないように**考えてみてください。

やめたい習慣がやめられない時の行き詰まりを打破する方法

1 やめたい習慣がある時に目標設定が効かないのはよくあること

新しい行動を身につけることが一筋縄《ひとすじなわ》ではいかないことはすでにお話ししました。それは、やめたい習慣がある時も同じだといわれています（＊1, 37）。普通、やめたいことがある時にはまず、「〇〇をいつまでにやめたい」と、何らかの目標を立てると思います。自分ができると思って立てた目標を達成することができず、がっかりを繰り返している人も多いのではないでしょうか？　結果、そんな自分に嫌気がさし、行動を変えるよりも認知を変える方が簡単という認知の歪みが起こることもあるでしょう。例えば、たばこをやめるのはストレスがたまって体に悪いので、やめない方が健康的だ、などがこれに当たります。

この本で何度も繰り返し書いている通り、人間の意志の力は、そもそも弱く、感情や環境に大きく影響されます。意志の力が弱いと感じるのは、行動科学の見地からすると理論通りですので、そこで落ち込むのは、もったいなさすぎるのです。

実際、目標設定の力が効くのは、それがまだ強い習慣として根づいていない時に限られるともいわれています（＊7）。もともと、目標を設定することの狙いは、そこでいつまでに何を実行するという「行動意図」を作り出すことです（＊7）。このような行動意図を作ることで、目標に向かってやるべきことが明確になったり、くじけそうになった時に望まない行動を避けられるといわれています（＊7，42）。しかし、**強く根づいている習慣は、目標設定を通じて実行意図を発揮しようとしても、その力が効きにくい**ことを証明するいくつかの実験結果が出ています（＊7，43）。また、同じような場所で何度も行われて習慣となった行動は、意志の力や自分のモチベーションなどの動機づけでなんとかしようと思っても、難しいことが多いのです（＊7，12，22）。

ここで、たばこの研究を紹介します。思春期の喫煙者で、喫煙が強い習慣になっていない人は、普段たばこを吸うような環境でも、「実行意図（やめようと決めて実行に移そうとする意図）」を醸成することで、やめることができました（＊44）。一方、すでに強い習慣としてたばこを吸うことが根づいている人は、実行意図が強くても、やめることができなかったという結果が出ています（＊1，44）。強い習慣が根づいていると、意志の力があっても、過去の行動を繰り返す傾向があるので、それに流されてしまうのです（＊1，45－47）。習慣づくりにおいて、目標設定や決意は大事な要素ですが、それだけではうまくいかないこともわかっています（＊7，48－50）。ですので、目標を守れない自分にがっかりし続けて、結局習慣づくり自体をあきらめてしまったということにならないことが重要です。行動を変えることの難しさを認識しつつ、取り組みましょう。

2 悪習慣を作り出す状況や合図に気づく

まず、今の健康に悪いと思われる習慣がどのようにできたのか考えてみてください。たばこを例に挙げましょう。例えば、「1日30本吸おう！」などの目標を設定して習慣にした人はあまりいないはずです。喫煙者の同僚や友だちと飲みに行ったり、会社に入って先輩に誘われたりして、「状況」が今の悪習慣を作ったケースがほとんどだと思います。習慣の多くに、何かしらスイッチが入る状況の「合図」があるはずですが、多くの人が、悪習慣を作り出すきっかけとなる「合図」に気づきません。これが習慣の特徴です（＊1）。

状況は場所の設定だけではありません。他にも、時間やどのような環境に置かれているかなどの要素が考えられます。例えば、ストレスを感じると普段そんなに食べないのに、甘いものが増えることもあるでしょう。また、残業している時に夜食を買う必要があり、外のコンビニに買い物に行った際に、つい一服するなどもあるでしょう。この場合は、ストレスのもとになるようなものを避けたり、たとえストレスを感じても、すぐにその行動に結びつかないようにする対策が必要です。特定の人と話すとイライラする人はその状況を避けたり、ストレスを感じた時に食べがちな甘いものを家に置いておかないようにし、代わりにヘルシーなスナックを用意しましょう。

何かやめたいことがすでに習慣になってしまっている場合には、自分がその行動をとるスイッチが何なのかを探り、それごと回避する方法を考えましょう。

3 悪習慣と誘惑の違いを認識する

もう1つ何かを「やめる」時に重要なのが、**「誘惑」について理解しておくこと**です。悪習慣と誘惑は、似ているようで違います（＊1）。先ほどお話しした通り、ほとんどの習慣は環境がその行動を起こさせます。よほど意識しない限り、習慣のスイッチが何かはわかりません。例えば、ご飯を食べたあと、洗面所に行き歯を磨く。この場合、ほとんどが、ある場所にある状況下で行くと、その行動がとりたくなるというものです。

一方で、誘惑は、拒否しようと思っているのに、何らかの刺激をきっかけにとらわれてしまうことです。空腹、喉の渇き、性欲なども含めて、人間の感情や直感に訴えかけます（＊51）。

誘惑には、もととなる「刺激」が明確に存在します（＊1）。例えば、たばこであれば、灰皿（視覚的なもの）、たばこの煙（嗅覚的なもの）などがこれに当たります。砂糖であれば、甘い香りが漂うベーカリーの前を通る、安くスナック菓子が手に入る店が通勤経路になっているなどです。

例えば、自分が悪習慣と思っているものでも、本当は習慣ではなくて、誘惑の要素が強いものもあるかもしれません。実際、コントロールしようと思っている行動の12％が本来の「悪習慣」と呼ばれるもので、38％が「誘惑」からのものだという報告があります（＊1，52）。明らかに、何かを見たり匂いを嗅いだりするとスイッチが入るという人は、誘惑が原因で悪習慣が断ち切れないケースに当てはまります。ですので、「刺激」のもととなるようなものを取り除くことがベストです。人は、目に入るとそれまでお腹が空いていなくても、食べたくなってしまう傾向があります（＊53，54）。自分が何に反応しているのか、五感の感覚を思い出して、自分の誘惑のもとを探りましょう。

一方、習慣の場合には、場所を含めた状況とつながっています。この場合、どういった環境や状況が、自分に悪習慣を行うための合図を出してしまうのか、注意深く観察してみましょう。例えば、毎日、会社でランチを食べた後、なんとなく外に出て一服してしまうとします。その場合、ランチを食べた後に外に出て（ここまでは同じ）散歩をするなど、悪習慣のサイクルを断ち切って、新しい行動へのステップを取り入れてみましょう。

「やめたい行動」の分析を十分に行った後は、とらわれすぎないことも大切です。何かをやめる時には、考えすぎてしまうために、よけいにそのことばかり考えてしまったり、我慢しすぎて、リバウンドを起こしてしまったりすることも報告されています（＊1）。また、悪習慣を断ち切ることは、失敗の方が多いことを心のどこかで理解することが大切です。実際、薬など何も使わずに禁煙をする場合、最初の8日間に脱落者が最も多く、6ヶ月後に禁煙を続けられる人たちは3～5％くらいという研究結果があります（＊55）。

自分が自身の日常生活の監督になったつもりで、どのような状況や何が悪習慣の元となり繰り返されるのか、振り返ってみることが大切です。誘惑なのか状況なのか、環境なのか、はたまたすべてなのか。対策を立てるには、元をたどることが重要です。

4 「～しない」を、「～する」にする

一般的に、**新しいことを始める方が、やめるより簡単**といわれています（＊1）。また、「～しない」ことを常に考えることは、新しい習慣づくりをする上であまり役に立たないことがわかっています（＊1，25，56－58）。なぜなら、「～しない」を意識すると、自然とそのやめたい行動を意識することになるからです（たばこを吸わないようにしようと思っていると、結局たばこのこ

とを考えることになります)。「〜しない」に着目することで、アクションスリップに常に注意を払う必要が出てくるのです。

つまり、やめたい行動に常に注意を払い続けることで、通常よりもより高いレベルのセルフコントロールが必要になります(＊7)。そうすると、意志力を使いはたし、結果的に、肝心な時に自制することが、難しくなってしまうのです(＊59)。何かをしないようにしたいと思っている人が新しい習慣を作る上で重要なのは、何らかの合図を作り、代わりになる新しい習慣(〜すること)を作ることです(＊7)。なぜなら、行動の合図と「何かしないこと」をくっつけることよりも、合図と新しい習慣をくっつける方がやりやすいからです(＊7)。

もちろん、意志の力が強い人や、やる気満々な人は可能だと思いますが、様々な研究でも「〜しない」習慣を作ることは、新しい習慣づくりよりも、より多くの繰り返しが必要になることが懸念されています(＊7，39)。また、前述の通り、「〜しない」となると、そのやめたい行動に注意を払わなければいけなくなったり、そのことについて常に考える状態になります。結果として、執着のような形で、結果的にやめたいはずの行動ばかりに気がいってしまうようなことになりかねません。ですので、**やめたい習慣がある人は、「〜をしない」のではなく、その行動を「〜する」として、新しい能動的な行動に変換した上で、習慣づくりの戦略を立ててください。**

これらは置き換えの例です。

- スナック菓子を食べるのをやめる↓お腹が空いたら果物を食べる
- たばこをやめる↓たばこが吸いたくなったら禁煙のためのガムを噛む
- 食べすぎない↓ゆっくり噛んで食べる
- スマホを寝る前に見ない↓寝る前には、本を読む
- 飲みすぎない↓お酒を1杯飲んだら、次はお茶や水にする

やめたいことにとらわれるのではなく、やめたいことを新しい別のことに変えて、新しい習慣を作り出すという意識を持ちましょう。

5 新しい習慣を身につけやすいイベント（就職、引越し、結婚）を味方にする

習慣を身につけるには環境が大切だと言いました。**環境を変えるのに、とても良いのは、就職・入学（卒業）・進級進学・引越し・結婚（離婚）、子どもの誕生、異動、昇進などの人生のイベントやちょっとした変化**です。気持ち的に新しいことを始めようという気分になりやすい、お正月や新年度といった季節的なものでも構いません。英語では、**環境・背景・事情・状況などの意味を持つ「context（コンテキスト）」**という単語がありますが、まさにこの単語の通り、**生きていく上での背景や事情が変わる時は、健康の習慣を変えるチャンス**です。これを行動

科学の専門用語で**「習慣の不連続仮説」**(habit discontinuity hypothesis・ハビット ディスコンティニュイティー ハイポセシス)といいます(＊1，60)。実際、「環境が変わると習慣が変わる」という仮説は、運動習慣や、テレビの視聴、車の運転を含めた様々な環境保護に関わる行動の分野でも証明されつつあります(＊1，60，61)。特に、1日のルーティーンが変わるチャンスは、最大限活用しましょう。

例えば、生活の動線が大きく変わるようなイベントである、引越しや就職は大いに活用することをお勧めします。**住む場所を選ぶ際は、駅からの近さだけではなく、健康な習慣を身につけやすい環境か**も考えてみましょう。新鮮な野菜や魚が手に入れやすいスーパーマーケットは近くにあるでしょうか？　体を動かしやすい環境も重要です。暗くなってからでも歩きやすい環境になっているでしょうか？　体を動かしやすい公園は近くにあるでしょうか？　また逆に、体に悪い習慣の引き金や誘惑になるようなものは近くにないでしょうか？　人によっては、居酒屋、たばこが吸えるカフェやレストラン・バー、スナック菓子が安く買える店は、注意が必要かもしれません。

今までの研究から、健康的な食料を入手できる店や、公園のような体を動かせる施設が近くにあるかどうかは、それぞれ野菜や果物の摂取量や栄養状態、歩数などの身体活動量に関連があることがわかっています（＊62－66）。アメリカの研究では、生鮮食料品の店から遠い人は、健康的な食生活を持てる割合が25～46％低くなることがわかっています（＊67）。また、最近の日本の研究では、近隣に食料品店があるかどうかと栄養状態、さらには要介護になるリスクや死亡率との関連も見られました（＊68－72）。

仕事場が変わる時もチャンスです。新しい仕事場の周辺にも、このような視点で良い健康習慣づくりに役立つことはないか、探してみてください。

また、家族構成が変わる時も、1日の時間の使い方が変わり、新しい日常生活のパターンが作られるので、習慣を組み込むチャンスです。結婚や出産で家族が増える時、離婚や子どもの独り立ち、同居の単身赴任で家族が減る時などがこれに当たります。このような時は、否応なく、今までの生活を変えざるをえません。どうせなら、これらの出来事を良い方向に活用しましょう。家族が増える人は、それを生かして、パートナーや家族とともに取り組めるような何かをするといいでしょう。家族で朝夕は野菜を一定量食べるなど、一緒にやれることを探してみましょう。逆に家族が減る場合は、空いたスペースや時間に、今までやりたくてもできなかったことを組み込んでみましょう。

ただ、環境が大きく変わることは良いことだけではありません。以前行っていた良い習慣が新しい環境によってできなくなってしまう可能性も含んでいます。例えばコロナにより、仕事やライフスタイルが変わり、それにより健康習慣も変化したことが日本でも報告されました（＊73，74）。

度々あった海外出張がなくなってリモートワークになり、時差ボケがなくなることで良い睡眠がとれるようになったり、会食が減り、決まった時間に運動できるようになったなど、良い健康習慣が根づきつつある人もいるでしょう。一方で、「コロナ太り」という言葉が流行ったように、家にいる生活が長くなることで、運動不足になったり、外食は減ったけれども家でダラダラと食べ続けてしまう、アルコールやたばこが増えてしまうなどの可能性もあるでしょう。

環境が変わることは、良くも悪くも大きく健康の習慣に影響を与えます。良い習慣を保てている人は、それが環境の変化でなくならないように、細心の注意を払ってください。悪い習慣を良い習慣に変えたい人は、環境の力を借りて、習慣を整えやすくなる環境づくりをしてみましょう。

さらなる習慣づくりを後押しするコツ

ここでは、習慣づくりの基本を押さえた上で、さらに習慣形成を加速させるべく、コツを紹介します。

1 とことん具体的にし、自分の満足感をインセンティブにする

習慣づくりのコツの第一歩は、自分自身で習慣にすることを選び、決意をすることです（＊7）。そして、**内容をとことんシンプルかつ具体的な習慣に落とし込むこと**（＊7）。「毎日運動する」は、決意の時点では良いでしょう。しかし、行動する時には、「どこで」「どのように」「何を」といったことを毎回考えなくてはならなくなるので、複雑なタスクとなって、意識しなくても負担になります。したがって、習慣を実行するためには、具体的な設定が肝になります。

習慣の内容は、より具体的に、かつシンプルな内容にすることが大切です。例えば、場所や、時間（時刻というよりも、前述の通り、何かの作業の前後など）、何の運動を、どのくらい（時間や回数）という表現に変えてみましょう。「毎日運動する」を「毎晩、食事の片づけをした後、家の周りを15分かけて早歩きする」という表現に変えます。

自分で習慣を選ぶことが大切な理由には、「実行意図（実際に何かしようと意図すること）」を醸成するために良いからです。先ほども書いた通り、自分でやると決めたことは、やること自体が「報酬」となるからです（＊7）。

ただし、習慣づくりをする際、何らかのインセンティブ（報酬）は必要なのか、というのは議論が分かれるところです。健康な習慣を作るためのインセンティブの必要性やその程度については、今も様々な研究が続けられています。最近は、例えば、一定期間行動が続いたら何かを与えるなど、時間によるインセンティブが、効果的なのではともいわれていますが、こちらもエビデンスは確立されていません（＊1）。

また、外からの報酬が習慣づくりに役立つのは、報酬を行動の目的としていなかった時（つまり、報酬なしでも取り組めるような状態だった時）、ともいわれています（＊7）。端的にいうと、報酬は役に立つ場合もあるけれども、それだけに頼ってしまうことは、好ましいことではありません。

日常生活で使えそうなインセンティブとして、**自分自身で「報酬」を作り出す**ことも1つの方法です。その1つに**「誘惑のバンドリング（temptation bundling・テンプテーション バンドリング）」**があります（＊75）。これは、**自分にとって楽しいことと、気乗りしないことを組み合わせること**を指します。

例えば、あまり気が進まないけれど、体を動かさないといけないと思っている場合、「30分家の周りを歩いたら、大好きなテレビ番組を見る」というように、自分にとって誘惑となること（この場合テレビ番組の視聴）と、行動に起こすのにハードルがあること（30分家の周りを歩く）

を組み合わせ、気乗りしないことをやりとげたら、誘惑となるような楽しいものができるようにすることです。この方法は、気が進まないことがより実行しやすくすることに加え、罪悪感なしで楽しいことを堪能できる利点があります。また、割と簡単に期待する結果を出しやすくなるので、日常生活の中で取り入れてみても良いでしょう（＊75）。ただし、「誘惑」として掲げるものが、身につけようとしている健康習慣を台無しにしないようにする工夫が必要です（例：たばこを吸う、アルコールを飲む、ジャンクフードを食べる、など）。

また、**個人単位でもらうインセンティブ（報酬や動機づけになるもの）よりも、グループとしてもらうインセンティブの方が効果が出る**という研究もあります（＊76）。なぜなら、人は、グループの中で認められること自体が自分への報酬となるからです（＊77，78）。お金や物による報酬には限りがある場合が多いので、何かチャレンジする時には友人らと取り組み、社会的なご褒美を報酬とするのも良いでしょう。

俗にいうインセンティブには大きく分けて2種類あります（＊7）。1つは、**外的インセンティブ**。これらは、何らかのマイレージやポイント、現金、高価なご褒美的なものに当たります。これには、何かの報酬として与えられるものであれば、甘いものなども含みます。もう1つは、**内的インセンティブ**です。これは、喜びや満足感、幸福感など、自分の中で醸成されます。

前述の通り、まだエビデンスは確立されていませんが、1つの方法として、ある一定期間の成功を以て報酬を与えることです（＊1，7，79）。こうすることで、きちんと習慣を根づかせることに役立つと考えられるからです。例えば、週5日運動することを決めている人や、禁煙したい人が、3ヶ月達成したらお祝いに旅行に行くことなどがこれに当たります。自分自身で設定するインセンティブが何らかの動機づけになるようであれば良いでしょう。

逆に、インセンティブ自体が経済的・物理的な負担になったり、インセンティブの有無に動機が左右されすぎるとよくありません。習慣化が外的な要因に影響を受けすぎてしまうとうまくいかなくなることも、過去の研究から懸念されています（＊7，80－82）。実際、何かの報酬のためや、罰を避けるために行う行動は、自分の本心からやりたいと思う行動よりも、繰り返し行われにくいといわれています（＊7，83）。

また、健康の動機づけでよくあることですが、**「埋め合わせの行動（compensating behavior・コンペンセーティング ビヘイビア）」**をインセンティブにすると、元も子もありません。別名**「モラル ライセンシング（moral licensing）」**といい、良いことをした後で、多少悪い、もしくは望ましくないことをしても大丈夫と思うことを指します。例えば、今日は15分歩いたので、ご褒美として甘いものをたくさん食べる、ビールをたらふく飲むというインセンティブを自分に与える場合、体を動かすことにはプラスでも、食事の面ではマイナスです。健康は、1つの分野だけで作られるものではありません。報酬として何かを設定する場合、その設定が、別の分野で健康の負の効果を生み出していないか注意しましょう。

これに対し、**自分の行動自体から醸成される気持ちをインセンティブにできた場合は、行動を続けること自体が自分の気持ちを良くする結果となり外的なものに左右されずに習慣づくりができる**ことがわかっています（＊7）。例えば、1ヶ月続けた自分を誇りに思うことがやる気になり、行動を続けやすくなることです。実際、報酬なしでも習慣化に成功した例が報告されています（＊6）。

2 健康的な行動をとれなくする根本の原因を探る

この本でも多くのエビデンスを引用している大学院時代の教科書に、ハッとする一節があります。それは**「セルフコントロール（自制心）は、限られている。筋肉と同じで疲れていくし、休むと復活する」**というものです（＊1）。これこそが、まさに、強い意志の力があっても人間の行動は環境や感情などに簡単に左右されてしまうことを端的に表しています。意志の力の限界を理解した上で、対策を練る必要があります。

習慣づくりにあたっては、「初めが肝心」と話しました。特に、習慣づくりを始めるのは、肉体的な疲れはもちろん、精神的なイライラやストレスが少ない時にしましょう。1月や4月など、何か心機一転何かに取り組もうという、気持ちに余裕がある時や、仕事のストレスが少ない時に始めることが良いでしょう。そうすることで、セルフコントロールの力を最大限発揮できるようになります。

セルフコントロールに関しては、私自身も、しょっちゅう失敗を経験しています。普段から健康的な生活を心がけていますが、ニューヨークでの勤務時代、2〜3ヶ月に1回くらい、魔がさすように無性にジャンクフードを欲する時がありました。私が弱いのは、アメリカのハンバーガーショップの、油と塩気がたっぷりのフライドポテトです。このフライドポテトは、塩気や油分がかなり多く、食べた後、たいてい胃がもたれたり、喉が渇いて水分をたくさんとるはめになります。そして体がむくみ、結果的に自己嫌悪になります。ですので、必ず「ああ、食べなければよかった」と思うのです。健康的な生活をしようと思っているのに、なぜ後で必ず嫌な気持ちになる食べ物を欲して、食べてしまうのかが不思議でならず、何が自分にそういう行動をとらせるのか観察してみました。私に訪れる「魔のさすような」出来事をたどると、同じパターンが見えてきました。

「仕事が忙しすぎて残業になる（ストレス発生）↓夜遅くなり、夕方のヨガ教室を休まざるをえなくなる（さらなるストレス発生）↓残業により私にとってアクティブメディテーション（活動しながら無になれるので瞑想《めいそう》状態をもたらす）である料理をする時間もなくなる（さらなるストレス発生）↓結果、家に帰って簡単なもので食事を済ませる（ストレス発生）↓家でもまた仕事をして結果的に寝る時間が遅くなる（ストレス発生）↓睡眠不足となる（ここでもストレス発生＋肉体的な疲れが発生＋睡眠不足）↓翌朝起きられず、ギリギリまで寝て会社に行く（弁当を作れず、さらにストレス発生）↓ランチで外食し、このあたりで無性にジャンクフードを欲する↓会社のすぐ隣にあるハンバーガーショップでおやつにフライドポテトを購入」となります。10回中10回が、見事にこの流れでした。

「無性にジャンクフードを食べたくなって食べてしまう」という平日の午後に起きやすい行動も、もとをたどると、数日前にことの発端が始まっている場合がほとんどでした。私の場合、仕事が終わらなくなって、その結果として様々な、悪習慣の「きっかけ」が負の連鎖のように重なり、最終的に、（食べたくもないし、食べようとも思っていない）ジャンクフードに走るのです。これがわかってから、私にとって、残業と睡眠不足は、健康の負のサイクルを作る根源だと気づきました。それからは、会議時間をとことん短くしたり、何があっても7時間の睡眠を確保できるようなスケジュールづくりをしています。

3 心に余裕がないと習慣づくりができない

新しい習慣づくりをするためのベストタイミングは、心に余裕がある時です。**睡眠不足や、ストレスがあると、決断力や意志の力を鈍らせ、習慣づくりに重要なセルフコントロール（自制心）に影響を与えます**（＊1）。このような状態は、人は冷静かつ理論的に考えられなくなる傾向があります（＊1）。ですので、ストレスを感じている時や、心に余裕がない時、時間的なプレッシャーがある時は、もとの「悪い」習慣や「怠惰な」嗜好《しこう》に戻りやすかったり、非健康的な行動をとりやすくなります（＊1，84，85）。さらに**ストレスを感じる時、塩・油・砂糖の味が欲しくなる**といわれています（＊86）。

ソーシャルドリンカーと呼ばれる、人といる時に特に、お酒を飲んでしまう人を対象にした研究では、何かを我慢したり、セルフコントロールの力を他でたくさん使わなければならなかった時には、人はよけいに飲んでしまい、自分のアルコールの制限を超えてしまうような飲み方をしがちなことがわかっています（＊87）。同じようなことが、たばこの研究からも明らかになっています（＊88）。

また、**ストレスを過度に感じ続けると、食べなくてもよい食べ物を食べてしまう**ことも知られています（＊89）。これは**「自己消耗（ego depletion・エゴ デプリーション）」**といって、ストレスを感じると意志の力が弱まり、理性的に考えることができなくなる状態です。

自己消耗やセルフコントロールの弱まりに関しては、学問的にいまだに議論が続いている分野ではありますが（＊90，91）、習慣化を妨げる可能性があるものとして知っておいて良いでしょう。

自己消耗が起こる時は、精神的な気持ちだけに影響があるわけではありません。実際に、ストレスが脳内の神経物質に影響を与え、行動を変えることに対して固執しなくなる作用を起こします（＊92）。結果、正常の時に掲げていた目標がどうでもよくなり、もとの習慣に後戻りしてしまうのです（＊1）。冒頭でも書いた通り、セルフコントロールの力は、使いすぎると機能しなくなってしまったり、非健康的な行動を選択させてしまうというのが、自己消耗を支持する研究者たちの見解です（＊1）。また、ストレスを感じている時だけではなく、「心ここに在らず」の時も要注意。今やっていることに意識をあまり向けていない時は、冷静な判断をする意識の力が働きにくくなるので、昔の習慣に戻りやすいといわれています（＊1）。

また、**時間に余裕がある時に習慣化を始めることも重要**です。実際、時間的に余裕がない時は、習慣を作り変えるための成功率が30％だといわれています。一方で時間的に余裕がある場合は、成功率が70％に上がります（＊93）。

今まで、何をやっても行動の習慣化ができなかった人は、もしかしたら、習慣づくりの仕方ではなく、根本的に疲れていたり、ストレスが絶え間ない、時間的な制約があるといった別のところに問題があるのかもしれません。習慣化が崩れる時や、甘い誘惑に勝てない時に、どういうことが自分の中で起こっているのか、探ってみてください。そして、新しい習慣を作り出そうとする時には、できるだけ気持ちや時間に余裕のある時を選んで、始めることが大事です。

4 戦略を練る――起こりうる場面を予測しておく

習慣化の際に、意図は大事だけれども、完璧ではないという話をしました。だとしても、**「〜の時は、XXXしておく」と、自分がとりたい理想の行動を計画しておく**ことは重要です。これは、単に「健康的な習慣を行う」とぼんやりイメージするよりも効果があるといわれています（＊1，23）。

習慣づくりをやりやすくする方法の1つとして、行動計画を作ることも推奨されています（＊7）。行動計画には2種類あります。専門用語で①**「実行計画（action plan・アクションプラン）」と呼ばれるものと、②難しい局面の時のための計画という意味の「コーピングプラン（coping plan）」**です。行動計画づくりが有効なのは、実証研究でも証明されています（＊94）。行動計画を作ることで、実際に行動に移しやすくなるといわれています。行動計画を作った方がいい理由としては、人々は、習慣づくりをしたい時、行動を起こすチャンスが訪れていても、それが急だったりすると、やろうと思っていたことを忘れたり、やめてしまうことがあるためです（＊7）。

実行計画の1つは、具体的には、**「If-thenルール（イフゼンルール）」**といって、**「もし〜だったら、XXXする」**ということを決めておくことです（＊7，95）。「If-thenルール」は、「どこで、どのように、何を」を具体化する実行意図の形成に役立ちます。例えば、禁煙に挑戦している人であれば、「もし、飲みに行く時には、禁煙の店を選ぶ」。健康的な食習慣を身につけたい人であれば、「もし、XX（レストランの名前）で食事をする時には、XXX（野菜が多いメニューなど）を頼む」など、変えたい健康の習慣で、特に意識しないといつもの行動パターンになってしまいそうな状況を、あらかじめ想定します。その状況を乗り切るためのアクションプランを、自分で設定しておくと良いでしょう（＊7，30，96）。

このアクションプランにおいて、行動のきっかけとなるものは「もし」のフレーズ以下に入るところです。時間的なものではなく、何かのイベントやきっかけとなるような状況を入れた方が良いといわれています（＊7）。なぜなら、時間的なものをもとにしたアクションプランにしてしまうと、その「時」が来るまでに、常にセルフモニタリングが必要となってしまうからです（＊7，30）。例えば、設定を「12月の飲み会では」にしてしまうと、12月のどのような状況の飲み会なのかなど、行動が曖昧になったり12月までの期間中にどう対応するのかわからなく、具体的ではなくなってしまいます。ですので、「If-then」のルールを作る時には、「会社の忘年会では」というように、その状況やイベントに応じて毎回、具体化して計画を作ってみてください。

2つ目は、**「コーピングプラン（難しい局面を乗り切るための計画）」**です。こちらは特に、**やめたいことがある人が、それを、特に人づき合いの場において実行するのに有効**です（＊7，97，98）。健康的な習慣づくりをしようと思っていても、自分の気持ちの中に揺らぎが出る状況になり、流されてしまったというのは、誰もが経験があるのではないでしょうか。特に、人づき合いの場で経験することが多いと思います。

例えば、禁煙や禁酒をしているのに、飲み会でなんとなく居心地が悪いので、周りに合わせてたばこを吸ったり無理に飲んでしまう。肉や特定の食べ物を減らしている、または避けているのにみんなでご飯に行った時についつい周りに気を使って頼んでしまうなど。

日本人は、特に、周りの人が何を考えるか、どう振る舞うかを、良くも悪くも気にするので（＊99）、コーピングプランを考えておくことは重要です。実際、体を動かしていることをすでに始めている人たちが、精緻なコーピングプランを作った場合、実行意図が高まり、行動につながりやすくなるという研究があります（＊7，98，100）。たばこに関する実験では、コーピングプランを作ったグループの禁煙率はそうでないグループの禁煙率に比べて、7ヶ月後の禁煙率が、統計学的に意味のある数値で高かったことが報告されています（作ったグループで禁煙率13・4%、作らなかったグループで禁煙率10・5%）（＊94）。コーピングプランの例としては、「もし、お酒を減らしているのにビールを勧められそうになったら、乾杯用のビールとウーロン茶を両方頼んで、乾杯後はウーロン茶を飲む」「もし、禁煙しているのにたばこを勧められたら家族と約束しているので吸えない、と言って切り抜ける」と対策することがこれに当たります。

私は、留学時代からもう10年くらいベジタリアン（正確にはペスカトリアンといって、肉は食べませんが魚や乳製品は食べるベジタリアン）を続けています。どんな田舎でもベジタリアン用の選択肢が必ずあるアメリカと違い、日本では人と食事をするのが大変でした。今でこそだいぶ良くなりましたが、行動計画を作る前は、毎回人と食べに行って、食事を選ぶ段階でまごまごし、遠慮して時には無理して肉を食べることを繰り返していました。しかし、行動計画を作ってからは、方策を考えておけるので、気持ちの揺らぎがなくなり、習慣づくりがとても楽になりました。私のアクションプランは**「もし人と食べに行く約束をする時には、約束の段階で前もっ**

て肉を食べないことを伝えること」。これにより、先方がお店を選ぶ段階でも、私の好みを伝えることができます。とはいっても、大勢の飲み会などでは、自分の好みの店が選べない時もありますので、コーピングプランは**「レストランを選べない時には、メニューの中から自分が食べられるものを常に探しておくこと」**でした。何より、人とご飯を食べる時に、ストレスを感じなくなったこと、そして人に「肉を食べない」ことを知らせることができ、どのような状況においても自分の習慣を実行できるという自信がつきました。

新しい習慣を作ることは、新しい生活、そして人生を作ることです。誰にでも、習慣を変える際に、人と合わせてしまう、ノーと言えない、疲れているとどうでもよくなってしまうなど、自分の弱点となることが1つや2つはあるはずです。対応が難しい状況を前もってどう乗り切るかを考えておくことで、習慣づくりはとても楽になるのです。

5 リマインダーの力を利用する

習慣は、場所に結びついているという話をしました。であるならば、行動を行う**「場所」で、アクションにつなげるための一押しをする**のも良いといわれています(*7)。これをリマインダーといいます。英語でリマインドは「覚える・思い出させる」。つまり、何らかの行動を思い出させるものという意味です。例えば、「エレベーターやエスカレーターよりも階段で」

という張り紙をエレベーターやエスカレーター付近に貼っておくだけで、階段の使用率が上がったり、ゴミ置場での分別を促す張り紙を貼ることで、ゴミをきちんと仕分けるようになるなど、リマインダーの有効性はいくつかの研究で実証されています（＊1，101）。

携帯電話のテキストメッセージなどによるリマインダーも有効です（＊7，102－104）。実際に運動する予定の時間にアラームをセットすることは、体重のマネジメントや身体活動、禁煙、糖尿病の自己管理において効果的なことが報告されています（＊105）。夫婦や友人同士でリマインダーを行っても良いですし、人を巻き込むのが苦手な人や、面倒な人は、自分の携帯電話のアラームをつけておくのも良いでしょう。ただ、リマインダーは、短期的には効果があっても、長期的には効果が薄れていく可能性が高いことが指摘されています（＊105）。ですので、補完的に使うのが良いでしょう。

6 記録をつける（セルフモニタリング）

行動の記録も、習慣づくりには効果的です（＊7，106，107）。理由はいくつかありますが、まず**「フィードバック（評価・振り返りの機会）」**を与えることができます（＊7）。フィードバックは、自分自身で行動を振り返ることでも、他の人に評価してもらうことでも構いません。**フィードバックをもらったり、フィードバックの機会を自分に与えることが、ポジティブ**

な行動の後押しとなります（＊7）。これは、行動の習慣化にやる気を与えるため、とても重要です（＊7）。また、記録をつけ、ゴールを随時見直すことで、非現実的な目標を避けたり、よりやりやすいゴール設定が可能になります（＊7，108）。通常、健康の習慣の成果は、目に見えないことが多いのですが、記録をつけることで、長期的な目標に向かって、少しずつでも進歩していることがわかるようになり、やる気に結びつきます（＊109）。

記録をつけ、行動の振り返りを行うことの重要性は、様々な研究で証明されています。実際、体を動かすことと健康的な食生活を目指して行われた様々な取り組みをまとめて、振り返りの効果の有無を確かめた研究があります（＊106）。記録ありの取り組みと、記録なしの取り組みに分けて効果を見た場合、記録ありのグループの方が、行動を変えるのに効果的でした（＊106）。また、ダイエット（減量）を目的とした実証研究でも、レベルの差はあれど、概ね記録をつけることが効果的だったことが報告されています（＊110－112）。

7 満足感やポジティブな気持ちを抱く仕掛けを作る

新しく身につけたい行動や、何かをやめることに対して、嫌な気持ちやイメージを持ってしまうと、元も子もありません。実際、長期的に身につけたい行動に関して様々な方法がある中で、ネガティブな感情を与えるものは長続きしない傾向があります。一方で、ポジティブな感情を与えたものは、より努力しようとする気持ちや、その行動に対するコミットメント（より頑張って行動しようという気持ち）を強くすることがわかっています（＊113）。**習慣化におけるポジティブな感情の大切さ**は実証されつつあります。ダイエット（減量）を目的として、食生活の改善を行った女性たちの中で、減量でポジティブな感情を味わった人は、ネガティブな感情を味わった人よりも、次の日により頑張ろうと思えることが報告されています（＊113）。

重要なのは、**あまり非現実的な行動のゴールを掲げないこと**です（＊7）。私も、今では日々の習慣となっているヨガですが、初期の頃、意気込みすぎて現実的でない目標を掲げていました（例：3ヶ月でXXのポーズをする）。ところが、私は体が硬めなので、難易度の高いポーズができませんでした。ヨガの先生たちのかっこいいポーズをとっている写真を見るたびに、自分との歴然とした差にがっくりし、結果、練習したくなくなるという事態に何度も見舞われました。「満足感」は習慣づくりの大事な鍵です（＊114）。そのために、現実的な目標や期待値の設定はどこかを見定める必要があります。その道のプロに現実的な目標設定は何が良いか、聞くと良いでしょう。ヨガなどの運動であればその先生、たばこをやめるなら禁煙外来の医師など自分の行動に関する専門知識を持つ人のことです。

他に、良い感情を得るのに役立つものがいくつかあります。**自分のやりたい行動をすでに**

行っている仲間などの専門家以外の人の存在（英語では**「lay tutor（レイチューター）」**といいます）や、自分が（誰にやらされているわけではなく）**その行動を「進んで」行っているという自主性**、そして、**ポジティブなフィードバック**は、習慣を続けるためにプラスになるといわれています（＊83，108，115）。

私はヨガの習慣づくりで何度か挫折しかけた時、専門家の先生に、例えば、次の3ヶ月で目指すポーズのような現実的なゴールづくりとその実践をサポートしてもらいました。具体的には、私の柔軟性や筋力で次の3ヶ月で目指すべきポーズを教えてもらったのです。そして、そのヨガスタジオで同じようにトレーニングを始めた仲間たちと練習したり、励まし合いました。また、最近は、フェイスブックやインスタグラムのSNSで、、ウェブ上でも世界中で、様々な人が様々な分野の体験談を共有しています。彼らの練習前と練習後の違いのビデオや写真もとても励みになりました。

逆に、自分が落胆してしまってあまり良い気持ちを抱けない、専門家があまりに難易度の高すぎるポーズをやっているページは、見ないようにしました。ポジティブな感情を抱けといっても、それはなかなか難しいことです。どのような時に、また、どのようにしたら自分が励まされたり、良い気分になれるのか、逆にやる気をなくしてしまうのかを観察しましょう。そしてそのような仕掛けを、自分が身につけたい習慣のために作り出しましょう。

8 健康的な生活をしている人を味方につける

人は、周りの人の行動を見て（意識しなくても）学ぶ習性があります（＊34，116，117）。

心理学の世界では、**「モデリング（modeling）」**や、**「カメレオン効果（chameleon effect）」**という言葉があります（＊1，108，118）。子どもは指示されていなくても周りの大人と同じように行動します。これは、習慣にも当てはまります。**モデリングやカメレオン効果により、ある行動が安定した状況で何度も繰り返されると、習慣化する**ことが知られています（＊119）。例えば、ランニングやヨガの習慣をつけたい場合など、パートナーや周りの友人たちと一緒に運動習慣づくりをすることで、習慣づくりを手助けしてもらえる状況を作るのも良いでしょう（＊1）。

例えば、結婚すると、男性は野菜の摂取量が増え、飲酒量が減ることが知られていますが（＊119，120）、これも、モデリングやカメレオン効果の一例でしょう。例えば、昼間会社にいる人は、健康的な食事をしている人と一緒にランチに行く習慣をつけるのも手です。周りで誰かがしている行動を真似たくなるのは、友だちや知っている人ではなくても有効です。例えば、使っている人が多くいる階段の方が、人がいない階段よりも、階段の使用率が2倍になる研究結果があります（＊121，122）。人が多く入っているレストランが魅力的に見えるのも、人の行動をつい真似てしまう人間の性《さが》でもあります。

企業の健康づくりを手伝っていると、会社でせっかく運動や団欒《だんらん》をするスペースがあるのにあまり使われていない、という現実をよく耳にします。そのような時は、このモデリング効果を活用して、仕掛けた人たち自らが、まずその場所を使っていることを見せると良いでしょう。ただ単にその場所を使いましょうと声がけするよりも効果的かもしれません。

また、特に、**セルフコントロールの力が弱っている時には、健康な習慣の人を頼りましょう**。他で自制心などを使い果たして、力が弱まっていると、人は、周りの多くの人が選んだものに追随してしまうことがわかっています（＊1）。

セルフコントロールの力と選択について行った実験があります。参加者に、たくさん頭を使う仕事を行ってもらい、セルフコントロールの力が弱っている状況を作り出しました。その後、より健康的な食べ物（ここではおせんべいやナッツ、レーズン）と、あまり健康的ではない食べ物（チョコレートバーなどの甘いもの）を選ばせる実験をしました。この状態ですと、多くの参加者は健康的ではない食べ物を選びました。セルフコントロールが弱っている時には、健康的ではない食べ物を選びがちという他の研究通りの結果です。しかし、参加者に「大勢の人が健康的な食べ物を選んだ」という情報を伝えると、多くの人が本来であれば選ばない、健康的な食べ物の方を選びました。つまり、セルフコントロールの力が弱っている時は、「大勢が選ぶ」ものを選びがちになる結果が確認されました（＊1，123）。このような時には、「多くの人や周りの人が良しとしたもの」に流される傾向があります。

日常生活においては、よっぽど健康的な生活を送っている友人が多い場合を除いて、大勢で集まる場合は、非健康的なものの方が人気があることが多いでしょう（例えば、飲みの会の席では、ノンアルコールやお茶よりも、アルコールの方が頼まれるケースが多いでしょう）。ですので、健康的な習慣が身についている人が多く集まる状況でない限り、多くの人が選ぶものに流されやすいことを心に留めておく必要があります。自分が疲れはてていると、自分が健康的な生活をしようと思っていても大多数が選んだことを自分も選びたくなり、結果的に周りに流されてしまうのです。

だからこそ、つながりの力を利用しましょう。何となく、疲れているなあと思う時には、意識して、**健康的な生活を送っている友だちとランチをしたりして**、自分が深く考えなくても、真似ることで健康な行動をとれるようにしましょう。

習慣は、身につけてしまえば、息をするのと同じくらい簡単なことになります。そして、毎日の習慣の積み重ねが、人生になります。1人でも多くの人に、健康的な習慣を身につけられた時の満足感や、解放感を味わってもらいたいと願っています。

まとめ　第3章

- 習慣にすることは実は一番楽なことである。なぜなら一度習慣になれば、その行動を考えなくても「自動的に」行えるようになるためである。
- 習慣に関しては、①そもそも習慣を変えるには時間がかかる、②一人ひとりの習慣化までの道のりのばらつきが大きい、③習慣を変えたいと意気込んでも、習慣が根づくまできちんと遂行できるのは半分程度、④最初が肝心、⑤身につける過程で所々失敗しても大丈夫、ということがポイントである。
- 習慣とは、ただその行動だけで成り立っているのではなく、何らかの状況、つまり行動が行われる環境に合わせる形で、何度も行われることで形成される。したがって、習慣を作るための鍵は、「繰り返し」と「状況」である。
- 習慣化のために重要な4つのステージとは、①決意（その行動をするという明確な意図を形成する）、②行動（決意を実行に移す）、③行動の繰り返し（日々同じ行動を繰り返す）、④習慣の形成（行動が自動的に繰り返されるようになる）である。
- 何らかの決意をすることはとても重要だが、人間はやろうとする意志の力があっても、周りの環境や感情に影響を受けてしまうことがある。そのような人間の限界や性質を認めた上で、習慣づくりを進めていくことが重要である。

- 具体的には、今の生活環境の中に、新しく習慣づけしたいことを組み込む。その際、何らかの日々のやらないことがない安定した行動にくっつける。そして、行動の実行率を高めるような、アクションへのキュー出しを仕掛けておくこと。特に、最初の行動のハードルを低くし、その行動がスムーズに続くような流れを作ることが大切。
- 習慣づくりのコツは、同じような状況（場所・時間）で繰り返しの行動を行うことである。1つの習慣に対して、1つの身につけたい習慣をくっつけることが重要である。
- やめたい習慣は、できるだけその習慣が起きやすい状況を丸ごと避ける。状況が変わっているのに、自動的に普段の行動をとってしまい、意図しない行動をとることを「アクションスリップ」という。アクションスリップが起こる状況をできるだけ作り出さないようにする。
- やめたい習慣がある時に、目標設定が効かないことはよくあることと理解する。特に、強く根づいている習慣は、目標設定を通じて実行意図を発揮しようとしても、その力が効きにくい。悪習慣を作り出す状況や合図に気づくことが大切。
- 悪習慣は、普段の生活の中に組み込まれている。したがって、よほど意識しない限り、悪習慣のスイッチが何かはわからない。一方で、誘惑は、もととなる「刺激」が明確に存在する。この違いに気づき、自分のやめたい行動はどちらなのかを判断することが大事。習慣の場合は、場所を含めた状況の設定を変える。誘惑の場合は、行動を刺激するものを生活から排除することが重要。

- 新しいことを始める方がやめるより簡単。何かをやめたい時は、「〜しない」ことを考えるのではなく、「〜する」に置き換える。
- 新しい習慣を身につけるには、環境が変わる機会を有効に使う。就職・入学（卒業）・進級進学・引越し・結婚（離婚）、子どもの誕生、異動、昇進などの人生のイベントや、ちょっとした変化を味方につける。その際、良い習慣が絶たれてしまうことのないようにする。
- 習慣化のコツとしては、①内容をとことん具体的にして、自分の満足感をインセンティブ（報酬）にする、②インセンティブを与えるのであれば、ある一定期間の成功を以て報酬とする（例：習慣づけしたい行動を3ヶ月続けられたら、ご褒美を与える）。
- 健康的な行動がとれない根本の原因を探すことも重要。睡眠不足やストレスは、決断力や意志の力を鈍らせ、習慣づくりに重要なセルフコントロール（自制心）に影響を与える。心に余裕がない時は、習慣づくりがしにくい。時間的に余裕がある時に習慣化を始めることが重要。
- 習慣づくりをやりやすくする方法として、行動計画を作ることも推奨されている。「〜の時は、XXXしておく」と、自分がとりたい理想の行動を計画しておく。1つは、「If-then ルール」といって、「もし〜だったら、XXXする」ということを決めておくこと。もう1つは、「コーピングプラン（難しい局面を乗り切るための計画）」といって、自分の習慣づくりに邪魔が入ってしまいそうな時に、どのように対応するかを決めておくことである。

●リマインダーや、記録をつけること（セルフモニタリング）、健康的な生活をしている人のつながりを味方にすることも有用である。

第4章

食事

健康になるための「食事」の技術

(エビデンス的に食べた方が良いもの・悪いもの)

Tell me what you eat,
and I will tell you who you are.

あなたが何を食べるか教えてくれたら、
私はあなたがどんな人だかわかるだろう。

——Jean Anthelme Brillat-Savarin
(ジャン・アンテルム・ブリア－サヴァラン フランスの法律家・政治家・美食家)

Let food be your medicine,
and medicine be your food.

食べ物を医薬とせよ、
医薬を食べ物とせよ。

——Hippocrates(ヒポクラテス 古代ギリシアの医者)

「食べられないで」亡くなる時代から、「食べることで」亡くなる時代へ

私にとって最も気にかかる健康分野の1つ。それは、食事です。

ありとあらゆる「健康法」の中でも、特に「食」に関する情報がマスメディアや書店に並び、その情報に、多くの人が振り回されてしまっているのではと感じています。私の母は料理教室をやっており、私もそこに来ている方々と話すのですが、「テレビや新聞、本で言っていたこと」のパワーはとてつもなく大きく、多くの人が迷ってしまっている印象です。残念ながら、中には、誰が何のためにその情報を流したのか、耳を疑いたくなるものがたくさんあります。

多くの人が1日3回行うもの。それが食事です。つまり1日3回、習慣を変えるチャンスがあるのです。

世界では健康的ではない食事が理由で、5人に1人（毎年1100万人）が亡くなっていると考えられています（＊1）。昔は、日本や欧米でも飢餓などの食べられないことが原因で死ぬことが食における大きな問題でした。しかし、現在、先進国では食べられないことで死ぬ人たちは減りつつあり、その代わり、食べることが問題となることが増えています。実際、**世界の死**

因の中で、食べ物が原因で亡くなる人は、たばこについで2番目に多いのです（＊1）。

世界の国々を対象にした研究によると（＊1）、食生活によって死亡する人の割合に関しては、日本は他の国々に比べて低いです。しかし、こうした研究は、世界規模のざっくりとした推定でしかなく、日本に改善の余地がないというわけではありません。日本の細かい状況を把握していくには、日本独自のデータを見る必要があります。日本の研究によると、他国と比べて、食事がもたらす健康への負の影響は軽度といわれていますが、とはいえ、**日本人の死因リスクトップ10に食生活由来のものがいくつも含まれています**（46ページ）（＊2）。

厚生労働省が毎年行っている国民健康・栄養調査では、日本人の食生活や健康状態を知ることができます。その調査だけ見ても、**日本人の食生活の懸念すべき点として塩分摂取量が多い、野菜摂取量が少ない**傾向が読みとれます（＊3）。また、65歳以上の低栄養傾向の人（BMI≦20kg/m²）の割合が長年減っていないこと、20代の女性における痩せの問題をはじめ、各年代・性別ともに課題があることがわかります。

食生活で様々な問題が明らかになっていることは残念ですが、一方で、これは私からすると、驚くべきことではありません。なぜなら、食生活を変えることは、行動科学の分野では、特に難しいと考えられているからです。前述の通り（86ページ）、行動はいくつかのタイプに分けられます。

例えば、ワクチンを打つような主に1回きりや数回で済む行動、たばこをやめるかやめないかといった二者択一の行動、そして食事や運動など、何をどのくらい、いつ、誰と、どこで、などの詳細を決めなければならない行動です。どの行動も変えるのにはコツがいりますが、中でも、食事や運動のような様々な要素を判断しなければならない行動を変えることは、難易度が高いといわれています（＊4）。

さらに行動を変えるのが難しい理由として、何を食べるかという食事のエビデンスの白黒をつけることがとても難しく、わかりにくい分野でもあるためだと思います。食べ物と病気の関係を明らかにする栄養疫学のエビデンスは、医学や公衆衛生の専門家であっても解釈を誤るほど混沌《こんとん》としており、日々変化しています。ですので、深く見れば見るほど、「XXが〜という病気の予防にいい！」とは簡単に言えないのです（＊5，6）。逆に、簡単に言えてしまうというのは、複雑なエビデンスを簡略化しすぎているか、軽視している可能性があります。

私の専門は行動科学なので、どのように（HOW）食生活を変えていけるかのところが焦点なのですが、行動に移すためには、何を食べたら良いのか（WHAT）についての知識が必要です。ですので、この本では、何を食べたら良いのかについても、代表的なトピックを押さえることにしました。**健康のために何を食べたら良いのかを明らかにするのは、栄養疫学の分野**ですが、私はその専門家ではないので、ケンブリッジ大学の今村文昭先生から助言や提案を何度ももらい、完成させました。

執筆の過程でもひしひしと感じたことがあります。それは、食のエビデンスを伝えることの難しさです。食品によってはエビデンスが限られていたり、食行動に関するエビデンスが発展途上だったりする現状があるからです。そういった事柄に関しては、エビデンスの限界を示しながら、既存のエビデンスを応用する形で記載し、実践しやすいようにしてあります。

この章は、そんな食事の分野の「混沌さ」に対峙しつつ、できるだけわかりやすく、何をどうしたら良いのかの示唆となるような情報をお伝えしたいと思っています。具体的には、**代表的な食品ごとに「何がどこまでわかっていて、何がわかっていないか」を整理**しました。その上で、行動科学や行動経済学をベースとした、食生活をよくするコツを取り入れることで、この本を読んでくれているみなさんの食生活がより豊かに、そして健康的になるお手伝いができればと思っています。

具体的な個々の食べ物の話に入る前に、昨今の食関連の研究を基に、これだけは押さえておきたいと私が考える、食事における重要な考え方3つを紹介します。

1 何か1つ食べれば病気にならないという考え方（還元主義）から脱却する

日本のテレビや新聞で、「〜を食べると認知症に良い！」といったうたい文句で作られている番組や記事をよく見かけます。この手法は、学問の世界では**「還元主義・リダクショニズム（reductionism）」**といいます。簡単に説明すると、**複雑な事象を、単一のシンプルな要素に着目して結論づける**ことを指します（＊7）。

一方、この考え方に相対する考え方が**「食の相乗効果・フードシナジー（food synergy）」**という概念です（＊7）。還元主義に対して、食べ物の組み合わせや、食べるタイミング、食に関する姿勢を含む**「食生活に関わるすべての要素の相乗効果」が大事**という考え方です。この考え方を紹介している論文では、還元主義に偏ってしまうことを「1枚の葉（＝1つの栄養素や食べ物）を見て森（食全体としての相乗効果）を想像することはできない」と批判しています（＊7）。つまり、様々な葉の存在を理解しながらも、森全体をしっかりと見るのがフードシナジーの考え方とイメージすると良いでしょう。

これは食についての考え方の違いを表したもので、どちらが良い悪いではなく、両方必要な考え方です（＊8）。特定の食べ物や栄養素に着目することは、病気のメカニズム（どのように病気が発症するのか）や栄養素の働きを理解するためにとても大事なことです。一方で、この視点だけで食事を考えてしまうと、食生活において全体的な食事のバランスを考える、「森を見ること」の視点が欠けてしまう可能性があります。日本のメディアでは、私が知る限り、還元主義的なものが多い印象です。影響を受けすぎてしまうと、「〜を毎日食べているので、がんにはならないから大丈夫」といった、極端な発想に陥ってしまうリスクを感じています。

1つの食べ物ではなく、食の全体像が、健康にどのような影響がありえるのかを調べた研究はいくつもあります。例えば、日本には、厚生労働省と農林水産省が出している**「食事バランスガイド」**があります（＊9）。これは、健康的な食事をするための目安になりうる**日常において何の食べ物をどれだけ食べたら良いのか**をイラストで表したものです。研究によると、食事バランスガイドに沿った食事をしている人ほど、死亡率が低いことがわかっています（＊10）。また、アメリカ・イギリス・中国にも、各国版の食事バランスガイドがありますが、それぞれのガイドに沿った食事をしている人たちは、同じように死亡率が低いと報告されています（＊11－14）。

この章では、食事全体の視点を保ちつつ、みなさんにとって馴染みのある代表的な食材・食品について解説していきます。それぞれの食材・食品において陥りがちな還元主義的な考え方を紹介しつつ、全体として何をどのように食すれば良いかについて書きました。もちろん1つの食べ物や栄養素の役割について知識を深めることは大切なのですが、読者のみなさんには、食べ合わせや全体のバランスなど、毎日の食事を俯瞰《ふかん》する目も養ってもらえたらと思っています。

2 1つの病気を予防する考え方から、「健康的に年を重ねる」ヘルシーエイジングの考え方へ

WHO（世界保健機関）では、健康を次のように定義しています。

「**健康とは、病気ではないとか、弱っていないということではなく、肉体的にも、精神的にも、そして社会的にも、すべてが満たされた状態にあることである**。（Health is a state of complete physical, mental and social well-being and not merely the absence of disease or infirmity.）」（＊15，16）

ここで注目すべきことは、ただ単に**病気ではない状態のことを「健康」というのではない**ということです。つまり、何らかの病気ではなくても、満たされていなかったり、肉体的・精神的・社会的に不安を抱えていたりする状態は、健康とはいえないことになります。１９９０年

代後半から、健康的に年を重ねることという意味の、**「ヘルシーエイジング（healthy aging）」**の研究が進み、この考え方の重要性がより広まることとなりました。

この考え方が普及するまでは、がんの予防、糖尿病の予防といったように、一つひとつの病気と健康の関係に重きを置いた研究が多く行われてきました。その後、この**「健康的に年を重ねる」**というヘルシーエイジングの考え方により、「すべての病気や肉体的・精神的・社会的にも不健康な状態を患わずに、満たされた状態で生きる」ためにはどうしたら良いかということに着目してエビデンスを出す研究が広く行われてきています（＊17－19）。

これには、世界中で多くの人々を苦しめる、慢性疾患の特徴が関連しています。糖尿病や高血圧症などの慢性疾患の原因は複数あります。つまり、健康的な食事をするだけでも、たくさん運動するだけでも健康になるには不十分です。バランスの良い食事や、体を動かすこと、禁煙、良い睡眠、ストレスの少ない生活、多量飲酒の予防などを全体的に加味しなければ、右で挙げたような「健康」を達成することはできません。

私が知る限り、現在日本で多く出ている健康本や食事の本の多くは、認知症や、がんなど特定の病気にならないようにするためのノウハウを述べています。もちろん、先ほどの1枚の葉と森の話同様、特定の病気を予防するための情報は、特にその病気の予備軍の方や、健康診断で注意を喚起された方にとっては、大切です。でも、この本でも繰り返し述べている通り、「健康になる」という視点で考えると、特定の病気だけを防ぐことが目標ではないと感じます。つまり、例えば、がんにはなりたくないけれども、糖尿病になってもいい、という考え方の人はあまりいないと思います。

食事に関して、自分がどこを目指すのかを改めて考えることは、とても重要なことです。この章では、健康で満たされた生活を送ることを目指して、健康的な食生活の基本を整理して、話を進めます。基本をおさえた上で、妊婦、高齢者、子ども、病気を持つ方など特定の配慮が必要な方の食事を考えていただくのが良いと考えているからです。

3 食事の話でありがちな「エビデンスの飛躍」に気をつける

食事のことを考えるのに、欠かすことのできない重要事項があります。それは、**「エビデンスの飛躍が起きやすい」**ことです。これは、食事に限った話ではないのですが、この飛躍は、ことさら食事の分野で目にすることが多いので、みなさんにお伝えしたいと思います。

「食品Aは病気Cを予防する！」

このようなうたい文句で1つの食品が勧められていることが多くあります。しかし、このよ

図表8：食品と病気の関係に関してよくある論理の飛躍

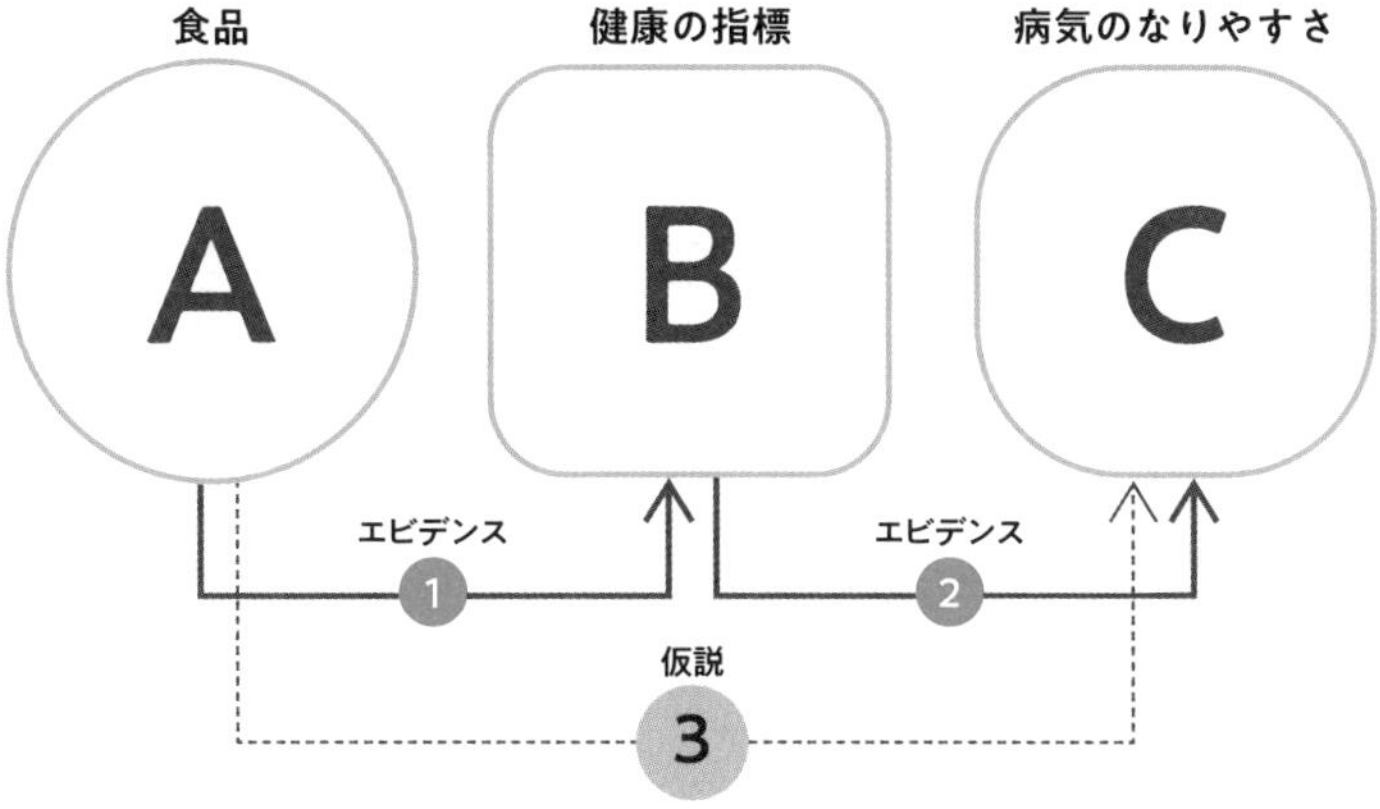

うな物言いには注意が必要です（＊8）。なぜ問題なのか、分解して考えてみましょう。

例えば、食品A、そして、健康の指標B、病気のなりやすさをCとします。

- 「食品Aは健康の指標Bに影響がある」というエビデンス①がある。
- 「健康の指標Bは病気のなりやすさを表すCに影響がある」というエビデンス②がある。
- エビデンス①とエビデンス②を考えると、これらを合わせた仮説③が考えられる。

この考え方の何が問題なのでしょうか。この時点では、食品Aが病気のなりやすさCに影響を与えるというエビデンスがないことです。しかし、日本のメディアは、エビデンス

①とエビデンス②を基に作った仮説③（食品Aが健康の指標Bに影響がある。健康の指標Bは病気のなりやすさCに影響がある。したがって、食品Aは病気のなりやすさCに影響を与える）を、エビデンスがないのに、あたかもあるように表現することが多いです。**理論上は正しくても、実際のエビデンスがない限り、仮説**です。

例えば白米を例にとりましょう。

エビデンス①：白米を食べると、健康の指標である血糖値が高くなる傾向がある

エビデンス②：血糖値が高い状態が続くと、糖尿病や心筋梗塞《しんきんこうそく》を引き起こす

この2つのエビデンスを基に、「だから、白米は様々な病気を引き起こす可能性がある」というのは、仮説にすぎません。この仮説を、「エビデンス」にするためには、白米を食べることで、実際に糖尿病や心筋梗塞を起こす人がいるかどうかを調べなくてはなりません。

実際、白米の摂取量が多い人ほど糖尿病のリスクが高いという報告はありますが、心臓の病気や死亡率との関連は認められていません（詳しくは「穀物」の項をご覧ください）。逆に、死亡率が低いという報告もあります。ですので、白米を食べることによる血糖値の上がり下がりだけを見て、「健康」との関連を結論づけるのは論理の飛躍であり、エビデンスとして正しい認識の仕方ではありません。もしそれでも関連づけるのであれば、エビデンス①とエビデンス②の

結果、仮説③の可能性が考えられる、というのが正しい表現の仕方です。ところが、このように詳しい関係性を説明しているものはほとんどないのが現状です。

他にも、「牛乳→骨密度アップ→骨折や骨粗《こつそ》しょう症予防」という話も問題があります。牛乳はカルシウム摂取量を増やすため、骨の強度アップにはつながります（エビデンス①）。そして骨の強度があると、骨粗しょう症にはなりにくくなります（エビデンス②）。しかし、牛乳（エビデンス①）と骨折や骨粗しょう症のリスク（エビデンス③）との関連を表す直接のエビデンスはありません。むしろ逆の関係があることがわかっています（詳しくは「牛乳・乳製品」の項をご覧ください）。

この考え方に気づくと、食事に関してマスコミで取り上げられているほとんどのものが、論理の飛躍（仮説）を利用したものであることに気づくと思います。

例えば、こうして原稿を書いている間にも、「豚しゃぶは疲労回復に効く！」というテレビ番組がありました。メカニズムとして、豚に含まれる良質なたんぱく質やビタミンB1が、アルブミンなどのいくつかの健康の指標に影響を与える（エビデンス①）。そして、これらの健康の指標の改善は、疲労回復に効果がある（エビデンス②）。この2つのエビデンスからできる仮説により、「豚しゃぶは疲労回復に効く（はずだ）」という内容が紹介されていました。でも、実際、豚しゃぶと疲労回復の関連性をみた研究は、私が知る限りありません。東京大学の栄養疫学者である佐々木敏先生の著書でも、「夏バテに豚肉がいい」ということが、どうしてこんなに広まっているのか謎だと書かれています（＊20）。

読者のみなさんには、今後、「1つの食品が、何か（病気）に効く！」という文言に出会ったら、本当にエビデンスがあるのか、それともエビデンスとエビデンスをつなぐ仮説レベルのものなのか、一呼吸置いて疑問に思ったり、調べたりする癖をつけてもらえたらと思っています。

この3つの視点を心に留めながら、食事の章を読み進めていってもらえたら幸いです。

穀物：様々な種類のものを食べて日本の豊かな穀物文化を味わおう

昨今、健康的な食事が話題になっていることもあり、「白米よりも玄米の方が良い」などの議論とともに、穀物について意識を向ける人が多くなっている気がします。穀物は、白米などの精製されたものと、玄米などの精製されていないものというように精製の度合いで分類されます。精製されていない穀物は**「全粒穀物」**といいます。英語で書くと、**「whole grain（全体の穀物）」**。全粒穀物には玄米の他に、大麦、あわ、きび、ひえなどの雑穀《ざっこく》、そば、全粒粉で作られたパスタやパン、オートミール（オーツ麦）などがあります。

概して体に良いといわれている全粒穀物ですが、エビデンスとして何がどこまでわかっているのでしょうか？　ここでは、先に紹介した、食べ物全体のバランスや、健康でいるために何が必要かという観点から、改めて穀物についてどうするのが良いかを紹介します。

全粒穀物が良いといわれる理由

全粒穀物が良いといわれる背景には、多くの理由が挙げられます。中でも、よくいわれるのが、精製しないことで、**①栄養が損なわれなくなる、②炭水化物などの吸収がなだらかになる**ことです。

栄養分について、例えば、玄米には糠《ぬか》と胚芽《はいが》と胚乳《はいにゅう》があり、ビタミンやミネラル、食物繊維が多く含まれています。一方で、白米は玄米から胚乳のみを残したものです（図表9）（＊1, 2）。このことから、全粒穀物の方が栄養が豊富だといわれます。実際にビタミンB_1など食品成分値に違いが見られます。

しかし、こうした成分に基づいて、体への影響を判断することは、還元主義的な考え方です。精米によって失われる部分は、胚芽と呼ばれるものです。胚芽には、食物繊維やミネラルが豊富に含まれており、その摂取自体が糖尿病のリスクを下げるかもしれないという研究成果が報告されています（＊3）。胚芽に関しては、麦の胚芽の研究が先行していますが、これによると、糖質による負の効果を和らげたり、腸内環境を良くしたりする可能性が議論されていま

図表9：玄米と白米の違い

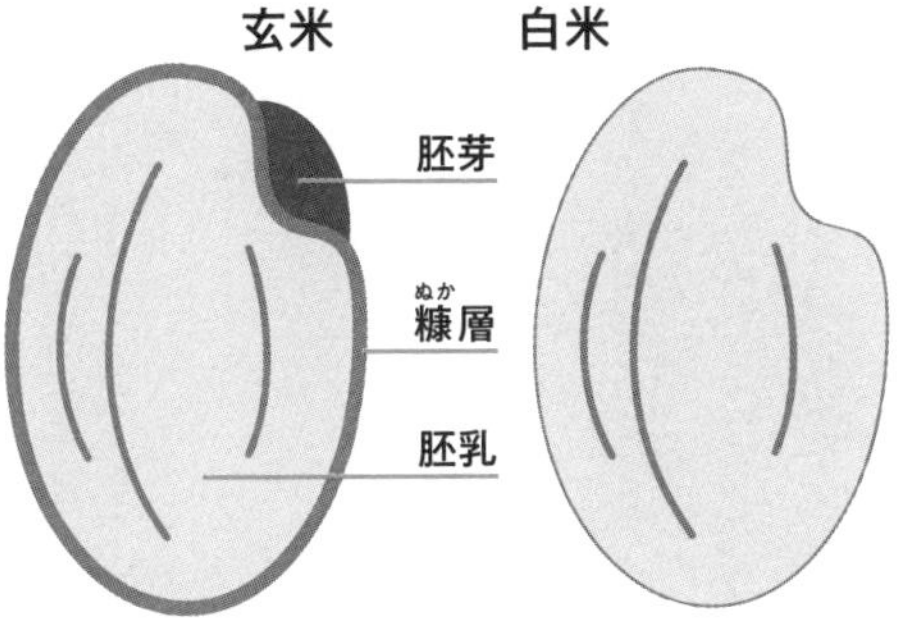

す（＊3）。

食事に関しては、**「栄養分を基に考えると理論上正しくても、病気と健康の関係を見ると実際には思ったような結果が出ていない」**ことがたくさんあります。ですので、実際に全粒穀物が健康や病気にどのような影響を与えているのか、もしくは与えていないのか、前述の「森を見る」視点でエビデンスを確認する必要があります。

穀物と病気との関連性については、**全粒穀物や食物繊維の摂取が多い人ほど、全体的な死亡率や、循環器系疾患、糖尿病、特定のがんなどの様々なタイプの慢性疾患による死亡のリスクが低い**ことがわかっています（＊4）。そして、量を多くとればとるほど、予防効果が高いと考えられています（＊4）。そういった背景から、全粒穀物の摂取は疾患の予防に役立つといわれています。ただ、これらの研究は、お米に特化したものではありません。主に大麦や小麦が中心であること、また欧米の研究が主であることに注意が必要です。実際に日本人を対象にした全粒穀物の研究は、高血圧を予防する可能性がある点で、同じような示唆《しさ》を与えますが（＊5）、科学的なエビデンスとしては残念ながらまだまだ未熟というところでしょう。

また、全粒穀物が健康にいいといわれる所以《ゆえん》は、全粒穀物の栄養素とは別にある可能性も指摘されています。実際、全粒穀物をよく食べる人ほど健康的な食生活をしているようです（＊6，7）。具体的には、全粒穀物の摂取が多い人ほど、健康的な食べ物（野菜、果物、魚介類）をよく食べ、逆に菓子類や赤肉のような、健康に良くないといわれる食べ物の摂取が少ないです（＊6）。このことについて栄養疫学者の佐々木敏先生も、その著書で、全粒穀物を食べている人はそもそも健康的な食習慣の人が多く、それも健康に貢献しているのではと述べています（＊8）。

このように、全粒穀物の研究は、栄養素に限らず、主に欧米由来の研究が多いことや、より健康的な生活習慣との関連を踏まえなくてはなりません。そういった点を考慮しても、体への影響や長期的な疾患との関係に基づいて、多くの人にとって毎日食べる穀物を全粒穀物にすることは、健康に良いだろうといわれています。

なぜ白米が体に悪いといわれるのか？

全粒穀物が体に良さそうというところで、今度は米に注目しましょう。日本人にとって欠かせない米。賢く選択するために、ここで整理してみます。

巷《ちまた》でもよく見かけるようになった「白米は体に悪い」説ですが、こういう時は、「体に悪い」の定義は何かを確認することが重要です。

中国人女性（＊9）、日本人女性（＊10）を対象にした分析、日本を含まないアジア、ヨーロッパ等の研究（＊11）から、白米の摂取が糖尿病のリスクに関連していることがわかっています。日本人男性では関連が見られませんでした（＊10）。また、摂取量はアジアに比べて平均的に少ないですが、アメリカの研究でも、白米と糖尿病との関連が指摘されています（＊12）。特に**アジア人において、白米の摂取量が高いほど糖尿病のリスクが高い**ことが認められています（＊11，13）。研究結果にばらつきはあるものの、このような研究から、糖尿病に関しては「白米は良くない」といわれる理由の１つとなっています。

しかし、1つの疾患のみで結論を急ぐのは危険です。ケンブリッジ大学の今村文昭先生も警《けい》鐘《しょう》を鳴らしています（＊14，15）。実際、様々な研究を調べると、糖尿病以外、例えばがん（＊16）や心疾患（＊17，18）のリスクと白米との関連は認められていません。そして日本の男性、カナダ人を対象にした研究では、白米を食べている人ほど、死亡率が低いというような示唆を与えるものもあります（＊19－22）。

先ほどの通り、欧米を中心にした研究では、全粒穀物が健康に良いことは、多くの研究結果により支持されています（＊4）。一方で、白米のような精製された穀物が、糖尿病以外の疾患や死亡のリスクを増やすという結果は認められていません（＊23，24）。このあたりが、一概に「白米は体に悪い」と言い切るのが難しい理由です。

また、玄米も健康に負の影響を与える可能性があります。前述の佐々木先生も、その著書で触れているように（＊8）、精白しないことで胚芽に残ったままのカドミウムやヒ素、残留農薬が健康に悪影響を与える危険性が指摘されています（＊25）。

白米や全粒穀物の摂取と健康の効果については、欧米の外では研究成果がばらついています（＊20）。また前に紹介したように、**日本の食事ガイドラインに沿った食事をしている人ほど死亡率が低い**と報告されています（＊26）。食事ガイドラインでは、穀物は全粒か否かは関係なく、ある程度の摂取が推奨されています。エネルギー摂取量過多となるのは例外として、お米を食べるにしても、それに伴う食事全体が大切ということだと思います。

主食をどうするか迷った時に考えたいポイント

穀物やお米全体のエビデンスを知って、みなさんはどんな印象を受けましたか？　何が良い、悪いとはっきり言えれば簡単なのですが、私はこれらの研究から、なかなか一筋縄ではいかない印象を受けました。エビデンスは良い・悪いの二元化ができるほど単純なものではありません。さらにそれに基づく意思決定に至っては、それぞれの利点・欠点を踏まえる、というのが正しいエビデンスの応用の仕方です。お米についても、それに慎重に沿うことが求められるというところでしょう。

整理してみると、

1　全粒穀物の摂取は様々な疾患と関連しており、疾患の予防や健康に良さそう。ただし、ここでいう全粒穀物は、お米に限らず、様々な穀物を含んでいることに注意。玄米を含む全粒穀物について、日本人を対象に、死亡率や病気の発生率との関係を調査した大規模な研究はまだない。逆に、精製された穀物が、死亡率や疾患のリスクを上げそうだという研究結果は限られている。

2　白米に関しては、より多く食べる人ほど、糖尿病のリスクが高い傾向がある。これはアジア人においてもいえる。一方、糖尿病以外の疾患のリスクとの関連は認められていない。また、白米を食べている人ほど死亡率が低いことを示す報告もある。

3　細かい成分に着目した考察や研究によると、玄米や白米、他の穀物にもメリットとデメリットがある。

玄米が好きという方もいれば、白米でないとご飯を食べた気がしない、という方もいるでしょう。また、パンやそばが好きだという方もいるかもしれません。紹介したポイントを踏まえ、自分が健康を考えた時に、優先すべきことを改めて考えてみるのが良いと思います。例えば、糖尿病予防や健康を維持することは大切なので、日々食べるものを全粒穀物にした方が良いと思う方もいるでしょう。一方、やはり、白米が何より好きなので、白米を食べ続けたいと思う方もいると思います。

私は、**日々の食事の基本は全粒穀物**（**玄米を7割、他の穀物を3割程度**）**にして、季節によって1週間に数回、白米を食べる**ことにしています。また、玄米を食べる際には、**残留農薬の可能性が少ないものを選んでいます**。白米を食べる際は麦を一緒に入れて炊いています。玄米をメインの穀物にする理由は、もともと米が好きで毎日食べるので、毎回の食事で全粒穀物から栄養がたくさんとれるのは、手っ取り早いと感じるからです。また、食べ合わせの観点から考えて、ふっくらとした炊きたての玄米と相性の良い魚や野菜、豆腐や納豆などの発酵食品が好きだからというのもあります。

日本には、昔から蕎麦や麦、ひえやあわなどの雑穀があります。たくさんの種類の穀物を食べることは、料理のバラエティを楽しむことにもつながります。また、穀物それぞれに何らかの負の効果があるにしても、バラエティに富んだ選択をしていけば、その負の効果もばらけるのではと思います。つまり、1つの穀物だけ食べることで、先ほど挙げた残留農薬などのリスクが発生してしまいます。様々な穀物を食べてそのリスクを少なくできたらと考えています。

「初期設定」を利用して、少しずつ玄米食を取り入れる

主食を玄米か白米、もしくは他の穀物にするかという議論は、より進んだ研究結果が待たれるところですが、私個人としては、現時点で「白黒」つけなくても良いのではないかと感じます。それよりも、多様な穀物を食べるという点で、今まで白米を日頃の食卓のメインとして食べていた人には、玄米や他の雑穀に挑戦してほしいと思っています。中でも、日本人の主食と

してご飯（米）をどうするかは大事なことだと思いますので、ここでは特に、玄米を主食に取り入れるにはどうしたら良いかについてお話しします。

簡単に言いましたが、いつも食べているものを変えるのはとても難しいことです。これは、行動科学の観点でも難易度が高く、理にかなっていることです。実際、母の料理教室でも、色々な穀物を食べる観点から玄米を勧めても、なかなか切り替えが難しいという声を聞きます。人間は日常的なものを変えることを好まない性質があります。これを専門用語で**「デフォルトオプション（default option）」**といいます。デフォルトとは初期設定の意味で、初めから設定されているものは変えにくいことを例えています。

残念ながら、今の段階では、主食を切り替えるためにどうしたら良いかというエビデンスはありません。でも、白米から玄米に変える際のハードルについて調べた中国の研究があるので紹介します（＊27）。

この研究では、インタビューとアンケート調査の両方で、糖尿病予防の観点から人々がどのようにしたら玄米を普段の食事に取り入れることができるかを調べました（日本で同様の研究は私の知る限りまだありません）。もちろん、中国と日本で、文化が異なることは理解しないといけませんが、玄米を特に摂取しない理由として主に以下のことが挙げられています。

- 白米と比べて、全体的に味や質の点で玄米の方が落ちる
- 玄米のぼそぼそとした粗い食感が好きではない（白米の方が軟らかい）
- 見た目が悪い
- 玄米の栄養価が高いとは知らなかった
- 玄米の方が値段が高い
- 白米は社会的な地位が高い人が食べるイメージがある

白米よりも、玄米の方が調理時間がかかるのですが、この論文では、その点は挙げられませんでした。

面白いことに、この研究では、実際に玄米を食べ、玄米について学んだところ、ほとんどの人が、今後も快く玄米を食べる気になったとのことです。もちろん、そういう意欲のある人が研究に参加した可能性にも注意が必要です。

こうしてみると、まずは玄米を含め、様々な穀物についてより知ってもらうこと（知識）に加えて、玄米や雑穀のネガティブなイメージを変えること、そして、おいしく味わってもらうことが重要だと考えられます。行動の選択においても、例えば、〇〇という成分は健康に良いという栄養に関することよりも、おいしそう！　というようなイメージや、直感的なことがと

ても重要なことは、色々な研究から明らかです（＊28－30）。ですので、行動科学や行動経済学の観点からもイメージを変えたり、おいしい体験をすることは大切です。

イメージについては、日本でも、奈良時代にまで遡《さかのぼ》ると、白米は貴族や特権階級の人が食べるものであったようです（＊31）。特に年齢が高い方で、白米の方が玄米よりも良いイメージを持っている人が多い印象です。また、玄米は炊飯器で炊くと、ボソボソとしてしまうことが多いため、そのような玄米を食べた人は、粗い食感や味が気になってしまうかもしれません。価格も、ブランド米ではない場合、白米の方が安めです。私は玄米が好きなので、多くの人が玄米を食べるようになって、流通の技術も進んで価格の変化も起こってくれればと、願っています。

あとは、先ほど挙げた、**自分の「初期設定」を逆に利用する**ことです。例えば、私は玄米が毎食の基本（デフォルト）で、たまに白米を食べることを習慣にしています。時折食べる白米はとてもおいしく感じますが、毎食の基本が玄米なので、そのあとは迷うことなく玄米に戻ります。

もし、主食を全粒穀物にするのが難しければ、1週間のうち全粒穀物を食べる日を作ったりすると良いでしょう。自分や家族の状況に応じて、「みんなが揃う時には全粒穀物の日にする」

としたり、金曜日の夜ごはんや出かけた時は、何らかの全粒穀物にしたり、など取り掛かりやすいところから様々な穀物を食べる習慣を入れ込むのも良いでしょう。

玄米をおいしく食べるための料理法

母が長年料理教室をやっているので、そこでも全粒穀物の良さを伝えています。やはり特に気になるのが、「玄米はおいしくない！」というイメージがあることです。玄米は、料理方法で食味がだいぶ変わるので、その点で嫌いになってしまっているとしたら、もったいない話です。

「百聞は一見にしかず」なので、実際に食してもらうのが一番です。ここでは玄米を食べてみたいけれども味がイマイチで躊躇《ちゅうちょ》してしまう、という人向けに、様々な方法を試して行き着いた、おいしい玄米の炊き方をご紹介します。

一番お勧めの方法は、**玄米を圧力鍋や土鍋で炊くこと**です（＊32）。そして鍋や炊飯器で炊くにしても、**炊く前に一晩、もしくは6時間くらいつけておく**こと。水の分量を玄米1に対して、1・2～1・7倍にして炊いてみましょう。米の種類や季節により、最適な水分量が変わるので色々試してみると良いでしょう。また、ふっくら炊きたい時には、私はもち米の玄米を

1割ほど入れます。そうすると、もちもちふっくらした玄米ご飯が炊き上がります。

まずは食わず嫌いになったり、敬遠してしまう前に、おいしい玄米を食べて感動体験を味わってほしいと思っています！　そして、日本の豊かな穀物文化を味わう意味で、玄米に限らず、雑穀をご飯や欧米でよくあるようにサラダやスープに混ぜたりして、様々な穀物を楽しむと良いと思います（＊14）。

野菜と果物：季節ごとに色とりどりのものを食べ物として食する

野菜、果物はどれくらい健康にいいのか？

野菜と果物には健康になるための利点がたくさんあります。野菜と果物のメリットは十分知っている！　という方もいると思いますが、整理してみましょう。

まず、**野菜や果物を摂取している人ほど、死亡率が低くなる傾向**が認められています（＊1，2）。1日の食べる量に関しては、野菜だけで385g、果物だけで400gくらいまでは、食べる量が増えるにつれ、死亡率も低くなる傾向が見られます。それ以上に摂取量が多くても死亡率は変化していません。細かな推定としては、**野菜と果物は、量でいうと約80g食べるごとに、5〜6%ほど死亡率が低くなる**というイメージです。これは主に欧米の研究からの結果です。

日本の研究ではどうでしょうか？　日本では、1990年代から続く大規模な研究において、野菜と果物の摂取量がそれぞれ多いグループは、少ないグループに比べて、死亡リスクが低いことが2022年に発表されました。果物については、**果物の摂取量が多い人ほど脳卒中や循環器疾患など様々な病気による死亡率が低い**ようです（＊3−5）。また、**豆の摂取が多い人ほど、循環器疾患などによる死亡率が低い**ことも認められています（＊3−5）。

一方、がんに関しては、野菜や果物の摂取と、がんのリスクや死亡率に関する強いエビデンスは限られています（＊1−8）。日本ではいまだに脅威となっている**胃がん**については、欧米では少ないために、研究の数も限られるのですが、**野菜を食べるほどリスクが低い**傾向を示しています（＊7）。また、血圧を下げたり（＊8−11）、加齢に伴って起こる**白内障や黄斑変性などの予防を含む目の健康に効果的**と考えられ（こちらは主に欧米の研究）（＊12−14）、**消化器官の働きを助けて便秘を防ぐ**効果（＊15，16）も示唆されています。

量と多様性が大事？ 種類豊富に色とりどりの野菜を！

野菜と果物が良いのは、栄養学的に**食物繊維やカリウム、ビタミンなど豊富な栄養素が含まれているから**といわれています（＊17）。この論文の著者であるミネソタ大学のジョアンヌ・スラビン教授によると、「それぞれの野菜や果物に含まれている栄養分はかなり違うので、体内で同じような効果を期待するべきではない」とのこと（＊17）。多様性を心がけて食べるのが良いといわれる所以かと思います。

でも実は、意外にも、野菜や果物に関して「様々な種類のものを食べることが健康に良い」というエビデンスは限られています（＊18，19）。これは、野菜の分類の仕方が国や研究者によって異なるために、様々な野菜をそれぞれどの程度食べるのかという研究の方法自体が難しく、異なる野菜を食べた時の組み合わせによる効果を測ることは、困難だからでしょう。

かといって、様々な野菜をとることに、害があるとは考えられません。栄養学的にも、単一の食品ですべての栄養素がまかなえることはありません。種類を求めれば自然と量も増えます。穀物に関する話と同様、多様な種類のものを食べることで、1つの食べ物に偏《かたよ》ることで起こる病気のリスクを避けられるように思います。ですので、結局、野菜に関しても、様々な種類を食べましょう、という一般的なお勧め通りで良いと考えています。

多様性といっても、どのように食べたら良いのか迷ってしまうことも多いと思います。その時には、私は**「色とりどりの野菜を組み合わせて食べる」**ことを心がけています（＊18）。ちなみに、自然界に色が多彩に存在するのは、自然の摂理として、特定の色で鳥や虫を惹《ひ》きつけて、野菜や果物を含む植物を残すためだといわれています（＊20）。人間にとっても、野菜や果物の特定の色は重要な意味を持ちます。例えば、身近な野菜を思い浮かべてみても、赤・オレンジ・黄色・緑・紫・黒・濃い茶色・白など、それぞれに当てはまる野菜や果物が連想できるのではないでしょうか。

色とりどりの野菜や果物は、五大栄養素と呼ばれる5つの代表的な栄養素（炭水化物・たんぱく質・脂質・ビタミン・無機質）とは別に、植物として特徴的な成分があります。**「ファイトケミカル（phytochemical）」**と呼ばれるものです。ファイトケミカルを含めると、実際の栄養の価値は、私たちが想像する以上にあるでしょう（＊20）。そして、色をベースに食事の内容を決めることは、良い食生活を送るための目安になります（＊20）。まだ発展途上ではありますが、実際、行動科学の研究でも、色とりどりの食べ物を並べることで、それぞれの種類の食欲を増す可能性があると報告されています（＊21, 22）。もちろん、たとえ野菜や果物であっても、エネルギー摂取量過多（いわゆる「カロリー」過多）となるほど食べるのは良くないので、そのあたりのバランスは気をつけましょう。

じゃがいもは、野菜ではなく炭水化物？

もう1つ、野菜に関して私も驚いたことがあります。それは、じゃがいもの扱い方です。日本の食事摂取基準では、じゃがいもについての特定の記載はありません。「いも類」としてまとめて扱われています。

一方、他の国や研究機関では、じゃがいもを野菜の分類から分けているものがあります（＊23、24）。イギリスの食事のガイドラインのEatwell Guideでは、**「じゃがいもは野菜ではなく炭水化物」**と考えるようにと明記されています。また、ハーバード大学の食事ガイドでもあるHealthy Eating Plateでは、「じゃがいもやフライドポテトは野菜とみなしません」と書いてあります。1つの研究機関の見解ではあるものの、わざわざ野菜の欄にここまではっきりと記載することに驚きました。私は、揚げたり煮たり、味噌汁に入れたりなど、色々な料理にも合うじゃがいもが大好きなので、正直ショックでした。

このようにじゃがいもに関して様々な見解があるのは、負の側面があるためでしょう。**じゃがいもには摂取後の血糖値を上げる働き**があります（＊25）。血糖値を上げるような食生活が続くと、糖やエネルギーの代謝が不安定になっていき、特に糖尿病のリスクを上げると考えられています（＊26）。心臓の病気や死亡率に関しては強いエビデンスはありません（＊27，28）。

しかし、着目したいのは、食事の章の最初にお伝えした大事な3つ目のポイントである、特定のメカニズムをまたいだ間接的な推論ではなく（149ページ・図表8）、実際にじゃがいもの摂取と疾患のリスクとの関係に関するエビデンスです。じゃがいもの摂取量が多いほど、糖尿病などの疾患や死亡率が高くなるという報告は確かにありますが、実はほとんど欧米の研究です。日本をはじめとするアジアの国でのこのような研究は限られており、欧米の結果とは異なっているのです。例えば、イランの研究からは、逆に糖尿病のリスクが低いという結果が報告されています（＊29）。複数の研究の結果をまとめてみると、死亡率や主だった疾患との関係で目立ったものは認められません（＊28）。視点を変えてみると、欧米の研究では、研究の質は高くないものの、じゃがいもの食べ方によってもリスクの度合いが異なり、特に**フライドポテトとして食べている人ほど、糖尿病や高血圧を患いやすい**と報告されています（＊30）。

ちなみに、年間1人あたりのじゃがいもの消費量は、アメリカは51・88kg、イギリスは103・86kg、日本人は20・95kg（＊31）。日本人と比べて、アメリカ人で2・5倍、イギリス人に至っては5倍もじゃがいもを食べていることになります。イギリスやアメリカでじゃがいもに関して警鐘を鳴らすのも、彼らのフィッシュ&チップスや、ハンバーガー&フライドポテトに代表されるような食文化や食生活と関係しているのだろうと感じます。

この章でも繰り返し述べているように、食と健康を考える時には、栄養素・食品（ここではじゃがいも）という個々の要素に着目した還元論にとらわれず、**調理法や食事の環境などを含めた食べ方を常に考えることが大事**なのだと思います。じゃがいもは、どう食べるかによって良くも悪くもなるという、多角的な視点を持つことの大切さを教えてくれる例だと感じています。じゃがいも好きな人たちは、どのくらいの量を、どのような料理法で食べているのかを見直してみましょう。

野菜ジュースや果物のジュースは、実際の野菜や果物の代わりになるのか？

野菜や果物の話でもう1つよく話題に上るのは、「野菜ジュースや果物ジュースは、実際の野菜や果物の代わりになるのか」ということです。まさに還元主義的な考え方ですが手っ取り早く、手軽に必要な栄養素だけとれるように感じるジュース類は、野菜と果物を食べることと同じくらいの効果があるのでしょうか？

まず、野菜ジュースと疾患の関係に関しては、明確なエビデンスはありません。100％の野菜ジュースや果物ジュースと、糖尿病の発生率を調べた日本の研究においては、関連性は見られませんでした（＊32，33）。

果物ジュースに関しては、海外でも様々な研究が行われています。100％の果物ジュースをよく飲んでいる人ほど糖尿病の発症率が高いという報告もありますが、まだ明確な関連があるとはいえないようです（＊34，35）。実際に糖を代謝する機能が落ちる影響も示されていません（＊36）。また、脳卒中については、1日1杯未満（100～200ml）くらいなら100％ジュースは負の相関（リスクが低くなる）を示すことも報告されています（＊35）。現在は良いか否かはっきりとしていないことを考えると、今後、死亡率や認知症、生活環境全般との関係を検証して判断すべきという段階なのでしょう。

果物の種類に関しては、米国の研究からバナナやマスクメロンは、摂取量が多いと糖尿病のリスクが高いと報告されています（＊37）。一方で、**ブルーベリーやイチゴなどのベリー類や、グレープやレーズン、りんごを食べる人ほど、逆に糖尿病のリスクが低い**ようです（＊37）。

厚生労働省と農林水産省による「食事バランスガイド」では、1日約200gの摂取を推奨しています（＊38）。しかし、現状は、その半分にも満たないのです。最新のデータでは、日本人の大人の果物の1日の平均摂取量は96・4g（2019年）です（＊39）。200gというと、**みかん（温州みかん）2個、なしやりんご1個、バナナ2本、もも2個分、ぶどう1房、キウイフルーツ2個分**などが当てはまります（＊40）。

既存の疾患との関係に関するエビデンスを考えると、エビデンスが弱い野菜ジュースや果物ジュースに頼るよりも、野菜や果物そのものを食べ物として、色彩豊かに食する方が健康には良さそうです。野菜ジュースや果物ジュースは、糖分の多いソフトドリンクに慣れてしまっている人が、ソフトドリンクを控える代わりに飲んだりする選択肢として、考えるのが良いように思います。

野菜や果物の出し方・盛り方・パッケージによって消費量が変わる

野菜や果物の摂取量を増やすことが難しい理由の1つには、その人の**生活習慣に影響を与える「環境」の要素が大きい**ためです。これは、食事全般にいえることですが、料理しやすい環境にあるかどうかや、野菜のコストや入手が容易かどうかなどが野菜や果物の摂取に大きな影響を与えます（＊41）。

私は20代以降、仕事や学業の関係で何度となく引越しを経験しました。そこで感じたのは、物件を探す際には、野菜が簡単に手にはいる場所かを条件として頭の片隅に入れておくと良いということです。例えば、駅からの帰り道に寄れるスーパーマーケットがある、手頃な値段で野菜を売っている八百屋が近くにある、などです。また、高齢になって住み慣れた環境から移ったり、免許の返納等で生活スタイルが変わる場合も、今までの環境よりも野菜や果物の入手に関して不便になることがないよう、本人も、周りの方も気を配ることが重要です。

とはいえ、環境をガラッと変えることは人生でも何回もあることではないでしょう。野菜や果物の摂取を促すような環境に関する研究に関しては、幼児や子どもを対象にした研究は、比較的多くあります。しかし、大人を対象にしたものは少なめです。大人に関しては、エビデンスといえるほどの研究が出揃ってないので、限られた知見からのアイディアになりますが、食卓やキッチンの環境を野菜や果物摂取によりつながるように整えることで、改善できるかもしれません。

エビデンスはまだ限定的ではあるものの、**野菜や果物の出し方を工夫することで摂取量が上がる**結果も出ています（＊41，42）。人はバラエティに富んだたくさんの種類のものを見ると、たくさん食べる傾向があります。ホテルのビュッフェで、いつもよりついつい食べすぎてしまうのは、行動科学の「理論通り」です。この傾向を逆手にとって、野菜や果物を食べる量を増やしたい時は、たくさんの種類のものを並べると良いかもしれません。欧米の小規模の研究でも、数を多くするのに加えて、見栄えを良くしたり、きれいに並べたり、魅力的なメニューの名前をつけたり、野菜を出す順番を最初にすることなどで、摂取量が上がるという結果が報告されています（＊43－45）。

盛りつけを工夫するのも良いでしょう。色々な種類といっても馴染みの野菜に偏ってしまうこともあると思いますので、自分なりのルールを決めておくのもいいと思います。私は、色の他に、例えば、葉物、丸い形の野菜、根菜などの形を、1回の食事でそれぞれ最低1つは組み合わせることを意識しています。また、季節の野菜は、必ず毎食食べるようにしています。まだ研究の数が多くないので、今後より多くの検証が必要ですが、こうした工夫が野菜の摂取量を上げるのに有力な方法ではと期待されています。

料理をすることも、野菜の摂取をはじめ、健康的な食生活と関連があることがわかっています。実際、家庭料理を食べることや、料理の腕を上げることと、野菜の摂取の増加が関連しています（＊46－48）。日本人の高齢者を対象とした研究でも、料理技術が低いと野菜摂取が少ない傾向にありました（＊49）。まだこの分野も研究途上なので明らかになっていないことも多いですが、コロナ禍による「巣籠《すご》もり需要」で、家にいる機会が多くなって、料理に興味を持たれた方や台所に立つ機会が増えた方は、チャンスかもしれません（＊50）。

他にも、野菜を入れておく容器で、消費量が変わるのかを研究したものもあります。家庭で手っ取り早くできることとして、野菜を入れる容器を、自分にとって消費量が増えるようなものに移し替えるという手もあるかもしれません。背景として、**食べ物は、入っているパッケージによって、消費量が変わる**ことが知られています（＊51）。これは、マーケティングの研究からの知見ですが、パッケージを含む食品を入れる容器は、購入時だけに重要なのではなく、購入後の消費量にも影響を与えることが報告されています（ですので、食品会社はこぞってパッケージやデザインにお金をかけるわけです）。ただ、厄介なのは、様々な研究からの示唆が混在しており、今のところこれがオススメ！と強くいえるものがないことです。食品の摂取のエビデンスでは、一般的に、目立ちやすさと便利さが鍵だといわれています（＊52）。具体的には、食べたい、摂取を増やしたいものは目立つところや透明の容器に入れて、内容がわかるようにすることです。逆に、摂取を控えたいものは、不透明のパッケージや、取り出すのに一手間必要なところに置くことです。しかし、パッケージの反応は人や食材、その食材への好みなどにより様々なこともわかっており、逆の方法が合う場合もあるようです（＊53，54）。

ですので、エビデンスが出揃うまでは、自分が食材をどのように扱ったら消費量が変わるのか、観察してみると良いと思います。私の場合、野菜や果物を中が見えない容器に入れたり、冷蔵庫の奥底や、キッチンとは別の場所といった不便なところに保管すると、よく忘れて腐らせてしまうことがあります。ですので、できるだけ、冷蔵庫の手前にしまったりするようにしています。また、透明な容器に入れて、どのくらい何があるのかわかるようにしています。そうすることで、買ったものを無駄にせず、きちんとすべて食べられるようになりました。果物は、常温で大丈夫なものは、いくつかの異なる果物をテーブルの上に置いておくようにしてあります。

また、外食が多い方は、食事の分野で使える**「デフォルトオプション」**の理論を活用して、野菜を増やすための方策を、前もって考えておくと良いでしょう。例えば、毎食必ず何色以上か野菜の色を取り入れる、季節の果物は必ずランチで取り入れる、ラーメンは野菜の具の多いものを選ぶなどです。外食の場合、家で料理をするよりも野菜が減りがちなので、心して食べるようにしましょう。

最後に子どもの野菜摂取を増やす戦略についても紹介したいと思います。アメリカやイギリスの研究によると、**「野菜を自分で育ててみる経験をすると良い」**ことが報告されています。複数の研究から、自分で種を植え、育て、収穫する経験をすることで、野菜や果物を積極的に食べようという気持ちや、新しい野菜を食べようと思うこと、そして肝心の野菜の消費が増えることが示されています（＊55）。場所は、プランターなどに植えて育てる形でも構いません。これに加えて、食べ物に関して、学ぶ機会を持つと、効果はより強くなるといわれています。一方、果物に関しては、育てる経験をしても、摂取効果にはあまり影響を与えませんでした（＊56）。

家庭では、子どもが好きなドレッシングやソースを野菜にかけて、野菜の味を好きにさせることで、野菜の摂取量が上がったという研究結果がいくつかあります（＊57－59）。料理などへの関心が高まるにつれ、野菜の摂取量が増える傾向にあるので、子どもと一緒に簡単なドレッシングを作ったり、料理をしたりすると良いでしょう。

野菜や果物の話になると、どうしても話が栄養面に向きがちで、とにかくきちんと摂取しましょうという話になってしまいがちです。でも、個人的には、機能の話ばかりでは、味気ないものになってしまう気がします。エビデンスとしては限定的であっても、野菜や果物を育ててみたり、野菜をおいしく食べられる味つけを、料理を通じて学んだりしながら、季節のものを楽しむ気持ちで様々な種類のものを食べると良いと思っています。

オーガニック食品：エビデンスが少ない中で自分の優先順位を考えて

そもそも「オーガニック」とは何なのか

食材選びに関して、料理教室の生徒さんにもよく聞かれるのが、有機の食品についてです。最近では、都市部の自然食料品店だけでなく、道の駅や通常のスーパーマーケットでもオーガニックのコーナーを見かけます。

「オーガニック」という言葉からみなさんはどのようなことを想像しますか？

各国で、「オーガニック」を認証する仕組みが整えられています。例えば、日本では、農林水産省が**「有機ＪＡＳマーク」**で、**「農薬や化学肥料などの化学物質に頼らないで、自然界の力で生産された」農産物や畜産物、農産物加工食品などを認証**しています。種まきや植えつけに関するルールが細かく規定されています（＊1，2）。このマークがないものへの「有機」や

「オーガニック」の表示は、法律で禁止されています。

オーガニックの市場規模は年々増え続けている中で、オーガニック食品市場も全体的に右肩上がりです。農林水産省によると、国内のオーガニック食品市場規模は推計1850億円で、2009年の推計金額である1300億円よりも、42％拡大しています。オーガニック市場の増加は日本だけではなく（＊4）、世界各国で見られます（＊5－7）。

どうしてオーガニック食品に関するエビデンスが少ないのか？

オーガニック食品と普通のもの、どちらが良いのかに関して、まだ長期にわたる質の高いエビデンスは出ていません（＊6－8）。

これだけ市場が大きくなっているのになぜ？　と思われるかもしれません。この理由は、やはり食品の研究の難しさにあります（＊6）。例えば、オーガニック食品に興味がある人は、健康に関心があり、すでに健康的な生活を送っていることが考えられます（＊6）。そのような中、オーガニック食品の健康への影響を長期にわたって調べるのは、とてもハードルが高くなります。仮に彼らがより健康だとしても、オーガニック食品のおかげなのか、健康的な生活に伴う別の多くの事柄のおかげなのかわからないからです。

オーガニック食品の利点を語るもう1つの方法として、農薬や添加物が悪影響をもたらすことを示せばいいのですが、それらの効果を研究するのも困難です。食品を作る過程で使われる抗生物質や遺伝子組み換え食品にはたくさんの種類があり、日常生活における一つひとつの長期的な人への効果を調べるのは無理があります。そして、特定の食品が慢性的な害を与えるかどうか、薬のテストのような臨床試験を行うことは倫理的にも難しく、動物実験の結果に頼るしかありません。だからこそ動物実験に頼らざるをえない知見については、非常に厳格な安全基準が設けられています（＊9）。さらに、仮にリスクがあったとしても、長い時間をかけて現れるもので、実証は非常に困難になります。

そのような科学の現状を踏まえて、少しでもみなさんの食品選びの判断基準の材料になるように、エビデンスを整理してみたいと思います。

オーガニック食品と健康に関して考えるべき3つのポイント

特に生鮮食料品に関する様々な研究結果から、オーガニック食品に関しては、大きく分けて3つのポイントがあると考えられます（＊8）。1つ目は、**残留農薬など自然界にはない物質が食品中に残存しているかどうか**、あるとすれば健康への影響です。2つ目は、**農薬や抗生物質、遺伝子組み換え技術を制限することによる、バクテリアなどの発生とその健康への影響。**

3つ目は、**オーガニック食品の栄養価がプラスかどうか**です。

まず、1つ目に関してですが、農薬の使用に関して、各国や国際機関でも厳しい基準が設けられています（＊10－12）。例えば、WHO（世界保健機関）の研究所では、残留農薬に関して、毎日一生食べ続けても健康に悪影響の出ない量か（慢性）、また、1日摂取しても健康への影響が出ない量か（急性）という2つの観点で評価を行っています。これにより、農薬の使用基準（どの量を、どの濃度で、どの作物に、どのくらいの期間使えるか）が定められています。

アメリカの内科学会の学会誌上では、複数の研究をまとめた結果として、**オーガニックの食品は、オーガニックでないものに比べて、残留農薬や重金属がより少なく検出されている**と報告されました（＊8，13）。しかし、こうした成分の量が、長期的に見て健康にどのくらい影響があるものか、明確な答えは出せません（＊7，8，13，14）。安全基準の厳格さなども鑑みて、現時点では通常の成人にとっては健康に影響があるレベルではないと考えられています（＊8）。

ただ、これらの基準に関する批判があることも確かです。本当に大丈夫なのか？　というのは、消費者であれば気になって当然と思います。このあたりの線引きが、オーガニック食品と農薬などの関係を一筋縄ではいかなくさせている要因だと思います。

２つ目のポイントである、**農薬を使用しないことで発生するマイナスの影響**についてはどうでしょうか。肉類以外のものに関しては、バクテリアなどの汚染の程度には差が見られませんでした（＊8）。しかし、オーガニックの肉類からは、大腸菌やカンピロバクターと呼ばれる細菌が発見されています（＊8）。その一方で、抗生物質を使うこと（非オーガニック）で耐性菌を持った家畜ができてしまうというデータが出てきています（＊15）。総合的に、私たちの健康への影響はまだわかりませんが、特定の物質について懸念が生じているのは確かなようです（＊13，14）。

３つ目のポイントは栄養価についてです。２０１２年の代表的な論文では、基本的にオーガニック食品の方が特に栄養価が優れているということはないと結論が導かれています（＊8）。ただ、健康志向を目指したオーガニック食品の生産工程には、飼料への工夫を凝らし、特定の栄養素が増えるようにして、健康に配慮したものもあります。例えば、牛乳や乳製品のオーガニック製品は、オーガニックでないものよりも、特定の栄養素（オメガ3多価不飽和脂肪酸など）が高いという研究結果も生まれています（＊6，8，16）。ただ、これも繰り返し出てきている「栄養素」の話なので、実際にそれによって具体的に健康の効果が出ているかどうかはわかっていません。

きっと読者のみなさんももどかしく感じることと思いますが、なかなか明確な答えが出ていないのが現状です。

オーガニック食品と健康の研究

まず、繰り返しになりますが、**現段階でオーガニック食品の方が健康に良いという強固なエビデンスはありません**。しかし、強固なエビデンスが出ていないとはいえ、オーガニック食品と健康の関係についての研究は、様々なテーマで行われつつあります（＊17）。例えば、子どものアレルギー（＊18－21）、妊娠中の農薬の摂取と子どもの発達障害（＊22－32）、妊娠高血圧症（＊33）、不妊治療における妊娠しやすさ（＊34）、男性の精子の量や質（＊35）、がんのリスク（＊36，37）などです。ただ、これらの研究は、「可能性があるかもしれない（ので調べてみる）」という段階で、強いエビデンスとして一般に向けて情報発信するというには時期尚早です。

このような状況の中で、どのように食品を選べば良いのでしょうか？

私の場合、第一子を妊娠・出産後から授乳中は、自分が口にするものに、以前にも増して気を使うようになりました。子どもが生まれた後は、子どもが食べるものが気になります。ですから例えば、皮や表皮を食べる玄米と野菜や果物は、皮や表皮には残留農薬が残りやすいために（＊38）、できるだけオーガニックにしています。食品の安全性は制度上確保されているとはいえ、少しでも農薬の影響の可能性の少ないものを用意したいという思いからです。

もう1つ、オーガニックを好む理由は、地球の健康、つまり、**環境にやさしい農産物の作り方も大切なこと**だと考えるためです。ここでは詳しく触れませんが、近年、自然環境への配慮から、オーガニック食品の価値を示唆する科学論文も増えてきており（＊39－42）、私も日頃から意識しています。地元で有機農業を営んでいる生産者を応援するという意味でも、価格と相談の上で、オーガニックの農産物が手に入りやすい時はオーガニックを選んでいます。近年、**地球の健康（環境問題）と人間の健康が密接に関わっていること**が報告されており、食と環境問題についても様々なエビデンスが紹介されています（＊43，44）。今はエビデンスが限られていても、このような視点に基づいた研究が、今後より充実していくことでしょう。

これは私の意見にすぎませんが、妊婦（妊娠を予定している人）、授乳中の人や乳幼児など、リスクの可能性が少しでも気になる人は、オーガニックの食品摂取を検討しても良いと思います。すべてのものをオーガニックにしなくても、値段や手に入りやすさに応じて、自分の生活における優先順位で決めたり、残留農薬が残りやすい食品についてはオーガニックにしたり、部分的に取り入れることもありだと思います。

日本の生協やアメリカの消費者団体でも、積極的に残留農薬の検査をしています（＊45，46）。この本では、学術誌で客観的に検証されているものを優先したいと考えているので、団体の独自の調査に関する結果は取り上げていませんが、興味のある人は、こういった情報を収集して総合的に判断しても良いでしょう。アメリカやイギリスでは、どのような食品に残留農薬が多いかが発表されています（＊47，48）。ただし、団体によっては、非オーガニック食品の評価方法がずさんで、ただリスクを煽《あお》るものもあるので、きちんと見極めなくてはなりません。医師や研究者であっても情報を選択的に選んでしまっている可能性もあり、「一専門家」の意見はエビデンスの質としては最下位です（33ページ・図表2）（＊49，50）。客観的な情報として提供されている、学術論文や研究機関が発表する情報に基づいた、より客観的な情報を頼るよう心がけてください。

人は「オーガニック」という言葉に弱い？

オーガニック食品と一口にいっても、人々が選ぶ理由としては、健康志向から環境保護、動物愛護の観点まで様々なタイプがあります（＊51）。それだけ多くの人々にとって、「オーガニック」という概念には、魅力的な要素が詰まっているのでしょう。

実際、「オーガニック」という言葉に人は影響を受けやすいようで、「オーガニック」という言葉が入っていると、感じる味や食べる量、食べ物自体の価値に影響を与えやすいことがわかっています。

例えば「オーガニック」と書いてあると、エネルギー量（いわゆる「カロリー」）を低く見積もったり、通常のものよりも価値を感じてもっとお金を払ってもいいと感じたり、栄養分がたくさん入っているように感じるようです（＊52）。これは**健康の「ハロー効果」**（206ページ）と呼ばれる現象です（＊53－55）。アメリカでは「オーガニック」や「ナチュラル」と書いてあるクッキーやポテトチップスのパッケージをよく見かけました。これにより、消費者がこれらの本来健康的とはいいにくい商品を、「健康に良い」と思ってしまう効果があります。

味に関していうと、クッキーなどは、オーガニックと書いていない方が、味が良いと感じる傾向にあるようです（＊52）。「オーガニック＝健康に良い＝あまりおいしくない？」というイメージが働いてしまうのでしょうか。ただ、普段からオーガニック食品やエコに関心がある人や、栄養分が書いてあるラベルを読む人たちは、「オーガニック」の言葉に惑わされることは少ないことも報告されています（＊52，56）。**「オーガニック」という言葉の響きで、その品が実際よりもより健康そうに見えてしまうことがあるので、食べすぎやそれだけで健康になったと過信してしまうこと**には気をつけましょう。

似たようなもので、**「環境に良い（eco-friendly）」**と書いてあると、オーガニック同様、**感じる味や「カロリー」、食べ物の価値にも影響を与えること**が報告されています（＊57）。ただ、「環境に良い」という表示の場合は、その食べ物がオーガニックかどうかにかかわらず、味が良いと思う人が多いようです。

色々な切り口のあるオーガニック食品。健康への影響については、ポジティブなものもネガティブなものも、エビデンスは限られているため、今後も研究とその成果を待つ必要があります。一方で、オーガニック食品は、様々な農業の製法や各地の生産者の思いなど、食の奥深い魅力に気づかせてくれるものでもあると思います。食べることで地球や地域社会との関わりを考える、1つのきっかけを与えてくれるかもしれません。

そういった意味で、オーガニック食品との付き合い方を、今一度考えてみるのも良い機会になるでしょう。

肉類と魚：栄養価が高くてもお肉は問題あり？

みなさん、肉といえば何を連想しますか？　食べ物に関するイメージは強力です。豊富なたんぱく源であることから、スタミナ源や、元気が出る食材として肉を思い浮かべる人も多いのではないかと思います。

近年、**肉は種類によって病気のリスクを上げることが示唆**されています。みなさんが思い描いている肉のイメージと現実とのギャップ、そして、肉の摂取がもたらす健康への影響は実際どうなのか、一緒に考えてみましょう。

栄養の話をすると、**たんぱく質は、炭水化物・脂質とともに、体の土台となるエネルギーを作る3大要素**です。ちなみに、たんぱく質の英語名の「プロテイン」の語源は、ギリシャ語で「最も重要な」という意味です（＊1）。この意味の通り、たんぱく質は人の体を機能させるのに欠かせない栄養素です。不足すると成長を妨げたり、心機能が低下したり、感染症を患うリスクを高めたり、代謝を悪くさせたりなど、様々な支障をもたらします（＊1）。たんぱく質とエネルギーが豊富に含まれ、栄養価が高いことから、肉といえばスタミナ、という図式ができあがったのではないかと考えています。

なぜ、赤肉と加工肉が体に良くないのか？

ところが、健康の面では、肉は様々な問題点が指摘されています。より注意が必要なものとして、**赤肉と加工肉**があります。

赤肉とは、牛、子牛、豚、ヒツジ、子羊、馬、ヤギなどの哺乳動物の肉のことを指します（一般的に「脂身が少ない」ことを意味する赤身の肉とは異なります）（＊2）。対して**鶏肉は「白い肉」とされ、赤肉とは区別されます。加工肉とは、保存や味をよくするために何らかの加工を施した肉のこと**です。多くは、牛肉や豚肉などの赤肉を含んでいます（鶏肉を含む場合もあります）。ハムやソーセージ、ベーコン、ビーフジャーキーやコンビーフ、肉の缶詰や肉をベースに作ったソースなども含まれます（＊2，3）。

ＷＨＯ（世界保健機関）にあるＩＡＲＣ（International Agency Research for Cancer）というがんを専

門に研究する機関が、２０１５年に、**加工肉は発がん性があり、赤肉はおそらく発がん性があると発表**しました（＊4）。加工肉に関しては、1日あたり50ｇ摂取するごとに、大腸がんのリスクが18％増加すると推定されています（＊5）。赤肉に関しては、加工肉ほどの強いエビデンスは見出されなかったものの、1日あたり１００ｇ摂取するごとに、大腸がんのリスクが17％増加すると推定されています（＊5）。

同様の推定をした、もう1つのがんの国際的な研究機関ＷＣＲＦ（World Cancer Research Fund）は、**赤肉は多くても、料理後の重さで1週間に350～500ｇ以上は食べないこと、また加工肉は、食べるとしたらほん少しだけにとどめること**を勧めています（＊6）。赤肉に関しては、栄養価が高いながらも、大腸がんのリスクを上げる恐れがあり、赤肉で得られる栄養素は、他の食べ物からも得られると報告しています。また加工肉については、脂肪や塩が多いために、栄養学的には価値がないと述べています（＊6）。

大腸がん以外にも、赤肉と加工肉の摂取が多い人ほど、脳卒中・心筋梗塞などの動脈硬化による循環器疾患や糖尿病のリスクが高いことが認められています（＊7，8）。

なぜ、赤肉と加工肉が体に良くないのでしょうか？　これには、**成分的なもの**と、**肉を多く食べる食生活に関する**ことの2つが考えられています。

まず成分に関しては、鉄分をとりすぎること、肉を加熱することで発生する化合物、飽和脂肪酸の摂取や動物性たんぱく質そのもの、腸内環境への影響が原因ではないかとする、様々な仮説が挙げられています（＊9）。現状では、特定の物質に悪い効果を転嫁できるわけではないようです。

食生活に関しては、肉自体のリスクだけではなく、肉を中心にした食生活が健康に影響を与えている可能性が示唆されています。アメリカ人を対象とした研究では、**赤肉と加工肉を多く摂取する人は、精製された穀物、甘いもの、フライドポテトなども摂取する傾向**を示しました。肉そのものが悪影響を与えているのか、他の食べ物などの影響が原因なのか厳密には言えないという研究の限界はありながらも（＊10）、そうした食生活を営んでいる人ほど、先に挙げた疾患のリスクが高い傾向がありました（＊11－15）。また、日本人の食生活を対象にした研究では、肉を多く含む食事を営んでいる人ほど、死亡率や病気のリスクが高かったり、低かったりという一筋縄ではいかない結果も出ています（＊16－18）。

肉の研究においては、研究対象者が肉を摂取する量が少ないために、疾患との関係をはっきりと見てとれない実情があるなど、研究上の限界はありながらも、総合的に考えて、加工肉の摂取については多くの研究が悪影響を示唆しています。赤肉や肉全般については、集団や疾患によって結果が異なり、判断しにくく悩ましいといったところです（＊7，19－22）。それでも先に紹介したＷＣＲＦやＩＡＲＣが述べるように、赤肉と加工肉と大腸がんについては比較的、はっきりとした関係が見られます。

国立がん研究センターでは、このような結果や肉の摂取量の動向を受けて、①日本人の平均的な摂取範囲であれば、赤肉や加工肉はリスクとなる可能性はないか、あっても少ない（＊23）、②しかし欧米より少ないとはいえ、アジア・日本での肉の摂取量は増えている（ＷＨＯ推奨の肉の摂取量週５００ｇに対して、日本の研究でも多いグループでは週４００〜４５０ｇ以上を摂取）（＊24）、③日本でも大腸がんは戦後欧米並みに増加という理由から、「日本人の食生活でも、肉類を極端に多く食べるような習慣は、大腸がんのリスクが高くなる可能性がある」（＊26，27）と述べています（＊25，26）。ちなみに、日本では大腸がんは２０１８年時点で死亡数第１位、２０１９年で死亡数第２位のがんです（＊25）。

こうしたエビデンスに鑑みると、肉の摂取だけに気をつけるのではなく、やはりそれに伴う食生活全体を意識するのが無難だと思います。

たんぱく質を確保するには、何を食べれば良いのか？

赤肉や加工肉を減らしつつ、たんぱく質の摂取を意識したい場合には、**動物性たんぱく質であれば鶏肉・魚・卵を考えるのが良い**でしょう。植物性のものでは、**大豆食品**（豆腐や納豆、味噌など）、**穀物**（米・麦・そばなど）、**種実類**（ごま、ピーナッツ、アーモンドなど）、**豆類**（大豆やあずき、ひよこ豆など）が挙げられます。大豆ミートなど、植物由来のものを使ってできた肉の代替品に関しては、植物性のたんぱく質を使用していて肉よりも健康に良いというイメージで売られているものも多いです。植物性のたんぱく質摂取は、健康にポジティブな影響があることが報告されているので（＊28）、概念的には健康に良さそうではありますが、実際、肉の代替品としてのエビデンスとしては限られています。実際、塩やココナッツオイル、パームオイルなどが添加されているものもあるので、肉の代替品として食べる場合は、原材料に注意しましょう。

肉類であれば鶏肉を選ぶ

肉の摂取にこだわるのであれば、鶏肉が良いでしょう。鴨やターキー（七面鳥）もこの部類に入ります。赤肉や加工肉と比較して、鶏肉の摂取量が多いことと疾患のリスクとの関係について、強いエビデンスは出ていません。いかなる疾患のリスクも上がらないとはいえないのですが（＊8）、お肉は食べたい、それでも疾患の予防は意識したいという方には鶏肉をお勧めしたいです。

魚は多くの病気に対してプラスの効果あり

魚に関しては、疾患の予防についてはメリットがあると考えられています。**摂取量が多い人ほど、死亡率、心臓の病気や脳卒中のリスクが低い**ことが報告されています（＊7，29，30）。ある研究によると、魚を1日1品以上食べている人ほど、死亡率が10％ほど低いと報告されています（＊7）。しかし、他の多くの食品群と同じように、魚をよく食べる人が、もともと健康志向であるために健康に良いという結果が見えているのかもしれません。またどのような人においてもプラスの効果が見込めるというわけでもなく（＊20）、糖尿病については良し悪しが分かれていたり（＊22，31，32）、塩鮭やイクラの塩漬けなどの加工品は塩分の観点から良いとはいえなかったり（＊33－35）と一概にはいえない面もあります。しかし、総合的に、死亡率や心臓の病気や脳卒中を中心に考えると、やはり魚類は食生活の一部にお勧めしたいと考えています。

私は魚を食べる量について、1日1品、できれば摂取したいと思っています。だいたい、刺身1人分や魚の焼き物1切れが約80gに当たります。ちなみに現在の日本人の魚の摂取量は、1日の平均で64・4gです（＊36）。

健康への多くのメリットが報告されている魚ですが、**水銀の問題が懸念されています**（＊37）。アメリカと日本のスーパーで売られている魚の種類は異なるため、必ずしもアメリカの状況が日本に当てはまるとはいえませんが、アメリカでは、特定の魚を含む寿司などの食品には「この魚には水銀が含まれます」と注意書きが書いてあります。アメリカではツナやメカジキなど、大ぶりで食物連鎖の上の方にいる魚がよく見られるのに対し、日本では小ぶりの魚もたくさん売られます。自然界にもともと存在する水銀を魚が取り込み、それを人間が食べることで摂取につながります（＊38）。ちなみに大きくて比較的長く生きる魚、食物連鎖の上の方にいる魚は水銀が多く、逆に命のサイクルが短い魚の水銀は少ないです（＊39）。

日本人の水銀摂取量の80％が、魚介からの由来と推定されています（＊40）。ただ、一般の人にとっては、魚による平均的な水銀摂取量は健康に影響を与えるレベルとは考えられていません（＊40，41）。とはいえ、残留農薬を含む他の多くの食品同様、リスクは皆無とはいえません（＊22）。特に妊娠中の女性に関しては、魚を通じた水銀の摂取について、厚生労働省も魚の種類などの情報を出している通りに注意するのが良いでしょう（＊36）。私自身も妊娠中は、どのような魚の水銀量が多いのかを調べ、食べる頻度に気をつけるようにしました。それ以外の方に関しては、これまでの知見からすると、大型の魚に偏った摂取などせず、小さな魚から大きな魚まで、様々な種類のものも幅広く楽しむのが、きっと健康への影響を最適化できるのかなと思います。

議論が続く卵：血液中のコレステロールと食べ物由来のコレステロールを混同しない

卵はとても良質なたんぱく源です。疾患との関係を見たエビデンスはどうなのでしょうか？困ったことに様々な研究の結果から議論が続いているのが現状です。

数年前までの研究では、健康な人が1日1個程度卵を食べるのは、心臓病のリスクとは関係がない、つまり、1日1個程度であれば大丈夫であろうといわれてきました（＊42）。しかしその後様々な研究結果により、その都度卵に関する良い・悪いというニュースが流れ、混乱を生んでしまったようです（＊42－44）。

メディアで卵の情報が錯綜《さくそう》する理由には、**「コレステロール」という言葉に対する誤解**もあると感じます。栄養疫学者の佐々木敏先生も著書の中で述べていますが、コレステロールには**血液中のコレステロール**と、**食べ物に由来するコレステロール（食品中のコレステロール）**の2つがあり、これらを区別して考えることが大切です（＊45，46）。これらは同様に扱うことはできません。コレステロールといわれたら、「何の」コレステロールを指しているのか注意してみましょう。

よく、健康診断で「コレステロール値が高い」という意味合いで使われるコレステロールは、血液中のコレステロールのことです。そして、この血液中のコレステロールは、ほんの一部が食べ物に由来するというだけにすぎません。血中を行き来するコレステロールは、私たちの肝臓でも作ることができるのです。そして、大切なことは、私たちが卵などの食品からコレステロールを摂取しても、それほど血液中のコレステロールは上がらない、つまり血液中のコレステロールと食品由来のコレステロールは弱い関連しかないとされているのです(＊47)。

巷《ちまた》では卵と健康の話となると、コレステロールの話題になりがちです(実際には、卵だけでなくたらこやイクラなどの魚卵、肉類、牛乳などの動物性食品にも含まれます)。血液中のコレステロールと、食品中のコレステロールを一緒のものとして、もしくは関係が強いものとして考えてしまい、「(血液中の)コレステロールが高いといわれているので、(食品由来の)コレステロールが高いといわれるもの(＝卵など)を控えた方が良い」と考えがちと思います。「コレステロール」に関する情報を見かけたら、何のコレステロールのことを言っているのか、きちんと吟味してみることが大切です。

アメリカとそれ以外の国で結果が異なる卵の研究

少し話が逸れましたが、前述の通り成分の話を考えると、（食品中のコレステロールが高いといわれる）卵を食べても、**極端な量を食べない限り、血中のコレステロール値にはそれほど影響を与えない**と考えられています（＊44，47）。疾患との関係はどうなのでしょうか？

糖尿病と心不全を患うリスクについて見ると、主にアメリカの研究では、正の相関を示す傾向がありますが、アメリカ以外の研究ではその関係が見えないのです（＊48，49）。そして心筋梗塞や脳卒中という代表的な疾患を考えると、平均的には悪影響はなさそうだという結果が得られています（＊42，44）。

日本の研究を見てみましょう（＊17，50，51）。ちなみに、**日本人の卵の摂取量は世界的に見ても多い**です（＊52，53）。日本人の年間1人あたりの消費量は337個で、メキシコに次いで世界2番目の消費量です。これは1日平均卵を約1つ食べていることになります。日本人を対象とした研究によると、卵の摂取と糖尿病や循環器疾患との関連は見られないという研究がありますが（＊51，54）、まだエビデンスは限定的で、結論を出すのが難しいようです。

あくまで私の意見ですが、健康な人が保守的に考えるのであれば、卵をできるだけ少なめにするのが良いと思います。卵を摂取することで、疾患を患うリスクが上がるかもしれないという研究結果がある以上は、やはりそれが気になります。ただ、ここで紹介した複数の研究において、著者らはどのように食べるかに関する分析にまで及んでいません（＊48，55）。ですので、卵を食べたい！　という人はどのような食べ方をするか、そして何と一緒に食べるかを一歩引いて考えるのが良いでしょう。例えば、アメリカではバターやベーコンをたっぷり使った卵料理を食べる傾向が読みとれるのですが（＊56）、このような食事の仕方では、おそらく様々な疾患のリスクは上がってしまうでしょう。ですので、卵を食べる際にはどのように食べるか、工夫するのが良いと思います。

肉を他の食品にうまく代えることはできるのか？

私は、2005年にアメリカにわたってから、病気の予防や自然環境への影響を考えて、基本的に肉を食べていません（魚や卵、乳製品は摂取しています）。肉をやめてもう15年以上経つので、日常生活で肉を欲することもありません。それでも、たまに、香ばしい生姜焼きや、すき焼きを見ると、肉独特のおいしさや香ばしさなど、他の代替品では代えがたいものもあるなあとしみじみ感じたりします。

実際、好きな食べ物を他に代えるのは、難しいことです。ことさら、肉に関して難しさが伴う背景には、味に加えて、肉を食べることが**①ポジティブな感情と結びついていること**、**②富の象徴や健康的、また自然を支配しているようなイメージ**、**③男らしさの象徴などと結びついているため**であるといわれています。意識する・しないにかかわらず、肉は食べ物の中でも、人に特別な感情を思い起こさせるものなのでしょう（＊57）。

赤肉や加工肉を減らしたり、肉を別の食べ物に置き換えるためにはどうしたら良いかについては、最近になって様々な研究が行われるようになっています。

例えば、肉の摂取を減らすために有効かもしれないことの例としては、

- 肉についての知識を持つこと（＊58）
- 自分が持つ肉のイメージを変えるような情報に触れること（例：メニューを選ぶ時に「多くの人が最近は肉を減らすようになってきている」というと、肉を選ばない選択に影響を与える（＊59））
- 肉の代替品をデフォルトとする（レストランで大豆ミートなど肉を使わないものをデフォルトとしてメニューに掲載すると、肉ではないものを選ぶ人が多い（＊58，60））。

しかし、これらはエビデンスというには時期尚早で、今後より多くの研究が期待されるとこ

ろです。とはいっても、何もないのも心もとないので、行動科学や行動経済学の考えを応用したいくつかのアイディアを紹介します。

● **肉を食べない日を作る**：海外では**ミートレスマンデー**といわれる、**月曜日は肉を食べない日と設定するキャンペーン**があります（＊61）。これに参加した人は、キャンペーン6ヶ月後も、約60％近くの人が肉を食べない習慣ができたという研究結果があります。しかも、7割の人が週1日食事から肉をなくす取り組みは簡単だったと、答えました。このポジティブな結果は、キャンペーンとして有名でみんなが取り組んでいるから、というのもあると思います。世界規模で行われているミートレスマンデーキャンペーンですが、日本ではあまり馴染みがないので、肉の摂取を減らしたい方は一度やってみる価値はあるかもしれません（＊61）。

● **デフォルト（初期設定）をうまく活用する**：食事に関してもデフォルトを決めてしまうと、意思決定にエネルギーと時間を費やさなくなるので楽になります（＊62）。例えば、いつもの朝ごはんのベーコンやソーセージを鶏のささみにする、牛肉や豚肉を鶏肉で代用できるものは鶏肉を基本とする（例：トンカツをチキンカツに、牛肉のカレーをチキンカレーにする）。

● **代替品を常に手に入れやすいようにしておく**：食べ物において、簡単にアクセスできるかどうかは摂取の頻度に影響を与えます（＊62）。肉の代替品として自分が食べたい・食べてもいいと思えるものは何でしょうか？　魚や植物性のたんぱく質は、代替品がすぐに用意しやすいところに準備しておくことです。食べ物の手に入りやすさは、行動にすぐ移すために大切です。

肉の隣にある「小さな緑の野菜」に惑わされない

最後に、肉をよく食べる人に知っておいてもらいたいトリックを紹介します。**「ハロー効果（halo effect・ハロー エフェクト）」**という言葉を知っていますか？　英語で「ハロー」とは天使の頭上にある輪を指します。天使の輪がついていると、普通の人でも、聖人のように素晴らしく見えてしまうことを皮肉交じりに例えた表現です（＊63，64）。何か目立つものがあると、それに引っ張られて、実際よりもよく見えることを示しています。特に食事の分野では、気をつけなければならない「ハロー効果」がたくさんあります。

ファストフード店やレストランのメニューに肉料理の写真が載っていたら、よく見てみてください。**肉料理のそばには、パセリやレタス、セロリのような、ほんの少しの緑の野菜が添えられていませんか？**　これが、**ハロー効果の罠《わな》**です。

実際、ハンバーガーにセロリ（小さく切ったもの3本）がついている場合とそうでない場合、人々は、セロリがついたハンバーガーのカロリーを100キロカロリー以上低く見積もることがわかりました。つまり、セロリ（小さな緑の野菜）は「ちょっと健康そうな感じ」を演出するのに機能しているのです。

小さな緑の野菜があるだけでカロリーを低く見積もる傾向は、一般の人よりも、皮肉にも、食事に気を使うダイエット中の人により多く見られました（＊65，66）。ハンバーガー以外でも、ステーキやフライドチキンについているほんの少しの緑の野菜は、肉を食べていい！　という自分へのゴーサインを出しやすくするために置いてある、といっても過言ではありません。肉を選ぼうとする時に、少し野菜もついているから大丈夫だろう、と思いそうになったら、ハロー効果の話を思い出してください。

健康のことを考えて肉は少しでも減らしたいという人、たとえ健康のリスクがあっても肉を食べ続けたいという人、様々だと思います。大切なことは、リスクとベネフィットのバランスです。「肉＝スタミナ源」というような固定されたイメージに惑わされない知識を持ちましょう。肉を食べ続けたい人は、どのような疾患のリスクが増えるのかを認識した上で、肉の種類に気をつけたり、他の食品との食べ合わせなどで、少しでも病気のリスクを減らせるようにしていくことが大切だと思います。

牛乳・乳製品：カルシウムのイメージを超えた視点を

大切なのは「病気全体」をどう防ぐかという視点

肉に続いて、イメージの強い食べ物の代表格ともいえるのが、牛乳です。牛乳＝カルシウムのイメージを持つ人も多いのではないでしょうか？　私の子ども時代は、給食でも毎日牛乳が出ていました。先生がよく「背を伸ばすために牛乳を飲みましょう！」と言っていたことを思い出します。

日本で行われた牛乳類のベネフィットについての消費者調査によると、牛乳の利点として「カルシウムやたんぱく質など体に必要な栄養素がバランス良く含まれている」ことや、「カルシウムの吸収を助けて骨粗《こつそ》しょう症を防ぐ成分が含まれている」という回答が上位に上がっています（＊1）。また、農林水産省でも、国民のカルシウム不足を背景として、牛乳の消費拡大を推進しているとあり（＊2）、牛乳がカルシウムに着目して普及していることは否めません。

しかし、乳製品をとっているからといって骨が強くなるとは限らないのです。カルシウムを多く摂取している国にいる人ほど、骨折のリスクが高いことが知られています（＊3，4）。さらにこういった国々で、乳製品の摂取と骨折や骨粗しょう症のリスクを調査した研究でも、これらの疾患の予防効果は確認されませんでした。一方で、日本国内では、研究は少ないのですが、牛乳・乳製品の摂取が多いほど、骨折のリスクが低いと女性を対象にした研究から報告されています（＊5）。他の国のデータと日本の結果が相反している理由は、明確にはわかっていないようですが（＊6）、**乳製品と骨の強さに関しては、意外にも、白黒はっきりしているわけではありません。**これは、還元主義的な考え方で一種類の栄養素の働きにだけ注目して食を考えてしまうと、実際の病気と食べ物の関係を見失ってしまう具体的な例といえるでしょう。

牛乳、乳製品と健康の関係は、「疾患」によって異なる

牛乳と乳製品に特徴的なのは、病気の予防の観点で見ると、摂取している人ほどリスクが高くなる疾患、低くなる疾患が出てくることです。

脳卒中をはじめとする循環器系の疾患や総死亡率については、乳製品をとっている人ほどリスクが低いという報告もあります。日本では、40〜59歳の男女を対象とした研究で、乳製品の摂取と脳卒中の発生率の減少と関連が見られました（＊7）。しかし、総合的に見て予防の効果が期待できるほどでもありません（＊8－10）。糖尿病に関しては、乳製品、特にヨーグルトやチーズの摂取が多い人ほど、糖尿病のリスクが低いという関連が報告されています（＊11）。日本人女性を対象にした研究でも、概ね似たような関係が見られています（＊12）。

一方で、牛乳・乳製品に関してネガティブな報告もあるのが悩ましいところです。例えば、欧米や日本を含むアジアの研究をまとめた論文によると、男性で乳製品全般（牛乳・チーズ・低脂肪牛乳）をとっている人ほど、前立腺がんのリスクが高い傾向が見られます。がんの研究に関してエビデンスをまとめているＷＣＲＦ（World Cancer Research Fund）の報告書でも、同様です（＊13）。乳製品を細かく分けた解析では、チーズの摂取が怪しいようですが、細かく検討できる研究自体が少ないようです。女性に関しては、牛乳・乳製品と卵巣がんのリスクについて、良くない可能性が指摘されています（＊14，15）。しかし、エビデンスとしては強くなく、先ほどのＷＣＲＦの報告書によれば、まだ結論づけることができないレベルのようです（＊13）。

欧米では、がんについて芳しくない結果が確認されているのですが（＊15－18）、日本の研究では、逆の結果が出ています（＊19）。この研究によると、男性の場合、全く飲まない人よりも月に1～2回牛乳を飲む人の方が、がんの死亡率が低いようです。また、女性に関しては、週に3～4回牛乳を飲む人において、同様の結果が得られました。

欧米と日本で相反する結果が出ていることに対して、欧米の場合、牛乳や乳製品の摂取量がとても高く、それらに含まれる脂質の負の影響や関連する食のパターンが現れやすいのではと考えられています（＊19）。欧米人と比べて、日本人の乳製品の1人あたりの摂取量は、平均でアメリカ人の約3分の1と、低いです（＊20）。そのため、日本人の場合は負の影響も受けない程度の摂取におさまっており、研究結果の違いが出るのではないかと思います（＊3，19）。

大人に関しては、脳卒中や糖尿病など、牛乳や乳製品がプラスに働く可能性のあるものと、特定のがんなどマイナスに働く可能性があるものがあるため、どのくらいとるのが良いか、自分のリスクに応じて検討するのが理想です。そういった計算は煩雑なのでここでは避けますが、食事バランスガイドで推奨される食事の通り（＊21）、**1日2回ほど、牛乳、チーズ、ヨーグルトのいずれかを摂取するというのが無難**だと思います。際立った負の影響も考えられないことから、選ぶのであれば、私は特にヨーグルトをお勧めしたいと思っています。ヨーグルトやチーズは、発酵のおかげで牛乳には含まれる乳糖が、少なくなっているので、アジア人に多い乳糖不耐症の影響も少ないと思います（牛乳を飲んでお腹をくだすようなことになりにくい）。

また、乳製品は子どもにとっては貴重なたんぱく源です（＊22）。ここでも大切なのは、様々な食べ物のところでも繰り返している通り、様々な種類から摂取することを心がけて、他のどんな食品と合わせるか気にするのが良いと思っています。

乳製品の摂取を増やすための研究

乳製品の摂取を増やす方法については、多くの研究が行われています。エビデンスはまだ確立されてはいませんが、他の食品と同様、牛乳や乳製品に関する知識を増やすだけでは効果はなく、実際にこれらの食品が入手しやすいことが重要だといわれています（＊23）。家庭であれば食事をする時に食卓に並べたり、冷蔵庫の見えやすいところに置いたりすると良いでしょう。また、牛乳・乳製品に関しては、スーパーマーケットも鍵となる場所の1つです。特に、乳製品に関しては、陳列方法や値引きが購入に影響を与えやすいことがわかっています（＊23, 24）。例えば、スーパーマーケットでは、牛乳・乳製品の特売日を決めているところがありますので、チラシや広告をまめにチェックし、乳製品購買の意欲が上がるようにしてみるのも1つの手です。

そして、カルシウムの摂取を意識するなら、乳製品以外の食材もたくさんあることを覚えておきましょう。

手に入りやすいものでは、**干し海老、煮干し、畳鰯、しらす、干物などの魚類、海苔やひじきやワカメ、昆布、青のりなどの海藻類、小松菜や大根やかぶの葉、つまみ菜、バジル、パセリなど緑の葉っぱの野菜、豆腐や納豆、厚揚げなどの大豆食品・豆類**もカルシウムが豊富です（＊25）。こうした選択肢は、特に乳製品をとるとちょっとお腹を壊しやすい、あるいは乳製品を控えたいという方にとってはとても大切だと思います。ちなみに推定で日本人の73％は、乳製品に含まれる乳糖を代謝することができない、あるいはその機能が弱まっているということが知られています（乳糖不耐症）（＊26）。そういった方は無理に乳製品をとろうとはせず、他の食品を幅広くとると良いでしょう。

ちなみに私は、牛乳があまり好きではありません。意識しないと、乳製品自体が不足になりがちなことを自覚しています。また、カルシウムなどのミネラルや、たんぱく質の摂取不足にならないようにと普段から豆類や海藻類をたくさん食べるようにしています。牛乳は、そのまま飲むのが苦手なので、コーンスープやグラタンに混ぜたり、チーズをおやつに食べたり、食後には砂糖の入っていないヨーグルトに甘みづけとしてベリー類やバナナ、キウイ、イチゴのような季節の果物を入れて食べるようにしています。そして、近所のスーパーの乳製品が安くなる日をチェックして買いだめし、目に入りやすい冷蔵庫の手前に置いてあえて乳製品の消費が多くなるよう自分自身に促しています。

牛乳と乳製品については、カルシウムの話を中心に書きましたが、これを読んで、今までと違ったイメージを持ってもらえれば嬉しいです。**大切なのは特定の栄養素をとることではなくて、疾患全体をどのように防ぐかという視点**です。冒頭で述べたように乳製品の摂取が多いからといって、骨の健康が著しく改善するわけではありません。牛乳や乳製品と健康の関係は、カルシウムだけでは説明できないことの方が多いのです。こういったことを踏まえた上で、他の食品との食べ合わせも含めて、牛乳や乳製品とのつきあい方を考えていただければ幸いです。

あぶらは「とにかく控えるべきもの」から、「健康的に摂取するもの」へ

きちんと理解されていない「あぶら」。そもそも「あぶら」とは何か？

あぶらや脂肪と聞いてみなさんは何を思い浮かべますか？　太るイメージや、血液がサラサラでなくなるような不健康なイメージを持たれる方もいる一方で、オリーブ油のブームなどで、健康を意識した油を思いつく人もいるかもしれません。控えた方が良いのか、積極的にとった方が良いのか、本当のところよくわからないという人も多いと思います。

世界16ヶ国で行った調査によると、大多数が脂肪について体に良いのか悪いのかよくわかっていないことが明らかになりました（＊1）。この調査では、脂肪をネガティブなものだと捉える人は90％にものぼり、60％の人が避けるべきものと答えています（＊1）。同じ栄養素でも、

ビタミンは91％の人が健康的な食事に必要だと答えたのに対し、脂肪が健康的な食事に必要だと答えたのは41％にとどまっています（＊1）。それくらい、脂肪は他の栄養素に比べてもわかりにくかったり、良いイメージがないようです。

詳しいあぶらの話をする前に、用語を整理しておきましょう。

あぶらの話をするのによく出てくる**「脂肪」**という言葉は「内臓脂肪」や「皮下脂肪」などという呼び名があるように、**体の組織の名前**として使われています（＊2）。一方で、**三大栄養素（炭水化物・脂質・たんぱく質）の1つでもある脂質**は、**栄養素を示す**のに使われます（＊2）。しかし、明確に分けていない文脈もたくさんあり（＊2）、あぶらと一口にいっても様々な種類のものが存在するのが現状です。これもあぶらの話をややこしくする理由かもしれません。

●あぶらの種類（飽《ほう》和《わ》脂肪酸《しぼうさん》・不飽和脂肪酸）

あぶらといっても様々なものがありますが、ここでは、**栄養素として摂取する脂質**で、その中でも主成分である**「脂肪酸」**を中心に解説していきます。成分に注目する還元論的な考え方ではありますが、どんなあぶらがあるのかを知るのは重要です。

図表10：あぶらの種類（飽和脂肪酸・不飽和脂肪酸）

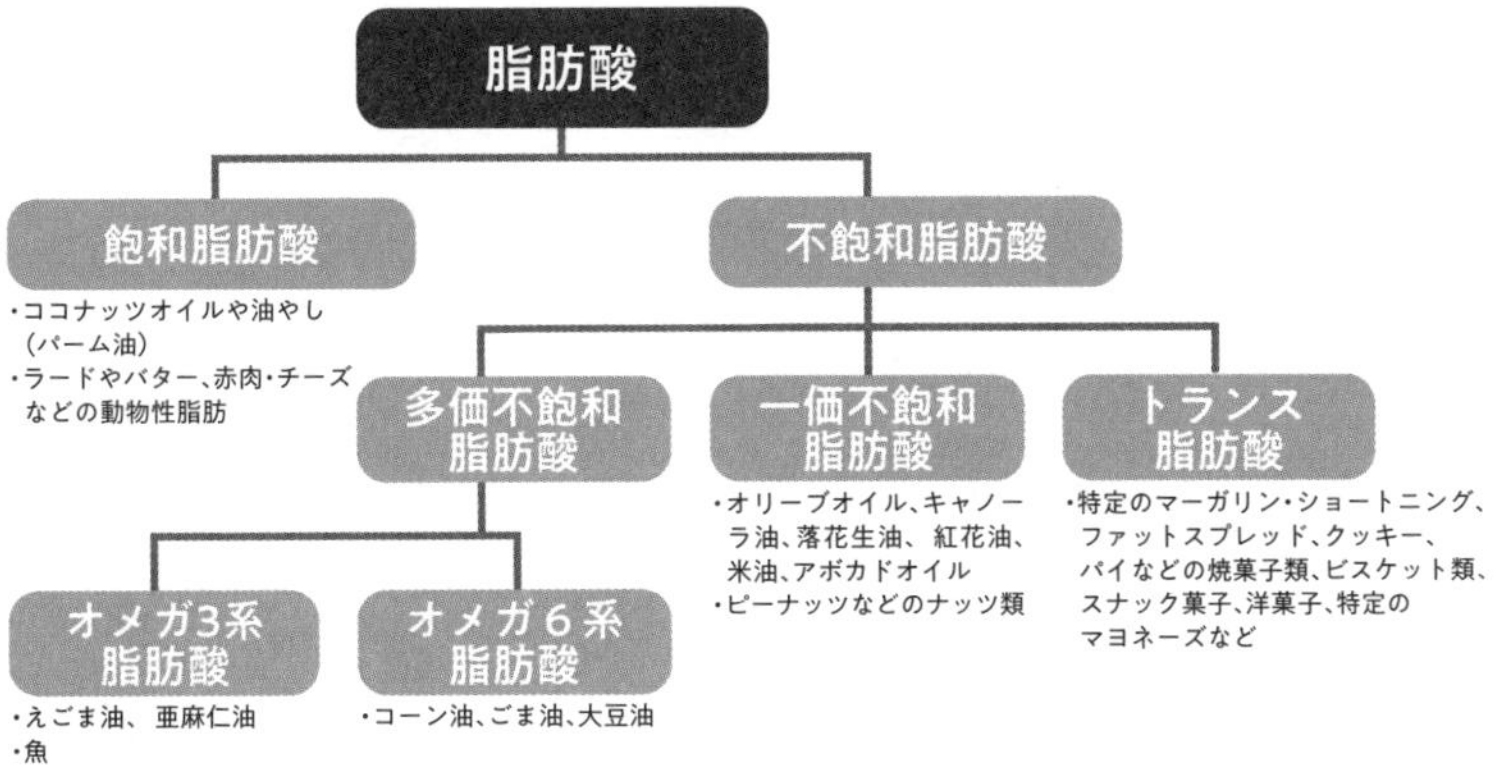

＊参考文献を基に筆者が作成

図表10の見方として、それぞれの脂肪酸のタイプの下に、その脂肪酸を含んでいる代表的な油の例を書いています（例：えごま油はオメガ3系脂肪酸が比較的豊富）（＊3－5）。

脂肪酸は大きく分けて**飽和脂肪酸**と**不飽和脂肪酸**があります。

まず飽和脂肪酸に関してですが、多くは、体内で作ることが可能です。したがって、仮説ではありますが、特に意識して摂取する必要はないとされています（＊6）。飽和脂肪酸の過剰な摂取は、多くの欧米の研究から、不飽和脂肪酸と比較して、血液中のLDLコレステロールを増やすことが知られ、そこから心疾患との関連があると考えられています（＊7）。

日本人を対象にした研究では、欧米の研究と比較して、飽和脂肪酸が多くても少なくても、何らかの疾患のリスクが高い傾向にあることが報告されています。具体的には、**飽和脂肪酸を比較的多く摂取する人たちでは心筋梗塞のリスクが高く、少ない摂取のグループでは脳卒中のリスクが高い**という結果が出ています。さらに欧米ほどはっきりとした心疾患の関連は見られませんでした（＊8－10）。こうした結果が出た背景には、飽和脂肪酸に含まれる直接的な要素が理由か、他の環境的な要素との関連があるためか、まだはっきりわかっていません（＊6，8－10）。国立がん研究センターでは、脳卒中及び心筋梗塞の発症のリスクが低いのは、飽和脂肪酸の摂取が1日20g前後の人たちであるため、その程度の摂取が良いのではとしています（＊10）。

少し古いデータですが、日本人の飽和脂肪酸の摂取は、肉類から約30％、乳製品類が25％で半分以上、油脂《ゆし》類が9％と続きます。飽和脂肪酸の適量（1日20g前後）というのは、牛乳1日200g（コップ1杯）や肉を2日に1回（1回150gと換算）という量に相当します（＊10）。

飽和脂肪酸の摂取量が多い人は、他のもので代替することを考えてみることが大事です。その際、気をつけなければならないのは、例えば、飽和脂肪酸の豊富なバターを使わない代わりに、後述のトランス脂肪酸が比較的多いマーガリンや砂糖（精製糖）たっぷりのジャムを使ってしまうと、より病気になるリスクを上げてしまう可能性があることです。飽和脂肪酸の摂取を下げる際には何で代替していくか、気をつける必要があります（＊11）。

一方、不飽和脂肪酸に関しては、**摂取が多い人ほど様々な病気のリスクが低い傾向**がありま す。具体的には、動脈硬化や血栓を防いで血圧を下げたり、血液中のコレステロールを下げる効果があると考えられています（＊7，12，13）。

欧米のエビデンスに頼れば、健康に良い食生活のすすめとして、飽和脂肪酸や精製された炭水化物（穀物の項を参照）を含む食品を控え、不飽和脂肪酸を多く含む食品をより摂取することが推奨されています（＊14，15）。日本で手に入りやすい食材で考えると、具体的には、バターなどの動物性脂肪を使った食品、肉類、精製された穀物、砂糖などの炭水化物を控えることです。**キャノーラ油、コーン油、ごま油、オリーブ油などの植物由来の油**をより使うようにしたり、肉を他の食べ物では**ナッツや魚などに置き換えたりする**ことができると思います。

「ココナッツオイル」の盲点。本当にヘルシーなのか？

日本でも健康に良いあぶらとして話題になった**ココナッツオイル**。こちらは、実は注意が必要と書いた**飽和脂肪酸が豊富**なのです。ニューヨークタイムズ紙の調査では、ココナッツオイルは一般人の72％が健康的だと考えている一方で、栄養の専門家では、37％しか健康的だと思わないという認識のギャップが見られます（＊16）。

それなのに、なぜ、健康に良いというイメージでここまで広がることになったのでしょうか？　ワシントンポスト紙によると、アメリカでは、2011年から2015年の間に、健康志向の高まりと、それに乗りたい健康食品業界の誇大な広告やマーケティング戦略により、ココナッツオイルは瞬く間に健康食品業界にとって数十億ドルの「おいしい」商品となりました（＊17）。健康に良い「スーパーフード」と呼ばれる食品の1つとして扱われました（同紙ではスーパーフードにもきちんとした定義がないことを指摘しています）。ココナッツオイルは、ハリウッドのスターやセレブリティが愛用していることで、さらに広まっていきました（＊18）。

特に、心疾患のリスクが上がるという理由から、バターやトランス脂肪酸を多く含むマーガリンの代わりになるものを探し求めていたアメリカ人にとって、ココナッツオイルは都合が良かったようです。ところが、次第に学者たちが疑問を抱くようになりました。その辺りから、売り上げに陰りが見え、2017年には、アメリカ心臓協会（American Heart Association）が正式に、「ココナッツオイルは心臓のために良くない」という声明を出しました（＊7）。

日本でもココナッツオイルは「健康ブーム」に乗っかって、売り出されました。「ココナッツオイル」とインターネットで検索すると、健康や美容へのベネフィットを語るウェブサイトが上位にくるので、知らない人は良いものだと思ってしまう危険性があります。

ココナッツオイルに関する論文を複数まとめて分析した研究によると、2020年1月の時点では、ココナッツオイルは心疾患の危険因子であるLDLコレステロールを上げると認識されています（＊19）。しかし、心臓の病気や他の疾患のリスクに関係するのかを示したエビデンスはまだないので（＊20）、現状で「体に悪い」とは断定はできません。それでもアメリカの心臓学会が声明を出すのは、やはり飽和脂肪酸の量が多く、LDLコレステロールの血中濃度を上げるということが理由のようです。一方で、体脂肪の代謝を助けるといった効果も可能性として報告されています（＊21）。

今の時点では、わからないことも多いココナッツオイルですが、**健康にマイナスに働く可能性が指摘されているので、同じあぶらを選択するなら、すでに健康に良いというエビデンスがある、不飽和脂肪酸を多く含む油を使った方が良い**と思います。

「トランス脂肪酸」は要注意

もう1つ、あぶらの話で重要なのが**トランス脂肪酸**です。注意すべきは工業的なトランス脂肪酸ともいわれる、不飽和脂肪酸から人工的なプロセスを経て作られたあぶらです（＊6）。元は植物油に含まれる不飽和脂肪酸なのですが、**マーガリンやショートニングなどの加工油脂と呼ばれるものを製造する際にトランス脂肪酸が生成**されます。トランス脂肪酸を含んだ加工食品は、安価で長期間の保存が可能なため使いやすく、食感がよくなるなどのメリットがあります。こういった理由で、特に食品会社や外食産業で広く使われてきました（＊22）。また、植物油を高温で処理する過程でも、調理時間や鮮度の問題で生成されると考えられているため、スナックやフライドポテトにも含まれうることがわかっています。

ちなみに、トランス脂肪酸には、反すう動物の脂肪分に含まれているものもあります。牛や羊などの胃の中の微生物によりトランス脂肪酸が生成され、その結果として牛肉や乳製品などにも微量にトランス脂肪酸が含まれます（＊2）。このような自然界に存在する動物由来のトランス脂肪酸は、食品加工時に生成されるトランス脂肪酸と異なり、これまでの研究から心疾患などのリスクを上げるとは考えられておらず、特別な注意喚起は促されていません（＊6）。

そして、反すう動物由来のものではなくて、食品加工時に生成される（「工業的な」と科学論文では表現されます）トランス脂肪酸（以降、トランス脂肪酸）の摂取は、飽和脂肪酸と比較しても心疾患のリスクを上げるだろうと報告されてきました（＊11，23）。

トランス脂肪酸を摂取することで生じる健康への負荷を受けて、世界では、2003年にデンマークが世界で初めて工業的なトランス脂肪酸を含んだ製品の販売を禁止し、ヨーロッパやアメリカ・カナダをはじめとする様々な国での規制が行われています（＊4，24）。WHO（世界保健機関）は、2023年までにトランス脂肪酸の根絶を目指すことを発表しています（＊25）。

日本では、特に政府主導での規制は行われておらず、食品会社による自主的な規制の推進にとどまっています（＊26）。それは**日本人の平均的なトランス脂肪酸の摂取量が、WHOの目標値であるエネルギー量の1％より低い**（日本人が1日にとるエネルギー量を1900kcalと考えた場合、約2g）ということが理由のようです（＊26，27）。またトランス脂肪酸の摂取量やトランス脂肪酸の多い食品と、様々な病気を患うリスクとの関係を見た研究は、調べた限り日本からは発表されていないようです。そうしたデータやエビデンスの欠如もまた、日本がこの課題について何らかの政策をとらない、もしくはとれない理由なのかもしれません。

しかし、安心はできません。日本人を対象とした研究では、**調査対象の約25％の女性（特に、都市部に住んでいる30～49歳の女性）と、約6％の男性のトランス脂肪酸摂取量がWHOの基準値を超えている**と報告されました（＊28）。この調査では、菓子類（18％）・パン類（18％）・油脂類

（17％）・インスタント食品（９％）から多く摂取されていたと記されています（＊28，29）。

トランス脂肪酸が比較的多く含まれている食品を具体的に挙げると、**マーガリン・ショートニング、ファットスプレッド（マーガリンの一種で、油脂の割合がマーガリンよりも少ないもの）・クッキー、パイ、ケーキなどのビスケット類・スナック菓子などの菓子類・クリームなどの洋菓子、揚げ物**などがあります（＊30）。日本人の大半は懸念すべきほど多くのトランス脂肪酸をとっているわけではないのですが、日頃からこうした食品を多く食べている人にとっては、エネルギー摂取量（いわゆる「カロリー」）を増やすばかりで栄養価も低く、注意が必要です。

日本では、トランス脂肪酸に関する成分表示が義務化されていないので、限界がありますが、菓子やパン類を多く食べる人は、まず成分表示を見てみましょう。２０１１年に消費者庁が、食品業界に自主的に情報を開示する要請をしています。これによると、「トランス脂肪酸」と食品成分表に記載することや、逆にトランス脂肪酸が含まれていないか少ない場合、含まない旨の表示（無・ゼロ・ノン・フリー、低減など）をするように指針を発表しています（＊31，32）。ただし、義務ではないので明確に書かれていないケースがあることを気に留めておく必要はあるでしょう。また、食品表示で、**「植物性油脂」「植物性食用油」を使った食品加工物は、トランス脂肪酸を含有している可能性が高い**ことも注意しましょう（＊２，33）。

図表11：日本人の飽和脂肪酸とトランス脂肪酸の摂取源

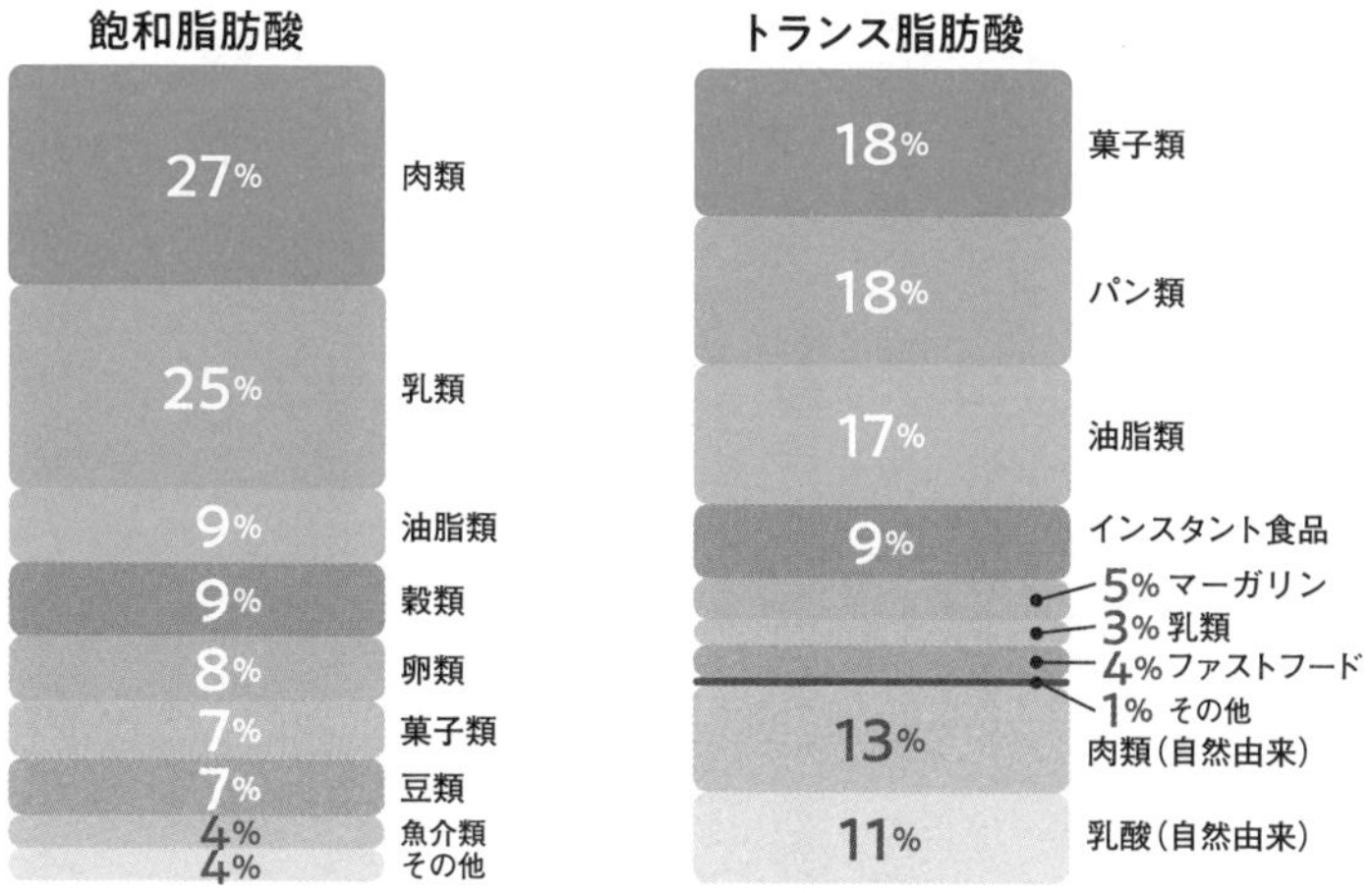

佐々木敏．佐々木敏の栄養データはこう読む！ 第2版．女子栄養大学出版部刊．P53図3．日本人での飽和脂肪酸とトランス脂肪酸の摂取源（Yamada M, et al. J Epidemiol 2010;20:119-27およびSasaki S, et al. J Epidemiol 1999;9:190-207を基に作図）を改変（＊28, 29）

減らしたい「あぶら」をどう減らすか

あぶらに関して難しいのは、家で料理をする人以外、自分がどんなあぶらをどのくらい摂取しているかわかりにくいことです。良いあぶらを増やし、減らしたいあぶらを避けるには、自分で料理をするのが一番安心なのですが、そうもいかない人も多いと思いますので、いくつか方策を考えてみたいと思います。

まず、自分で料理をする人の場合、**健康に良いといわれる不飽和脂肪酸のあぶらをデフォルトにしましょう**。私は、料理によって**菜種油・ごま油（主に和食や中華系・アジア系の料理）・オリーブオイル（洋食・イタリア系の料理）**を使い分けています。不飽和脂肪酸をより多く摂取するには、日々の食事の中で、例えば、パンに塗るバターやマーガリンをオリーブ油に代えたり、お肉を魚にすることが挙げられます。その場合も、いきなり一気に変えることが難しければ、曜日や回数により、自分のルールを設定しながら、徐々に回数を増やしていくと良いと思います。

外食やでき合いの惣菜が多い人は、飽和脂肪酸やトランス脂肪酸の摂取に特に気をつける必要があります。飽和脂肪酸については、脂身の多い肉類、乳脂肪の多い製品の食べすぎには要注意です。トランス脂肪酸に関しては、揚げ物や加工品（特に菓子類）を避けた方が良いでしょう。

体にとって摂取しない方が良いものを、日々の生活からどう減らすかということに関しては、近年研究が行われつつあります。確固たるエビデンスというにはより多くの研究が必要ですが、今までにわかってきていることとして、**①摂取を減らしたい食品の入手の幅を狭め、摂取を増やしたい食品の選択肢を増やすこと、②物理的な距離をとること、そしてできればその①と②の組み合わせが良い**とされています（＊34，35）。

具体的には、**①に関しては、例えば、摂取を減らしたい肉類のメニューが少ない・ないレストランに行く**（代わりに魚や野菜系の料理が多いところに行く）、**家ですぐに食べることのできるお菓子類の種類と量を極力減らす**（その代わりに果物やナッツ類を置いておく）、**一回に出す量をとことん減らす**（スナック菓子は大皿に入れるのではなく、小皿に少しだけ入れて出したり、小分けにされている袋のみ出す）など。また、**②であれば、家に菓子・パン・インスタント食品のストックを持たない**（そうすると食べたくなったら買いに行かなければならないので一手間かかります）、**このような食品が売っているコンビニ・スーパーの近くを通らない通勤・通学ルートにしたり**、とにかく、そのものと**物理的な距離を置くことが効果的**だといわれています（＊34, 36, 37）。

物理的な距離は、家の外だけではなく、家の中にも当てはまります。ついつい買い置きしてしまう人は、リビングやキッチンの手の届きやすいところではなく、踏み台が必要な棚の上や食品倉庫の奥の方など、**食べるのに一手間かかるような場所に置きましょう**。また、その食べ物を見ることで食欲に影響を与えることもわかっているので、目につかないところに置くことも重要です（＊38）。リビングやテーブルの上にお菓子や菓子パンが置かれている状況は最も避けるべき光景です。逆に、**目につくところには野菜・果物など、摂取した方が良いものを置いておきましょう**。

あぶらは、なかなか自分の摂取量がわからなかったり、飽和脂肪酸やトランス脂肪酸のことをよく知らないからこそ、摂取している自覚がないまま、多くとってしまっていることもありえます。自分の普段の食生活を振り返ってみて、不飽和脂肪酸に置き換えられるもの、摂取を減らせるものがないか、考えてみてください（＊28, 29, 39, 40）。

甘いものの話：砂糖はたばこの次に体に悪い⁉

世界中での「糖類」をめぐる潮流の変化

砂糖を含む糖類と、健康の話をする際、欧米では「Sugar is next to tobacco：糖類はたばこの次（に体に悪い）」や「Sugar is the new tobacco：糖類は新しいたばこだ」という言い方をすることがあります。これは、健康への害や、産業界との関連、そして税金の話が常に伴うたばこと、糖類が似ていることを表現した言い回しです（＊1－3）。甘いものが好きな人にとっては耳の痛い言葉でしょう。

2015年、WHO（世界保健機関）が砂糖などの糖類の摂取に関する新しい指針を発表しました。具体的には、砂糖などの糖類を、1日に摂取するエネルギー（単位：カロリー）の5％未満に抑えるべきとして、**平均的な大人で、約大さじ2杯分の糖類（25g程度）を上限とすることを推奨**しています（＊4）。**「糖類」の定義**は、組織や国によって細かい定義が異なりますが、要するに、砂糖やシロップなどが入っている食べ物や飲み物は避けましょうということです。

WHOは、過去にも糖類摂取の抑制を図ろうとしましたが、業界団体の反対で実現できなかったことがあります（＊5）。しかし、今回は、世界中での健康志向の高まりを受けて、指針が改正されることになりました（＊4）。業界も世界的な健康へのニーズに追従せざるをえなくなったのです。例えば、スイスの大手食品会社であるネスレは、これに伴って、よけいな糖類を従来より3割減らした商品を売り出したり、早速新しい指針に沿った形での商品を開発しています（＊5）。

そもそも「糖類」とは何か？

通常一般的に使われている**「砂糖（グラニュー糖という意味での粒状のもの）」という言葉と、科学の世界で使われる「sugar（シュガー）」の意味するものは異なっています**。さらに、科学の世界で使われる「sugar」も、国や機関によって様々な種類の分け方や定義の考え方があります（＊6）。

図表12：炭水化物の種類

糖類	単糖類	ブドウ糖、果糖、ガラクトースなど
	二糖類	ショ糖（いわゆる砂糖）、乳糖、麦芽糖、トレハロースなど
	糖アルコール	キシリトール、ソルビトールなど
オリゴ糖	マルトオリゴ糖 他のオリゴ糖	マルトデキストリン
多糖類	デンプン	アミロース、アミロペクチンなど
	食物繊維を含む 非デンプン性多糖類	セルロース、ヘミセルロース、ペクチンなど

出典：Cummings JH, Stephen AM. Carbohydrate terminology and classification. Eur J Clin Nutr. 2007; 61 Suppl1:S5-18及び厚生労働省日本人の食事摂取基準（2020年版）策定検件報告書を参照の上独自に図を作成（構成は食品摂取基準を基に作成、内容は栄養成分表示などの馴染みのある用語に変換）（＊10, 11）

一つひとつ細かく見ていくとややこしいので詳細は省きますが、健康を考える上で、言葉が定義するものをきちんと理解することはとても大切です。そういった背景もあり、この本では、一般的な「砂糖」と区別をするために科学の世界で使われる「ｓｕｇａｒ」を「糖類」という呼び方にしています。ここではＷＨＯの定義を紹介します。

このＷＨＯの指針では、制限の対象としている糖質の**「単糖類（ブドウ糖・果糖等）及び二糖類（ショ糖・食卓砂糖類）」**の定義を**「人が食品・飲料に人為的に添加したものおよび、蜂蜜・果汁・濃縮果汁中の天然に存在しているもの」**としています（＊4，7）。平たくいうと、一般的に加工食品や清涼飲料に加えられる糖分（砂糖・シロップ）や、ハチミツや果汁ジュース（加工された果物の飲料や、果物を絞ったジュース）に含まれる糖類を指します（＊5，8，9）。米や野菜に含まれるデンプン、牛乳などに含まれる糖質（乳糖）は含まれません（＊9）。私たちが一般的に使ういわゆる「砂糖」は、二糖類のショ糖と呼ばれるものです。

「空のカロリー」：砂糖やシロップは必要のないエネルギー源

人工的に食品に添加された砂糖などの糖類は、そもそも穀物や野菜から炭水化物をとっていれば必要のないものであり、その摂取によって肥満や糖尿病、虫歯の原因になり、さらに重篤な疾患（心臓の病気など）を引き起こすと考えられています（＊4）。**こうした糖類は何も栄養分を足さないのにエネルギーの摂取量を増やしてしまい、健康的な生活の質を低下させる可能性があるため**（＊4）、カロリーは高いが、栄養はほとんどない「**空のカロリー**（empty calorie・エンプティー カロリー）」の元と考えられています（＊12）。これは、決してゼロカロリーという意味ではありません。

日本人は、どのくらいよけいな糖類を摂取しているのでしょうか？

2018年の論文では、日本人の20～69歳の男女を調べたところ、WHOの基準の糖類の摂取量は男女とも1日35・7gでした。仮に1日2000kcalのエネルギー摂取が適当とす

図表13：WHOが掲げる糖類摂取の基準を超えている人の割合

（エネルギー摂取のうちよけいな糖類の割合が５％以上の人の割合）
＊WHOでは５％未満を推奨

幼児		未就学児		就学児		大人	
男	女	男	女	男	女	男	女
51.4%	59.5%	90.9%	92.1%	61.6%	68.8%	55.6%	87.8%

Fujiwara A, et al. Estimation of starch and sugar intake in a Japanese population based on a newly developed food composition database. Nutrients. 2018;10(10):1474を基に作図（＊13）

ると、ＷＨＯの推奨は25ｇなのですでにオーバーしています。望ましいとされる基準を超えている、つまり糖類がエネルギー量に占める割合が多い大人の男性は55・6％、女性は87・8％でした。また幼児・未就学児・就学児については、どの年代でも半数以上、未就学児に至っては、90％以上の子どもがＷＨＯが推奨する基準を超えていると推定されています。

これは、あくまで平均を基準に換算されたものなので、甘いものが好きな人は、もっと消費している可能性があります（＊13）。私はこの論文を見て、日本人は思ったよりも糖類の摂取量が多いと感じました。特に、大人の女性や未就学児の数字が突出しているので、気になります。

明確なエビデンスがまだない ステビアなどの「人工甘味料」

糖類がダメであれば、人工甘味料で甘くすれば、健康への害は少なくなるのでしょうか？少量で、砂糖よりも何倍も甘くすることができるものとして、ステビアなどの人工甘味料があります。エネルギー量（いわゆる「カロリー」）も少ない（またはない）ことで、砂糖の代わりにたくさん使われるようになっています（＊7）。

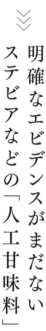

砂糖や果糖とブドウ糖によるシロップを、人工甘味料に変えることによる健康への影響は、糖尿病や肥満などの予防の可能性や、逆に肥満やがんや脳卒中を引き起こす可能性を見た研究結果が報告されています（＊14）。様々な研究があるのですが、その良し悪しに関するエビデンスは、混在している印象を受けました。複合的な研究の結果の結論では、「人工甘味料が健康に良いというのに十分なエビデンスはない。また、健康に害があるという可能性が取り除かれたわけではない（＝害がある可能性がある）」という含みを持たせています（＊14，15）。

今の時点でエビデンスがはっきりしていないので、ダイエットに良いという過信は、しない方が良いと思います。健康に気をつけるのであれば、まだよくわかっていない人工甘味料は、避けた方が無難でしょう。糖類、人工甘味料を添加することを最小限にし、果物や野菜、穀物といった食品群に重きを置いて、これらに含まれる糖分に頼っていけたらと思います。

隠れ糖類に要注意＝甘くない真実

砂糖などの糖類に気をつけるといっても、具体的にどのように注意したら良いでしょうか？ まず、食品表示に注意を払うことです。日本の食品表示は、材料の重量が多い順に書いてあるので、上位に来ているものに糖類があれば注意しましょう。ただし、表現が幅広いので、多くの異なる名前を把握しておくことが良いでしょう。次ページでは、糖類や甘味料の種類を図表にしました（＊16－21）。

次に、低脂肪や低カロリーをうたっている、一見健康そうに見える食料品に注意することです。これは乳製品によく見られます。

実は、このような低脂肪の食料品は、脂肪をカットした分、風味や口当たりをよくしてより食べやすくするために砂糖やシロップを添加しています（＊22）。ケチャップやソース類も同様です（＊23）。健康のために低脂肪の食品を買っても、その結果が体重を増やしたりするようでは、元も子もありません。

図表14：食品表示に書かれている糖類や甘味料の種類

糖質系甘味料

・砂糖類（サトウキビやてんさい糖などのショ糖類を元にしたもの）

白砂糖・黒砂糖・和三盆糖・上白糖・三温糖・グラニュー糖・白ざら糖（白双糖）・中ざら糖（中双糖）・角砂糖・氷砂糖・コーヒーシュガー・粉糖・液糖・しょ糖型液糖・転化型液糖・氷糖みつ（氷糖蜜）

・でんぷん糖類（でんぷん由来のもの）

粉あめ（粉飴）・酵素糖化・酸糖化・全糖・含水結晶・無水結晶・果糖・ぶどう糖果糖液糖・果糖ぶどう糖液糖（コーンシロップ）・高果糖液糖・黒蜜・はちみつ（蜂蜜）・メープルシロップ

・その他

黒糖・はちみつ（蜂蜜）・メープルシロップ

・糖アルコール

キシリトール・ソルビトール・還元水飴など。

※日本では食品として扱われているものと食品添加物として扱われているものがある

非糖質系甘味料

・天然甘味料

ステビア・天草（グリチルリチン）など

・人工甘味料

スクラロース、アセスルファムK・サッカリン・アスパルテームなど

日本の一見健康的な食べ物にも注意が必要です。例えば、ひじきやきんぴらごぼう、梅干しや煮物は一見、健康のために良さそうですが、糖類が添加されていることが多いです（＊24, 25）。また、料理をする人はわかると思いますが、すき焼きや卵焼きなど多くの人にとって馴染みのある料理や惣菜にも、糖類はよく使われています。

外食や惣菜を買うことが多い人は、知らずしらずにとっている隠れ砂糖に注意することから始めましょう。例えば、ヘルシーと考えてしまいがちな野菜サラダでも、つけ合わせのドレッシングには糖類が含まれています。必ずしも甘い味つけではなくても、糖類が含まれている可能性を念頭に入れて食品表示を確認しましょう。食事からの砂糖も「糖類」としてカウントし、甘い味つけがされていないものを選びましょう。甘いお菓子を食べていないからといって、安心はできません。

糖類は少しずつ減らせば、気にならない

様々な食べ物の健康的な食べ方について、行動科学分野の研究が行われるようになってきています。しかし甘い物の摂取をどう減らしていくかに関する強いエビデンスは出ていないようです。だからといって、何もしないわけにはいかないので、役に立ちそうな情報を集めてみました。

まず、1つの方法として、加工食品に糖類が含まれているものが多いので、自分が甘みを加えられるタイプのものであれば、甘みが初めからついていないものを選ぶのは1つの方法だと思います。加工食品に糖類が多く含まれる理由には、加えなくては消費者が好まなくなるからだといわれています(＊26，27)。

例えば、糖類がすでに含まれているような缶・ペットボトルに入ったコーヒーや紅茶や乳製品が当てはまります。こういったものは、自分で甘みを加えるタイプのものに変えていきましょう。そうすることで、糖類ではないもの(例えば私の場合ヨーグルトには果物を入れます)で甘みを加えたり、砂糖やシロップを入れるにしろ、自分でどの程度とっているのかが可視化できるようになるためです。

朗報として、いくつかの知覚に関する研究から、少しずつ砂糖を減らせば、人は砂糖が減らされても、ある程度までであれば許容できることが報告されています(＊28－30)。ヨーグルトや、チョコレート味のミルクをどの程度減らしても消費者が受け入れられるか、試した実験があります。場合にもよりますが、3割ほど減らしても消費者の嗜好はそんなに変わらなかったという研究があります(＊29)。ですので、業界団体の方には、ぜひ少しずつ減らす手法を加工食品に取り入れていただきつつ、個人でできることとして、砂糖を何かに加える場合は「少しずつ」減らしてみることをお勧めします。

また、もはやおきまりのようになってきていますが、**入手可能な状態をできるだけ制限すること、そして、一度に食べるサイズと量を小さくすること**です（＊31，32）。甘いお菓子やジュースは家にストックしない、キッチンやリビングのテーブルや仕事机の上などすぐ食べられるところに置かないことは基本です。また、例えば、お菓子類は、袋から出して小さめのお皿に小分けにして食べたり、1回に食べる量を減らすこともポイントです。

ただ、気をつけなくてはならないのは、砂糖などの糖類を含んだ食べ物を減らすことで、他の脂肪や塩気の多い食べ物、甘いものを多くとってしまう可能性があることです（＊26，33）。これを**「埋め合わせの行動」**といいます（＊34，35）。

ですので、埋め合わせの行動を防ぎつつ、少しずつ気持ち的にも負担にならない程度に砂糖を減らしていくことが重要です。そして、砂糖がすでに入っている菓子や飲料を多く食べる人は、あえてそれを食べるのが「不便な」状況を作り出したり、量を減らすことを試してみると良いでしょう。

糖類に関する研究の不都合な真実：産業界との結びつきについて

科学の世界においては、企業が資金を提供する研究と、研究者の倫理についての問題がよく起こります。生活と密接しているパブリックヘルスの分野は特に、この点に注意が必要です。そしてこれは砂糖に関しても当てはまります。

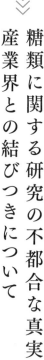

2016年、著名な学術誌に衝撃的な記事が掲載されました。その内容は、アメリカの食生活のガイドラインなどをはじめとする、政策に影響を与えた論文の筆者が、業界団体から資金提供を受けて、論文の結果を操作していたというものです（＊36）。

歴史的な背景を辿ってみましょう。まず、1943年に、甘味料ビジネスのための業界団体として、SRF（Sugar Research Foundation）が設立されました。それから少し後の1950年代、アメリカでは心臓病による男性の死亡率が増加しました。当時、アイゼンハワー大統領自身も心臓発作で闘病していました。心臓病の予防が国を挙げての取り組みとなり、1960年代、心臓病の原因に関する研究が進みます。結果、2つの説が有力視されるようになりました。1つは、飽和脂肪酸やコレステロールのとりすぎ説（ミネソタ大学・アンセル・キーズ博士による）、もう1つは糖のとりすぎ説（イギリス、クィーンエリザベス大学・ジョン・ユドキン博士による）です。

１９６７年に世界的にも権威のある医学の学術雑誌であるＮＥＪＭ（New England Journal of Medicine）に、キーズが唱える「飽和脂肪酸とコレステロールを減らし、不飽和脂肪酸を増やすことが心臓疾患を防ぐ。炭水化物＝糖類による心臓病のリスクは少ない」という説を基にした論文が掲載されました（＊36，37）。

これにより、メディアをはじめとする世論は、心臓病予防のために食事で注目すべきは「脂肪とコレステロールである」との方向に傾き、糖類と心臓疾患の関連に関する議論は抑えられることになりました。ここから、アメリカの食生活ガイドラインや、低脂肪ダイエットへの流れが一気に作られることとなったのです（＊36）。低脂肪ダイエットに関しては、２３５ページにも書いた通り、現代では推奨されていません。

この一件に関して、今回の論文は、当時何が起こったのかを歴史的な資料から明らかにしたのです。これによると、ＳＲＦは、論文に携わったハーバード大学の研究者3名それぞれに、現在の価格での約5万ドル（約６５０万円）を支払い、論文の結果を操作するよう依頼しました。出版前にＳＲＦが原稿をチェックしたり、組織的な操作が行われたことを明らかにしました。

そのうちの一つの論文（＊37）の共著者のハーバード大学の研究者は、当時の同大学栄養学部の学部長で、政府組織の専門家としても意見を求められる、栄養学界の重鎮の1人でした（＊36）。政策の流れを決定づけるような論文執筆や、政策のアドバイスに関わる立場の人たちが、特定の食品団体から資金提供を受けていたこと、またそれを明らかにしていなかったことがわかり、大きく問題視されることとなりました。

現在では、学術誌においては、通常、**利益相反（conflict of interest・コンフリクト オブ インタレスト）といって、関連団体からの資金提供の有無を明らかにすること**が求められています。この論文では、他の研究資金については開示されているものの、ＳＲＦによる研究資金については開示されていませんでした。実際、1984年まで、ＮＥＪＭは資金提供に関する開示を研究者らに求めてきませんでした（＊38）。これ以外にも、その後もＳＲＦが後押しする製糖業界は、糖質と心臓疾患の関連性について糖類への注意を薄め、他の食べ物に焦点を当てるような研究を続けて行っていることがわかっています（＊36）。

この事例のように、たばこやアルコール、食品の業界団体による研究資金提供と、研究の結果が業界に有利なように結論づけられているという論文はいくつも出ています。例えば、飲料業界が資金提供した研究は、研究者が独自で資金を集めた研究よりも、業界に好ましいような結論が発表されていると報告されています（＊39，40）。同様の結果は、複数の食品分野でも恒常的に見られており、ビジネスと研究の倫理観が問われています。

研究者が倫理観を持つのはもちろん重要なことですが、消費者も、研究の結果などが発表された際には、必ず、どこが資金提供をしているか、企業のお金が絡んでいるのかなどはチェックするポイントとして持っておいた方がいいでしょう。また、メディアは、こうした研究の発表を行う際は、研究資金の出所も追記する、もしくは論文にリンクできるような形で発表するなどすべきだと感じます。

酒：適量ならば体に良いは本当か？

「酒は百薬の長」、「酒は飲んでも飲まれるな」——、お酒に関する慣用句は、たくさんあります。英語でも、お酒をイギリスの有名な小説『ジキル博士とハイド氏』にちなんで、二面的な性格を持つ主人公のジキルとハイドに例えることもあります。アルコールが持つ二面性は、古今東西変わらないのかもしれません。

アルコールは、喫煙や高血圧にならび、世界で7番目に死亡と病気に貢献している原因と推定されています（＊1）。2016年にアルコールが理由で亡くなっている人は、世界で約300万人います（＊1）。これは、HIV（エイズ）や暴力、交通事故で亡くなる人の数を上回っています（＊1，2）。このうち、4分の3が男性です（＊1，2）。2012年のデータでは、日本でも、アルコールが原因で亡くなるのは、たばこや高血圧に並び、第7位に当たるとされています（＊3）。

アルコールの摂取による「病気の予防効果」は限られる

食品と健康の関係には、摂取すれば摂取するだけ不健康になる、あるいは健康になると考えられるものと（直線型）、J字型カーブといわれるような、少し摂取すると健康に良さそうな傾向を示すような、いくつかのタイプがあります（図表15）。

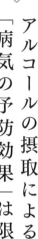

直線型の食品は、例えば加糖飲料水（砂糖やシロップが加えられた、いわゆる一般的な「ジュース」）と糖尿病、加工肉と様々な疾患との関係などです。その食品を多くとると疾患や死亡率のリスクが上がる傾向が強くなります。概して、エビデンスが強いものは、食品とリスクの関係が直線型を示す傾向があります。

先進国の中年男女を対象にした研究によると、アルコールと疾患の関係は、死亡や心筋梗塞や脳卒中を含む循環器疾患のリスクに関しては、主にJカーブです（＊4－6）。日本人を含んだ研究でも、適量飲む場合は、死亡率が少しだけ低いことがわかっています（＊5，7－9）。Jカーブというのは、文字通り、その食品と結果の関係がアルファベットの「J」のような形になっているものです。つまり、全く摂取しないよりも、少し摂取している人の方が死亡や疾

図表15：アルコール消費と慢性疾患等のリスク

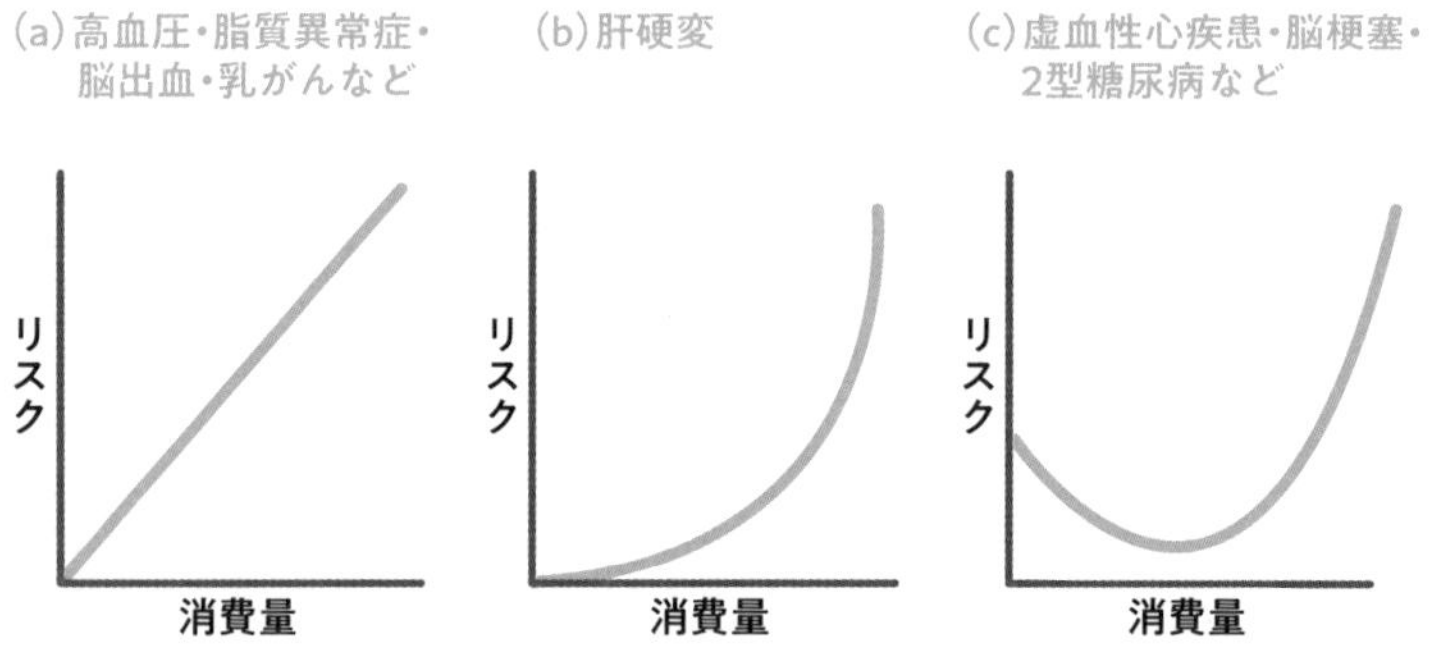

出典：厚生労働省．e-ヘルスネット

患のリスクが低いのです。Jの一番下がっている弓なりの部分のリスクが低いことを意味します。

こうした成果が多くの国々から報告されているために、従来から「適量であれば体に良い」といわれるようになったようです。

注意しなければならないのは、Jカーブの関係があるからといって、少しの飲酒が体に良いということを示しているわけではない、そしてすべての疾患に当てはまるわけではないということです。実際、厚生労働省は高血圧、脳出血、乳がんなどとアルコールの関係は直線型と発表しています（＊10－19）。

また、こうした研究成果の解釈には注意が必要です。この「Jカーブ」の理由が、研究による限界である可能性も否定できません。

つまり、全くお酒を飲まない人の死亡率が高くなるのは、もともとなんらか健康上の理由があって飲めない可能性があります。そして、もともと病気を抱えているためにそのグループで死亡率が高くなるということが起こりえます（＊20，21）。

このような背景があるため、**お酒が飲めない人や、今飲んでいない人は、無理に飲む必要はないといわれています**（＊1）。「お酒は体に良い」という表現は、今のところ、限定的な意味しか持たないのです。

厚生労働省では、**「生活習慣病のリスクを高める量の飲酒」として、1日平均純アルコール摂取量が男性40g以上、女性20g以上と定義しています。純アルコール量20gとは、**だいたい**「ビール中ビン1本（500ml）」「日本酒1合（180ml）」「チュウハイ（7%）350ml缶1本」「ウィスキーダブル1杯（60ml）」などに相当する量**です（＊22）。ただ、誰でもこの「適量」まで飲んで良いとはいえません。また、厚生労働省の定義同様に、女性は男性よりも少し少なめに設定するのが妥当という提言もあります（＊22）。性差はもちろん男性、女性それぞれでも体質による個人差があり、「適量」の判断を難しくしています（＊23－25）。またこの適量が当てはまるのは、健康上の理由がない人のみですので気をつけましょう。

飲むお酒の種類で健康への影響が変わるというエビデンスは弱い

お酒を楽しみたい人は、どのような点に気をつければ良いのでしょうか。種類やつまみ、そしてどのように飲むかなど、みなさんそれぞれ気になることもあると思います。まだエビデンスと呼ぶには時期尚早なものもありますが、現在出ている研究の結果をご紹介します。

今までの研究からは、アルコールの種類によって、健康への影響が変わるというエビデンスはそれほど強くありません。仮にそういったアドバイスに出合ったとしても、強いエビデンスに支えられているわけではない、仮説の範囲と考えてください。

例えば、ワインは、成分としてはポリフェノールという物質に抗酸化作用があり、そのおかげで動脈硬化などを予防すると考えられています。概念としては納得なのですが、実際に、これによって病気の発症を予防できるという強いエビデンスが出ているわけではありません（＊26，27）。

同じく還元論的に成分に着目して、ビールはプリン体が心配と考える方もいるでしょう。他のアルコール飲料よりは、プリン体は確かに多く含まれます（実際には魚介類や肉類に比べると少ないです）（＊28，29）。しかし、痛風が心配な方は、プリン体による影響よりも、アルコール自体の摂取量が問題です。実際、日本人を対象とした研究でも、**高尿酸血症の発症率は、ビールを飲んでいたグループでも日本酒を飲んでいたグループでもほぼ同様で、摂取量が多い人ほど発症率が高い**という結果が出ました（＊30）。

ですのでお酒による病気が心配な方は、何を飲むかよりも、摂取量に気を配る方が良さそうです。

「何を一緒に」食べると健康に良いのか？

お酒と病気の発症率との関係を見る研究の問題点として、お酒の効果を見ているのか、お酒と一緒に食べているものや食生活全般の効果を見ているのか不確かだ、ということが挙げられます。他の食品と同様です。実際、その点に着目した研究も行われています。

例えば、**ワインを好む人は、ビールを好む人よりも野菜や果物を好み、赤身肉や油で揚げた肉の摂取量が低く、より健康的なものを食べる傾向**が報告されています（＊31，32）。また、スーパーマーケットでワインを買った人たちとビールを買った人たちが、それぞれ他にどのような食品を購入したか観察した研究もあります。ワインを購入した人は他にもオリーブ、野菜、果物、鶏肉、料理油、低脂肪チーズなどを購入する傾向にありました。一方でビールを買った人は加工食品、砂糖、サラミやソーセージ、ポテトチップス、豚肉、バターやマーガリン、羊肉、ソフトドリンクなどを購入しました。このように、お酒と一緒に買うものに差が出ていました（＊33）。

お酒の良し悪しの判断には**「何を一緒に食べるか」に関して注意が必要**です。「適量」を守るにしても、不健康と考えられそうな食品の摂取には気をつけましょう。どのような飲み物であっても通常の食事のバランスを考える一環として、**野菜や魚、ナッツや豆などの、いわゆる健康に良いとされるものを選ぶようにすると良い**でしょう。そうした選択の効果が今の時点で実証されているとはいえないのですが、お酒が好きな方は、**それぞれの飲み物に合う健康的な食べ物の組み合わせ**をあらかた考えてみてください。これは、行動科学の分野でも**「If-then～」（もしXXの場合は～する）フレーズ**といわれるやり方で、いざという時に適切な判断をしやすくなるのに有効だといわれています（＊34）。スーパーで食材を選んだり、レストランなどで注文する際に、迷わずに健康的な選択肢をとりやすくなるでしょう。

≫「誰と一緒に」飲むと健康に良いのか？

飲酒量と交友関係に関する興味深いエビデンスがアメリカから報告されています。まだ限られたエビデンスではありますが、それによると、たくさんお酒を飲む人が友だち、親戚といった自分の交友関係にいると、自分がたくさん飲むようになったり、禁酒する可能性が低くなったりする傾向があるとのことです（＊35）。

逆に、アルコールを飲まない人が自分のつきあう人の中にいると、自分が飲まないようになっていく傾向があるようで、特に友だちや親戚の影響を強く受けることが報告されています（＊35）。興味深いことに、直接自分の知り合いではなくても、自分の2つ、3つ先の関係（例：友だちのお母さんのいとこ）が大酒飲みだと、自分の飲む量も上がるような傾向まで推定されました。4つ先の関係（例：友だちのお母さんのいとこの友だち）ではこの影響は消えていました。もちろん、1つの研究でエビデンスが確立されたということはできないのですが、**「誰と飲みに行くか」が自分の飲酒量に影響を与える可能性がある**ことは知っておいて良いと思います。

飲む頻度や飲み方はどうしたら良いのか？

頻度と1日に飲む量のバランスがどう健康に影響を与えるのかについては、例えば、1日にアルコールをたくさん飲む人と、同じ量を小分けに飲む人で、死亡率が異なっているという研究はあります。しかしまだ強いエビデンスがあるといえるほど揃っていませんが、いくつか紹介します（＊36－40）。

飲酒の頻度によって死亡率に違いが出るという研究結果があります。この研究では、同じ量であれば、飲酒頻度の少ない人の方が、飲酒頻度が多い人よりも死亡率が高くなりました。一方で、飲酒量が多く頻繁にお酒を飲む人（1週間で男性で20ドリンク以上、女性で13ドリンク以上）も、死亡率が高くなることがわかっています（＊36）。普段、飲酒頻度の少ない人の方が死亡率が高くなる理由として、このような人は、たまに飲む時に多く飲酒をする傾向が見られるため、消化管でのアルコールの濃度が高くなることが指摘されています（＊36）。

日本での研究はどうでしょうか。日本人の飲酒習慣のある男性の6割は休肝日（お酒を飲まない日）がなく、ほぼ毎日飲酒するというデータがあります（＊9）。2018年の研究によると、**普段週1日以上お酒を飲む人の場合、休肝日が週1～2日ある人は、飲酒量にかかわらず、がんや脳血管疾患による死亡リスクが低下**していました（＊5，41）。さらに、このグループの中でなおかつ飲酒量が少なめの人は、様々な病気によって亡くなるリスクが低い結果となりました。量にかかわらず休肝日がある方が良く、なおかつ飲酒量が少ないのがベストのようです。

このような結果が出る理由として、この論文では、毎日たくさん飲酒する人は、顔が赤くなったり、二日酔いの原因になったりするアセトアルデヒドと呼ばれる物質に毎日さらされることになるので、それががんの原因となるからではと述べられています（＊5）。また一方で、アルコール自体の問題ではなく、休肝日を多くとる人は、主にお酒を飲む場が自宅ではなく、1人で飲むので人との交流の場である可能性が高いため、人とのポジティブなつながりが疾患や死亡リスクの低下に関連しているのではないかという可能性を指摘しています（＊5）。

「アルコールの広告」が飲酒量に与える影響

毎日の生活の中で、知らずしらずにみなさんの飲酒量に影響を与えている可能性があるものとして、**アルコールの広告**があります。アルコール習慣に関する研究の中でも、結構な数の研究が行われています。

アルコールの広告といっても、テレビコマーシャルや新聞・ウェブ広告から、一見広告とわからないような映画やドラマに商品を入れこませるタイプの広告（専門用語でプロダクトリプレイスメントといいます）まで、様々な種類のものがあります。日本のアルコール関係の広告は、旬の芸能人を使った興味深いものも多く、私もついつい見入ってしまいます。

これらの広告は、意図しなくても目に入ってきたり、何の気なしに見てしまうものですが、アルコールの広告は、飲酒量や若者が飲み始める時期に影響を与える（＊42－44）という点で、負の影響があることは否めません。また、アルコール会社が社会的貢献として飲みすぎ防止のキャンペーンを行うことがありますが、これらは効果がないどころか、逆にアルコール会社やブランドへの良いイメージにつながることが明らかになっています（＊45－49）。

特に若い人たちでは、特定のアルコールブランドへの良いイメージや嗜好と、飲酒量との間に関連があることが報告されています（＊50，51）。一方で、広告を制限したら飲酒量は減るのかという点については、明確なエビデンスは得られておらず、対策について確実な案は見えていないのが現状です（＊52）。

日本のアルコール会社は、好感度が高くネガティブなイメージはないようです（＊53）。しかし、海外では、アルコール会社の株は、たばこやギャンブル、武器の会社の株と同様、その健康への負の影響力の大きさから**「罪作りな株（sin stocks・シン ストック）」**と捉えられています（＊54）。

アルコール習慣に関しては、自分の意志の力だけではどうにもならないところからの影響があることは、認識しておいて良いでしょう。

飲酒量の調整は「グラス選び」から始める

お酒やお酒の席が好きな方、普段から飲む習慣がある人にとってはやや耳の痛い話になってしまったかもしれません。最後に、強いエビデンスとはいえないのですが、特にお酒好きな人に届けたい内容を紹介します。ついつい飲みすぎてしまう、という方が飲みすぎを防ぐ手っ取り早い方法は飲み物のグラスを工夫することです。

飲む量を控えたい場合は、グラスのサイズを小さくすることで、飲む量も減る可能性があります（＊55，56）。ある研究では、グラスのサイズを約25～30％くらい小さくすることで、アルコール消費量が約20～40％くらい削減されることがわかりました（＊55）。

また、**背の高い細めのグラス**を選びましょう。人はグラスの高さに着目しますが、横幅への注意を払いにくいという研究結果が報告されています（＊57－59）。背が低く横幅が広めのグラスは、高さがない分、消費する量を低く見積もってしまいがちです。これは一般の人だけでなく、酒の調合をするプロであるバーテンダーでも間違えてしまうほどです。

実際、バーテンダーを対象にした実験でも、同じ量を入れるように頼んでも、細長いグラスにお酒を注いだ時よりも、背が低く横幅の広いグラスに入れた時の方が、平均で26％多く注いでしまうことがわかっています。ぜひ、試してみてください（＊57, 60）。

私自身は、お酒が弱いために、お酒にあまり馴染みがないのですが、地元の千葉県香取市はもともと酒蔵が多かった地域で、今でも江戸時代から続く伝統的な酒蔵があります。そこの味醂《みりん》が大好きです。また料理にお酒は欠かせません。そういった意味で、「飲む」以外のアルコールとの接点は生活にいくつもあります。こういった文化としての日本の「酒」の伝統は残っていいてほしいと感じます。

そのためにも、私たち一人ひとりが、飲まない選択肢を含めたお酒とバランスのとれたつきあい方をしたり、アルコールのネガティブな影響を受けやすい人には社会的なサポートをしたりする必要があります。みなさんも、今一度、ご自身やご家族、大事な人とアルコールとのつきあい方を考えてみてもらえれば幸いです。

サプリメント：健康のためにと思っているものが仇になる

薬局やコンビニエンスストア、スーパーマーケットでも最近はたくさん並べられているサプリメント。**「サプリメント（supplement）」**とは、その名の通り、食事で足りないものを「補う」という意味です。**錠剤や粉状のもの、液体やエナジーバーなど色々な形状のもの**があります。世界では約1232億ドル（日本円にして約12兆円）（＊1）以上で、日本でも約1兆3729億円の市場があります（2022年）（＊2）。サプリメント産業は多少の増減はあるものの、アメリカでも日本でも拡大中で、今後もその傾向が見込まれています。

「筋肉増強」、「ダイエット」、「骨を強くする」、ひいては「病気の予防」、「アンチエイジング」まで、健康課題の手っ取り早い解決方法として、消費者にその効果を訴えかけます。健康のために何か行動をとるのは素晴らしいことですが、果たして、サプリメントをとることは良い方法なのでしょうか？

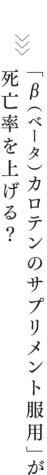

「β（ベータ）カロテンのサプリメント服用」が死亡率を上げる？

栄養学やがんの研究者にとって、衝撃的な結果となった研究があります。それは1990年代に発表された、β（ベータ）カロテン（βカロチンとするところもあります）のサプリメントに関する臨床試験です（＊3）。**βカロテンとは、緑黄色野菜に含まれる成分**です。日本でもがんや心血管疾患の予防が期待できるとして、「飲む緑黄色野菜」と称し、サプリメントや健康飲料として様々な形で売り出されました。記憶にある人もいると思います。

βカロテンのサプリメントによる健康への効果を検証した研究のうちの1つを紹介します。この研究では、**喫煙者などの特定のグループでβカロテンのサプリメントを服用すると、肺がんの発生率や死亡率が上がる**ことがわかりました（＊3）。一方で、がんをはじめとして、期待された重篤《じゅうとく》な疾患へのプラスの効果は見られませんでした。その後、このような研究を含め、複数の研究のエビデンスを統合して分析する研究が行われました。結果、βカロテンのサプリメントを常用することで、逆に肺がんや胃がんのリスクを上げることが指摘されました（＊4－8）。

健康に良かれと思って飲んでいるはずのサプリですが、効果がないだけではなく、かえってがんの発生率や死亡率を上げる可能性があるということで、当時大きなニュースとなりました。サプリメントについて語る上で欠かせない話となっています。

たとえ害はなかったとしても、健康にとってプラスの効果が見込めないのであれば、サプリメントを摂取する意味も薄れてしまいます。鉄分やビタミンDの欠乏が医師によって診断され、サプリメントのような形で処方されるようなケースは、指示にしたがってとるべきと思います。「なんとなく健康によさそうだから」といった曖昧な理由や臆測で、任意にサプリメントをとることはお勧めしません。専門家の判断を仰がないでとるサプリメントに関して、長期的に健康に好ましい効果が見込めるものは、今のところないと考えましょう。

例えば鉄分の不足による貧血に対して鉄剤の効果は認められています(＊9, 10)。しかし一方で、鉄剤のサプリメントを常用している人ほど、死亡率が高いとアメリカから報告されています(＊11)。概してサプリメントの研究となると、そういった二面性が伴って、解釈と結論を出すのがとても難しいのです。どの栄養のサプリメントもやはりプロの判断が必須と考えてください(例外については後述)。

健康に良いエビデンスがないのに、サプリメントが売れてしまう理由

サプリメントの健康や病気の予防に関するエビデンスは、一部のサプリメントを除いて乏しいのが現状です。したがって、基本中の基本として、**健康な人（妊婦や療養中の人を除いて）の場合、必要な栄養分はまず食事からとることが勧められています**（＊12，13）。約3万人の人々を対象に行ったアメリカの研究では、サプリメントの摂取によって死亡率が低下するという示唆は得られませんでした（＊14）。ビタミンAやビタミンK、亜鉛など適切な量の摂取であれば、疾患のリスクを下げるかもしれないという可能性があるものでも、サプリメントの摂取ではその傾向は読みとれませんでした。一方で、食事からの栄養摂取が豊かな人ほど、死亡率が低いという結果が報告されました。この研究が示唆するように、サプリメントで栄養の不足を補おうとはせず、できるだけ食べ物の摂取によって健康を維持するように努めるのが良いのでしょう。

でも、どうして、サプリメントの常用に関するエビデンスが乏しいにもかかわらず、売れて市場が広がってしまうようなことが起こるのでしょうか？　ここでは私が考える2つの理由を挙げたいと思います。

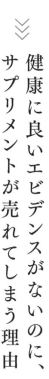

サプリメントが売れてしまう理由①：巧みな宣伝による効果

日本で情報番組を見ていると、高齢者をターゲットにしているような番組では、サプリメントの広告が次から次に流れ、新聞の折り込み広告にも毎日のようにチラシが入ります。実家にいる時は、私の祖父母や両親宛に、どこから住所を手に入れたのか、ダイレクトメールまで届きます。

広告には関連する法令による規制があり、効果を暗示するような文言には制限が課されています（＊15）。しかし、サプリメントを含む健康食品の宣伝は、規制にかかわらずとも、かなり巧みなものが多く、消費者が欲しくなるような広告の仕掛けがたくさん使われています。

例えば、「このサプリを使って実験をしたところ、ＸＸが改善しました！」系の、効果をうたうもの。時に、実験結果を表や図にしたものや、論文の情報も明記してあるものもあります。

この本でも繰り返しお伝えしている通り、**科学の研究として認められるには、実験に関する倫理的な承認や研究として複数の査読者に認められたりなど、最低限の基準をクリアすることが必要**です。宣伝によく載っているデータは、こういったプロセスを経た実験かどうかは知る由はありません。また、論文の情報を掲載しているものでも、論文自体が商業的なものであったり（お金を出せば掲載できる類のもの）、科学的な質が問われるようなものが多いのが実情です。ただ、これを科学のトレーニングを受けていない人が見破るのはハードルが高く、サプリメントを売る側は、本当に巧みだと感じざるをえません。

仮に、科学の作法にのっとって研究していたとしましょう。日本でサプリメントは「食品」として扱われています。その場合、医薬品の販売に求められるような実験の質は求められません。消費者庁が管理する「特定保健用食品」や「栄養機能食品」として売られているサプリメントもありますが、これらも食品としての分類です（＊16，17）。有効性と安全性を確認する過程が、薬と違うことに留意する必要があります。結果として、医科学の世界からすると未成熟なエビデンスしかないサプリメントは多いのですが、企業側は「特定保健用食品」として「健康に良い効果がありそうだ」という印象を与えながら、コンビニや薬局、オンラインで販売できるのです。

他にも広告宣伝によく使われている手法をいくつか紹介します。

例えば

- 医師や公的機関のお墨つきのような情報（信頼性を増すため）

●芸能人による体験談（説得力を増し素早く行動に移すため↓セレブリティを使うことで広告へのポジティブなイメージが増加したり、購入への後押しになるため）（＊18）
●「明日までなら半額」といった期限つきのお得感（行動に移すきっかけを与えるため）
●健康食品ランキングNo．1のようにいかに売れているかを示す情報（バンドワゴン効果で他の人が買っていると思うと買いたくなるため）
●定期購入がお得になることを強調（一度買って飲むことが通常（デフォルト）になると、やめることが面倒になるため）（＊19）

など、広告や行動科学・行動経済学のありとあらゆる手法がちりばめられていると感心するほどです。

サプリメントが売れてしまう理由②：人間の心理の痛いところをつく存在

また、広告の手法だけではありません。**サプリメントの存在自体が、手っ取り早く、楽して健康になりたい人の心理の痛いところをついている**と感じます。

例えば、この本の第1章でもお伝えしたように、**人は自分の思いと行動に矛盾が生じるとストレスを感じる生きもの**です**（認知不協和）**（＊20）。例えばバランスのとれた食事をとらなければならないと思っていても、日々の生活でそのような食事がとれていないと不快感を感じるために、自分の考え（認知）を変えるか（バランスのとれた食事をとらなくても大して健康に影響はない、自分の親は偏食でも長生きしたから大丈夫、と思い込ませるようになる）、行動を変えるか（バランスのとれた食事をする）しようとします。

サプリメントは、「バランスのとれた食事をしていない」という認識についても、「バランスのとれた食事をする」という行動についても、サプリメントを飲んだことで手っ取り早く働きかけることができると思わせるので、健康になりたい人の心理にうまいようにはまってしまうものだと考えます。もちろん、サプリメントだけでバランスのとれた食事になるなんてことはありえないのですが！ また、定期購入で摂取することを一旦デフォルトにしてしまうと、深く考えずにずっと飲み続けやすい状況が続いてしまいます。

このように、サプリメントの手軽さ、健康に良いことをしているという思い込み、そして広告の巧みさが、エビデンスが乏しいにもかかわらず、市場が広がって売れてしまう事態を引き起こしていると推測します。

足りないものをサプリメントで補えば何とかなるといえるほど、科学は単純ではない

サプリメントに注意が必要な理由があります。それは、食事の章でも何度か出ている通り、サプリメントを摂取すること自体が、還元主義の考え方の影響を強く受けているためです。実際、成分的なことを基に「XXが足りないためにXXを補うと体に良い」という栄養分の理屈を応用したものがたくさんあります。

注意が必要なのは、何度も伝えているように体の中でのメカニズムとして特定の栄養分が良いこと（生化学的な考察や概念的なことで、エビデンスではありません）と、実際にサプリメントでそれを摂取した時に出る体の反応や健康・病気との関係（臨床医学や公衆衛生学的なエビデンス）は別のものだということです。

例を挙げてみましょう。「βカロテンは抗酸化物質としての働きを持つ。抗酸化物質は、〝酸化ストレス〟が原因となる肺がんが予防可能と考えられる。だから、βカロテンのサプリメントをとろう」という考え方はまさに生化学的な考察です。実際にそうした考えに基づいて、βカロテンやビタミンC、Eのサプリメントが売り出された歴史があります。

しかし前述したように、βカロテンのサプリメントで、がんの予防効果が出ないだけでなく、逆に死亡率を上げたりすることが示されました。生化学的な根拠を基に、「このサプリメントがＸＸに効く！」とうたっているサプリメントは本当に多いのですが、このような考察から、健康と病気の関係を考えるのは不適当です。

足りないものをサプリメントで補えば何とかなるといえるほど、科学は単純ではないのです。こういったことを知ってか知らずしてか、動物実験や絶句するような質の低い研究でも、あたかも万人に向けて伝えられるほど強いエビデンスがあるように伝えるのが、宣伝・ビジネスの技です。

サプリメントに限らず食事全体にいえることですが、生化学的な情報のみに頼らず、実際にそれを摂取したことによる病気と健康との関連がどうなっているかで判断しましょう。

飲んでも良いサプリメントはあるのか？

サプリメントのマイナスの側面について、整理してきました。一方で、サプリメントは、体の状態や人によってプラスに働くことも確かにあります。しかし、この判断は自分でできることではありません。**サプリメントが必要な人というのは、医師や管理栄養士の助言によりサプ**

リメントを摂取した方が良いといわれた人のみと考えてください。

例外として、妊娠前や妊娠初期の女性は、胎児の神経器官などの正常な発育への効果が認められているために、サプリメントを含めた葉酸《ようさん》を積極的に摂取することが求められています（＊21，22）。厚生労働省も、これを推奨しています（＊21）。

そのほかにも、何かの疾患を抱えている人や高齢者など特定の人にとっては有用なサプリメントも考えられます（＊23）。例えば、ビタミンB_{12}は高齢になると吸収する機能が落ちることが知られており、食事では得られない用量のサプリメントの処方によるビタミンB_{12}の摂取で栄養状態を維持できることが報告されています（＊24）。そういう可能性もあるのですが、それでもまず、健康に不安がある場合や、サプリメントの摂取が必要かもしれないと感じる場合は、まず医師や管理栄養士に相談しましょう。そして、専門家の助言により、今服用しているサプリメントがある場合は、勝手にやめないようにしましょう。また、処方された薬がある上でサプリメントを服用したい人は、必ず医師に飲んでいるサプリメントについて話をするようにしましょう。

健康な人は、サプリメントでなく食事で必要な栄養を補うこと

医師や栄養士からアドバイスをもらうまでもないから、自己判断でサプリメントを買って飲んでいる人はどうしたら良いでしょうか。

①薬とは違って安全性や有効性が厳格に確認されないまま市場に出回っている可能性、 そして**②栄養素だけ補おうとしても、結果的に病気の予防や健康の増進につながらない可能性、さらには別の病気を引き起こす可能性**があることを思い出してください。そして、サプリメントの代わりに、食事で補うことができないか、考えてみると良いでしょう。そして、健康改善のためにサプリメントの使用を考えたい場合は、必ず医師や栄養士と相談してほしいと思っています。

栄養素だけを気にするあまり、「食べる」という行為から「とる」行為へと、食に効率だけを求めることが、皮肉にも、必ずしも健康につながらないことはおわかりいただけたでしょうか。サプリメントに限らず食品全体にも当てはまることですが、食べ物として食することがいかに重要か、食の奥深さと食べ物への畏敬の念を抱かざるをえません。病気や特定の健康状態

にある方を除き、食べることができ、またそれを楽しめる余裕がありながらも、サプリメントをとっているようでしたら、少しずつでも食事のみで健康を維持するようにしてもらえたらと思っています。

塩：世界的にみても食塩の摂取量が多い日本人

料理に欠かせない塩とその歴史

塩分のとりすぎは、日本人の死亡率を上げる要因のランキングで第6位、食品の中では第1位に位置づけられています（＊1）。塩分のとりすぎが高順位に来てしまうのは日本に限ったことだけではなく、世界でも同様です（＊2）。塩は、多くの料理に欠かせないものだからこそ、上手につきあわなくてはなりません。

日本人の食文化において、味噌や漬物、梅干しなどの伝統的かつ健康的だと思われるような食事には塩分が多く含まれています。魚や納豆を食べたりなど、健康的な食品をとろうとする際にも、醤油をつけたり、塩分が含まれているものと一緒に食べることが多いのではないでしょうか。また、日本人に人気で、多くの人が頻繁に食べるであろうラーメンやカレーにも、塩分は多く含まれています。日本人の食事と塩は密接に結びついているからこそ、何をどのようにしたら良いのか、戦略的に考えていかないといけません。

塩に関する知見が積もり、その懸念が高まるにつれ、摂取基準も年々厳しくなっています。日本では、長い間、成人では1日10g以下といわれてきました。2005年には、女性のみ8g未満が推奨されていました（＊3）。これは女性の方が、塩の摂取量による血圧などの影響を受けやすいためです（＊4）。そして、2020年には、さらに踏み込んだ内容となり、**男性7・5g未満、女性6・5g未満が推奨**となりました（＊5）。ちなみに、**ＷＨＯ（世界保健機関）では、さらに厳しく、1日5gを推奨**としています（＊6）。

日本人は食塩を一体どのくらいとっているのでしょうか？

最近の調査では、**平均で男性は11・0g、女性は9・3g摂取している**ことがわかっています。先ほどの基準に合わせると、男性も女性も推奨の量よりも超えて摂取しています（＊7）。この10年では減少傾向にありますが、それでもまだ目標にしたい摂取量には達していません。

もともと、塩は、私たちの先祖が何百年もの昔から摂取してきた食品です（とはいえ、摂取は、1日0・5g以下で、今のように昔からたくさんとっていたわけではないと考えられています)(＊8，9)。約5000年前に、塩が食料の保存に良いことを中国人が発見し、冬の間の保存料として使われるようになりました。その結果、貿易品の一つとして、社会的にも経済的にも重要なものになりました。摂取量のピークは、1870年ごろ(1日9〜12g)といわれています。その後、冷蔵庫や冷凍庫の普及により、保存料としての役割が少なくなり、一旦は摂取量が減ったようです。しかし、昨今では加工食品の需要が高まっているからか、1870年代と同じくらい塩を摂取しています(＊8，9)。

塩分摂取で特に注意が必要なのは、加工食品

昔から人々の生活に欠かせなかった塩ですが、**過剰摂取が与える健康への悪影響で悩ましいのは、血圧を上げること**です(＊10)。さらに関連して**慢性腎臓病**(＊11，12)、**心臓病や脳卒中のリスクが上がる**と考えられています(＊13−15)。さらには**骨粗しょう症**(＊16，17)、**胃がん**との関連性(＊18−22)も指摘されています。

予防のためにできることとして、まず、**今、自分がどのくらい塩をとっているのかを知ることが**大切です。自分の摂取量は、1日の許容摂取量の範囲内でしょうか、あと少しで範囲内に

届くところでしょうか、それともかなり多いでしょうか。料理をする人であれば、1gがどのくらいの量か、食塩を含む食品をどのくらい食べているかを知った上で、普段どのくらい塩を使っているかを予想してみると良いでしょう。

買ったものを食べることが多い場合は、パッケージに塩の量が表示されているものもあるので、塩分が多そうなものを中心に想定してみましょう。塩分量が、ナトリウムで表示されているものは、インターネット上で簡単に換算してくれるウェブサイトもあるので、利用すると良いでしょう（計算式は、食塩相当量（g）＝ナトリウム量（mg）×2.54÷1000）。外食が多い人は、店によってどのように塩を使っているかが異なるので、なかなか難しいと思います。そのような場合は、ウェブサイト上で食べた食品を選ぶと一般的な食塩の量を教えてくれるものがあるので活用しましょう。

図表16と17は、2つの調査を通じて、日本人がとっている食品で塩の多いものをランキングにした結果です。1つ目の調査（INTERMAP STUDY）は、40歳から59歳の男女を対象にした調査の結果です（＊23）。2つ目の調査は、国民健康・栄養調査という厚生労働省が行っている調査です（＊24）。2つの調査で、調査方法や食品の分類の仕方が異なるので、今回は2つのランキングを同時に載せることにしました。

みなさんが普段食べているものの中で、ランキングに入っているものは、塩が多い可能性が

図表16：INTERMAP STUDY（インターマップスタディ）による日本人の食塩摂取に関する調査（40－59歳対象）

	食品名	1人1日あたりで摂取するその食品からの食塩量の平均(g)	食事全体に占めるその食品からの食塩の割合(%)
1	醤油	0.932	20
2	漬物	0.458	9.8
3	味噌汁	0.450	9.7
4	魚（鮮魚および塩で味付けされたもの）	0.433	9.5
5	塩（レストラン・ファストフード・家で食べる際に追加されるもの）	0.411	9.5
6	味噌汁以外の汁物（日本そばなどそば類のつゆも含む）	0.311	6.7
7	パンや麺類	0.215	4.6
8	醤油以外のソースなどの調味料	0.203	4.4
9	魚肉などを使った練り物（かまぼこやさつま揚げなど）	0.131	2.8
10	加工肉（ハム、ソーセージ、ベーコンなど）	0.103	2.2

出典：Anderson CAM, et al. Dietary sources of sodium in China, Japan, the United Kingdom, and the United States, women and men aged 40 to 59 years: the INTERMAP study. J Am Diet Assoc. 2010;110(5):736-45（＊23）

あります。薄味にしたり、量や頻度を減らすなどして注意が必要です。

1つ目の調査に関しては、地域や職場でのインタビューと尿検査の結果です。2つ目の調査は、調査員が日中家を訪ね、インタビューを行いました。調味料一つでも塩分量が多いと判断されるようなもの（例：醤油）は、食品名ではなく調味料としてランクインしています。

2つ目の調査は、主に食品を取り扱っています。印象として、1つ目の調査の方は、バラエティに富んでいる感じがします。一方で2つ目の調査の方は、和食中心で外食よりも家で食べる内容という感じです。これは、2つ目の調査が、日中家にいる人に、普段の家族の食生活について聞くタイプの調査なの

図表17:国民健康・栄養調査による食塩摂取に関する順位

	食品名	1日あたりの食塩摂取量(g)(当該食品からの食塩摂取量の平均値)
1	カップ麺	5.5
2	インスタントラーメン	5.4
3	梅干し	1.8
4	高菜の漬物	1.2
5	きゅうりの漬物	1.2
6	辛子明太子	1.1
7	塩サバ	1.1
8	白菜の漬物	1.0
9	まあじの開き干し	1.0
10	塩鮭	0.9

	食品名	1日あたりの食塩摂取量(g)(当該食品からの食塩摂取量の平均値)
11	大根の漬物	0.9
12	パン	0.9
13	たらこ	0.9
14	塩昆布	0.8
15	かぶの漬物	0.8
16	福神漬	0.8
17	キムチ	0.7
18	焼き豚	0.7
19	きざみ昆布	0.7
20	さつま揚げ	0.7

出典:医薬基盤・健康・栄養研究所. 日本人はどんな食品から食塩をとっているか? —国民健康・栄養調査での摂取実態の解析から—. 2017(*24)

で、内容も必然的に家にいる人が普段食べているものになりがちなのだと思います。

同じ「日本人の塩分摂取の多い食品ランキング」でも、調査対象によってこんなに違うのか!? という感じですが、自分の普段の食生活に合わせて、上位にたくさん入っているものをよく食べているのであれば、意識して調節してみましょう。

塩分摂取で特に注意が必要なのは、加工食品です。先進国では、過剰な塩の摂取の70〜80%以上が、料理の時に自分で入れる塩ではなく、サンドイッチやピザ、スープのようなすでに加工された食品からだといわれています(*23, 24)。普段、味噌汁や醤油は、明らかに塩分が多そうなので気をつけていても、パンや麺自体にはそんなに塩味を感じないので、意識が向かないかもしれません。
前述の1つ目の調査でもランキングにしっかり入っているので、普段こういった加工食品をよく食べる人は注意したり、減塩のものを選んだりしましょう。

他に気をつけなくてはならないものは、**コンビニの惣菜**です。特定のコンビニについて指摘するのが目的ではないので名前は伏せますが、例えば、ある大手コンビニチェーンのたらこのおにぎり1つには、ナトリウムが510mg入っています（食品表示に書いてあるので見てみてください）。これは、塩分量に換算すると、1・30gです。おにぎりの種類によっては、ナトリウムが800mg近いものもあり、そうすると塩分量は2gを超えます。このようなおにぎりを2つ食べると、厚生労働省の基準でも、すでに1日の許容量の半分以上の塩分を摂取することになります。これにおかずや味噌汁をつけると、一食であっという間に1日の許容量を満たしてしまうことがわかると思います。

塩を減らすためにできること

血圧の高い方は特に、医師や栄養士から指導を受けて、塩分を減らさないと！　と感じている方も多いと思います。かといって、いきなり減塩の食事にしたところ味気なくて嫌になってしまったという方もいるのではないでしょうか？

朗報は、**塩は少しずつ（年に10～20％）減らしても人間の舌は感知できない**ことです（＊25, 26）。ですので、少しずつ減らして目標量に近づける戦略はありだと思います。

イギリスでは、２００３年から政府が主導で食品業界と学術界が協業し、減塩施策に取り組みました（＊27）。例えば、２０００年前後における平均的な食塩摂取量の17％（1日約1ｇ）がパンの摂取からと推定されていました。そのパンの食塩を、時間をかけて段階的に減らすよう食品業界が努めました。研究者が、食品業界が受け入れやすい形で減塩する方法を提案したのです。そして、10年かけて7割のパンで食塩を20％削減するのに成功しました（＊28）。また、ケチャップなど他の食品でも85品目にわたって同様の取り組みを行っています（＊29）。

その結果、人々の食塩摂取量は、２００３～２０１１年の調査期間で15％（１・４ｇ／日）減少しました。また、これにより**心臓の病気や脳卒中は、約４割削減した**と推定されました（＊25）。これらの結果を受けて、オーストラリアやニュージーランドでもこの**「少しずつ色々な食品の塩分を減らす」方法**が取り入れられました（＊30）。

この戦略は、人間の舌が少しずつ減らされる塩を感知できないことをうまく利用し、政府・企業・学術界が一丸となって実践したものです。この特徴を使って、自分で塩を減らすとすれば、少しずつ段階的に減らすことが鍵となるでしょう。

また、減塩の手法としては、食塩に含まれるナトリウムを他のミネラルに置き換えた「代替塩」も注目されています。2021年に発表された研究で、代替塩が今後、減塩の一つのアプローチとして使用できるのではないかという可能性が示唆されています（＊31）。これは中国の大規模な研究ですが、脳卒中を患ったことのある人や、高齢で高血圧の人たちを対象に、普通の食塩の25％をカリウムに置き換えた代替塩を使って5年ほど生活を送ってもらいました。代替塩に置き換えなかったグループに比べて、置き換えたグループでは、死亡率や脳卒中や循環器系の病気の発生率が下がりました。

また、食品へのアクセスのしやすさが消費に影響を与える話は繰り返し出てきていますが、塩も同様です。**テーブルの上に塩が常においてある人は、思い切って撤去しましょう**。塩を入れるのに取りに行かなければいけないという一手間が、塩の摂取を減らす可能性があるためです。塩入れ（ソルトシェーカー）自体のサイズや穴の数、穴の大きさも関連しているといわれています（＊32）。

実際、穴の数を減らした場合、振る回数や時間に制限をしなくても塩の摂取量が減ったという実験結果もあります（＊33）。日本でも減塩用のソルトシェーカーが売られていますので、撤去が難しい場合は、減塩になるような「環境」を作るという意味でもこのような道具を活用しましょう。

私は、妊娠時に臨月で妊娠高血圧症を発症してしまい、出産前、そして出産後もしばらく塩の厳格な管理が必要でした。自分の場合は、減塩だからといって好きなものや特定のものを食べないのは辛かったので、食事のバラエティは変えずに、塩分を調整する方法を選びました。

例えば、いくつかのおかずを食べる時、普段だったら食卓で醤油やドレッシングをかける食品があるとします。目玉焼きと野菜炒め、味噌汁、海苔といった内容の朝ごはんを例にとると、以前は目玉焼きに醤油をかけ、サラダにドレッシングをかけて食べていました。これを、食卓で塩分を足す料理は基本的に一品として、他にかけるのをやめました。例えば、目玉焼きに醤油をかけたら、サラダは生野菜のまま食べたり、目玉焼きにかけた醤油の残りをつけたりして食べました。

また、塩を減らすために、妊娠時に**新たな「デフォルト」を設定**して徹底的に塩分を減らしました。例えば、普段から我が家は減塩ですが、さらに減塩にするために、味噌汁はお椀に半分入れてお湯で半分薄めたり、好物の納豆を食べる時は、ついているタレを半分だけ使ったりなど、自分でルールを決めました。

味噌汁の平均的な塩分量は一杯あたり1・2gといわれています（＊34）。もともと薄味で作っているのでこれよりは低い塩分量だと思いますが、仮にこの塩分量の場合、薄めることで半分（0・6g）、これを三食繰り返すことで、1・8gの減塩になります。

減塩というと、味噌汁の回数を減らすことを推奨しているものもありますが（＊34）、私は、毎食に汁物を食べたいので、1回あたりの塩分を減らしました。回数で減らすか、1回あたりの量を減らすかは一人ひとりの食生活のスタイルに合わせるのが長続きするコツかもしれません。出産後血圧は下がりましたが、一度減塩に慣れると、「減塩」の食べ方も苦ではなく、出産後もこの食べ方を続けています。

また、料理をする方は、調理で一工夫するのも良いと思います。例えば、だし、レモン（柑橘類）、ニンニクや生姜などの薬味をうまく使うと、塩そのものが少量でも、香りや味で料理を楽しめるでしょう（＊35，36）。特に、昆布・椎茸・鰹節は、日本の料理に欠かせませんが、減塩食の実験では、うまみ物質を用いた料理では、味を損なわずに、平均で35％以上の減塩が可能になることがわかりました（＊36）。ただ、手軽に使いやすい顆粒《かりゅう》のだしには、塩分が含まれていることが多いので注意が必要です。日本には、これらの減塩に役立つだしの文化や、数多くの豊富な薬味（山椒《さんしょう》、からし、大葉、唐辛子、ミョウガ、小ねぎなど）があります。これらを味方につけて、おいしさを保ちながら塩分を減らすことを目指すと良いでしょう。

容器を工夫するのも一つの手です。イギリスで行われた小規模の実験では、**塩の容器の穴の数を17個から5個に減らしたところ、平均で約30％減塩できる可能性**が示唆されました（＊33）。日本でも、プッシュしないと出ないタイプや、スプレータイプのものになっている醤油差しがあります。日本の研究でも、これらのタイプは、通常の醤油差しよりも、醤油をかける量と摂取量の両方が、スプレータイプ、プッシュタイプの順に少なくなりました（＊37）。塩も醤油も、それぞれ小規模な実験のため、さらなる研究が必要ですが、可能性として容器の形状を変えるというのはありだと思います。

外食や外で買ったものを食べることが多い方は、汁物は全部飲まずに残したり、馴染みの店であれば塩分を控えていることを伝えた上で、減らしてもらうことも可能かもしれません。自分でかけるソースや醤油など、かける調味料を減らすことも重要です。また、何もかけていない状態でも、酢飯やパスタの麺など調理の過程ですでに塩を含んでいるものもあるので、ざっとでも、どのような料理に塩分が多いのかを知ることは重要だと思います。

食塩に関しても還元主義的に、食塩と特定の病気の関係だけに着目するのではなく、普段どんな料理をどのような組み合わせで食べているかという「森」を見る目で観察してみましょう。その上で、食事をすることにポジティブな気持ちを持ち続けられるよう、食べ物のバランスを見て量や頻度の観点から減らしていくと良いと思います。

自分が日々食べるものは、自分の意思で選んでいると思っていても、社会環境による影響が大きいことはこの章でも何度か触れています。食塩も例に漏れず、減塩できるかどうかは、国や自治体の政策による効果も大きいことがわかっています（＊38）。地元レストランとのメニュー開発や、減塩食器（出る量が変わる醤油差しなど）の開発に取り組んでいたり、何らかの減塩施策を行っている自治体も多いです（＊39）。こういった施策をサポートし、巡り巡って自分が減塩しやすい環境ができると良いと感じます。

ほとんどの料理に欠かすことのできない塩だからこそ、適した塩加減で料理を楽しめるように、自分なりの減塩・適塩のスタイルを確立してもらえたらと思っています。

コラム

ハーバード大学のパブリックヘルスの専門家が日本を訪れて感嘆すること

今まで食事の章では、エビデンスに基づいた話を中心に書きましたが、このコラムでは、（専門家の意見としてエビデンスではなくまだ仮説レベルではあるけれども）「お伝えしたい話」について書きます。

職業柄、ハーバード大学をはじめとするパブリックヘルスの専門家を日本に招待し、案内する機会が多くあります。そこで、先生方に驚かれるのは日本の食文化です。もちろん、ヘルシーな食べ物はたくさんありますが、驚かれるのは食事の内容だけではありません。彼らが特に驚くのは、伝統的な日本の食文化が提供するテーブルの上の環境やそれに伴う行動様式です。

例えば、**精進《しょうじん》料理や伝統的な日本料理にあるような小さい皿に少しの量を盛るというスタイ**

ルは多くの家庭でも実践する方も多いことでしょう。様々な野菜や食品を小さなお皿に盛りつけたり、お酒をお猪口で飲んだりすることもこれに当たります。それに対し、アメリカでは大きな皿、しかも年々皿のサイズが大きくなっているものに大盛りで、アルコールも大きなグラスになみなみと注ぎます。このような日米の食事のスタイルを比べると、その差は歴然です。

また、日本のお弁当も、来日した教授たちの注目の的です。私がアメリカにいた頃は、ランチといえば、ピーナッツバターとイチゴジャムをパンに挟んで、あとはリンゴの丸かじりをしていたり、肉がたっぷり載ったサラダ一品のみ！　という同僚が多くいました。また、お弁当を作ろうにも、大きめの仕切りがないために作りにくいタッパーウェアしかなく、日本の仕切りができる使い勝手の良い弁当箱がひどく恋しかったことを思い出します。現在では弁当箱はBento Boxとして、多彩なものがアメリカでも人気となって手に入るようです。いつものランチでも、日米の食に対する姿勢の違いを強く感じざるをえませんでした。

私のハーバード大学のアドバイザーで、行動経済学を専門の1つにしているイチロー・カワチ教授に言わせると、**弁当箱**は、行動経済学の分野で人を動かす方法の1つとして知られる**「選択アーキテクチャー・選択のための構造（choice architecture・チョイス アーキテクチャー）」**と呼ばれる手法をとても賢く使っているとのことです。細かい仕切りがあることで、様々な食材を別々のところに個々に入れなければならず、それにより**自然と食材が豊富になったり、食べすぎないような構造にできる**といいます。

選択アーキテクチャーは、食行動に関して、行動を変え習慣化するのに効果が期待できる方法の1つだと報告されています（＊1）。実際、弁当箱の構成によって食事の内容に影響を与えることができるのではという考え方はあります（＊2）。今のところ、私の調べた限り、弁当箱を変えることで食事の質や食事に対する姿勢が改善するという強いエビデンスはまだないようでした。

まだこれは仮説としての話ですが、日本の暮らしの知恵が教えてくれることは貴重です。公衆衛生の専門家であるアメリカの教授陣を日本に案内した時、食材の豊富さや料理の技術、繊細さだけでなく、普段日本にいたら多くの人が気にも留めそうにない、少なくとも私は気に留めていなかった食べ方に感嘆の声を漏らす彼らを見るたび、こういった食文化がいつまでも残ってほしいと願わずにはいられません。

まとめ 第4章

- 昔は、日本や欧米でも飢餓などの食べられないことが原因で死ぬことが食における大きな問題だったが、現在、先進国では食べられないことで死ぬ人たちは減りつつあり、その代わり食べることが問題となることが増えている。実際、世界の死因の中で、食べ物が原因で亡くなる人は、たばこについで2番目に多いと推定されている。
- 食事に関する行動を変えるのは、パブリックヘルス学的にも難しいことがわかっている。
- 食事の考え方として、①何か1つ食べれば病気にならないという考え方から脱却をすること、②1つの病気を予防する考え方から、健康でいるための発想へ：食事に関して何を目指すのかを改めて確認すること、③食事の話でありがちな飛躍に気をつけることが重要である。

穀物

- 全粒穀物の摂取は色々な疾患と関連しており、疾患の予防・健康に良さそう。ただし、ここでいう全粒穀物は、主に麦に関する研究のことであって、穀物といっても様々であることに要注意。玄米を含む全粒穀物の摂取と死亡率や病気の発生率との関係を調査した日本人を対象とした大規模な研究はまだない。一方で、精製された穀物が死亡率や疾患のリスクを上げそうだという研究結果もまた限られている。

- 白米に関しては、より多く食べる人ほど、糖尿病のリスクが高い傾向がある。これはアジア人においてもいえる。一方、白米と糖尿病以外の他の疾患のリスクとの関連は認められていない。また、白米を食べている人ほど死亡率が低いことを示す報告もある。
- 細かい成分に着目した考察・研究によると、玄米や白米、他の穀物にもメリットとデメリットがある。

野菜と果物

- 食と健康を考える時には、栄養素・食品という個々の要素に着目した還元論にとらわれず、食べ方（調理法や食事の環境）を常に考えることが大事。
- 野菜や果物の摂取の量を増やすことが難しい理由の1つには、その人の生活習慣に影響を与える「社会経済的な状況や環境」の要素が大きい。
- どのように野菜摂取を増やしたら良いかのエビデンスはまだ限られている。色とりどりの野菜を並べること、また、盛りつけや料理、容器などを工夫することで、野菜摂取を無理なく増やせる可能性がある。子どもの野菜摂取を増やすには、野菜を自分で育ててみたり、野菜について学ぶ経験をすると良い可能性がある。

オーガニック食品

- 研究上の限界から、人を対象にした長期にわたる質の高いエビデンスはまだ不十分。
- オーガニック食品を考える際には、①残留農薬など自然界にはない物質が食品中に残存しているかどうか、また、あるとすれば健康への影響、②農薬や抗生物質、遺伝子組み換え技術などを制限することによるバクテリアなどの発生とその健康への影響、③オーガニック食品が栄養学的にプラスかどうかが重要と考えられる。しかし、現在の研究ではこの3つに関して、長期的な視点での人の健康に対する影響や効果は、まだはっきりとはわかっていない。
- オーガニック食品に関しては、健康の観点だけではなく、自然環境や生産者への配慮も考慮に値しうる。値段や手に入りやすさに応じて自分の生活における優先順位で決めたり、残留農薬が残りやすい食品についてはオーガニックにしたり、部分的にオーガニックを取り入れたりして、自分の価値観やライフスタイルに合わせたりするのも1つの方法である。
- 「オーガニック」という言葉に人は影響を受けやすいようで、「オーガニック」という言葉が入っていると、感じる味や食べる量、食べ物自体の価値に影響を与えやすい。「オーガニック」という言葉が与える効果に注意する。

肉

- 還元論的な考察、肉を多く食べる食生活に関する研究から、赤肉と加工肉の摂取が多くの疾患のリスクを上げることが認められつつある。
- 肉の摂取だけに気をつけるのではなくそれに伴う食生活全体を意識することが重要。赤肉や加工肉を減らしつつ、たんぱく質の摂取を意識したい場合には、動物性たんぱく質なら鶏肉・魚・卵、植物性のものでは、豆類、穀物、ナッツ類などを考えたい。
- 肉の摂取を減らしたり、代替品を食べるには、肉に関する知識を持ったり、肉の新しいイメージを持ったり、代替品をデフォルトにするなどがあるが、エビデンスはまだ強くない。
- 肉に添えてあるレタス、パセリなどの緑の野菜は、人にその食事のエネルギー量（いわゆる「カロリー」）を低く見積もらせる効果がある。
- 卵に関しては、卵を摂取することで疾患を患うリスクが上がるかもしれないという研究結果があるが、アジア人、日本人についてははっきりしていない。どのような食べ方をするか、何と一緒に食べるかも工夫することが重要。

乳製品

- 乳製品をとっているからといって骨が強くなるとは限らない。病気の予防の観点で見ると、摂取している人ほどリスクが高くなる疾患、低くなる疾患が出てくる。牛乳や乳製品と健康の関係は、カルシウムだけでは説明できないことが多いことに留意する。

- カルシウムの摂取を意識するなら、乳製品以外の食材もたくさんある。干し海老、煮干し、畳鰯、しらす、干物などの魚類、海苔やひじきやワカメ、昆布、青のりなどの海藻類、小松菜や大根やかぶの葉、つまみ菜、バジル、パセリなど緑の葉っぱの野菜、豆腐や納豆、厚揚げなどの大豆食品・豆類もカルシウムが豊富。

あぶら

- 脂肪酸は、大きく分けて飽和脂肪酸と不飽和脂肪酸がある。飽和脂肪酸の摂取量が多い人は、他のもので代替することを考えてみることが大事。一般的に不飽和脂肪酸（魚や植物由来の油）の方が体に良いと考えられている。
- バターや肉類の摂取によって、飽和脂肪酸の摂取が高めの食生活を送っている場合は、何かの別の食材で代替していきたい。
- ココナッツオイルなどは、メディアの影響で注目されたが、今の時点では、わからないことも多い。健康にマイナスに働く可能性が指摘されている。
- 工業的なトランス脂肪酸ともいわれる、不飽和脂肪酸から人工的なプロセスを経て作られたあぶらに要注意。トランス脂肪酸を含んだ加工食品は、安価で長期間の保存が可能なため使いやすく、食感が良くなる。日本では、特に政府主導での規制は行われておらず、食品会社による自主的な規制の推進にとどまっているため、気をつける必要がある。具体的には、マーガリン・ショートニング・ファットスプレッド（マーガリンの一種で油脂の割合がマーガリンよりも少ないもの）・クッキー、パイ、ケーキなどのビスケット類・スナック菓子・洋菓子、揚げ物などに比較的多く含まれている。

- あぶらは、家で料理をする人以外、どのくらい何が使われているのかわかりにくい。デフォルトとしてトランス脂肪酸の少ない植物油を考えたい。

砂糖

- WHO（世界保健機関）では、砂糖などの糖類の摂取に関する新しい指針を発表した。具体的には、砂糖などの糖類を1日に摂取するエネルギー（単位：カロリー）の5％未満に抑えるべきとして、平均的な大人について約大さじ2杯分の糖類（25g程度）を上限とすることを推奨している。
- 人工的に食品に添加された砂糖などの糖類は、そもそも穀物や野菜から炭水化物をとっていれば必要ない。過剰摂取によって肥満や糖尿病、虫歯の原因になり、さらに重篤な疾患（心臓の病気など）を引き起こすと考えられている。
- ステビアなどの人工甘味料に関しては、今の時点でエビデンスがはっきりしていない。

- 糖類、人工甘味料を添加することを最小限にし、野菜や果物、穀物といった食品群に重きを置いて、これらに含まれる糖分に頼ることが重要。
- 糖分のとりすぎには、食品表示に注意を払うこと。日本の食品表示は、材料の重量が多い順に書いてあるので、上位に来ているものに糖類があれば注意。また、砂糖やシロップが添加されていることが多いため低脂肪や低カロリーをうたっている、一見健康そうに見える食料品、きんぴらごぼうなどのお惣菜、煮物、梅干しなどにも注意する。
- 少しずつ砂糖を減らせば、人は砂糖が減らされてもある程度までであれば、許容できることが報告されている。
- 入手可能な状態をできるだけ制限すること、そして、一度に食べるサイズと量を小さくすることも重要。

アルコール

- アルコールの摂取による病気の予防効果は限られる。お酒が飲めない人や、今飲んでいない人は、無理に飲む必要はない。
- 飲むお酒の種類で健康への影響が変わるというエビデンスは弱い。
- お酒の良し悪しの判断には「何を食べるか」に関して注意が必要。「適量」を守るにしても、不健康と考えられそうな食品の摂取に気をつける。

- 知らずしらずのうちに飲酒量を左右するものとして、アルコールの広告が挙げられる。飲酒量や、飲み始める時期に影響を与えることが示唆されていることから、アルコール習慣に関しては、自分の意志の力だけではどうにもならないところからの影響があることに留意する。
- アルコールの量を減らすには、背の高い細めのグラスを選ぶと良い。

サプリメント

- サプリメントの常用に関するエビデンスは乏しく、健康のためにと思っているものが仇になる可能性もある。①薬とは違って安全性や有効性が厳格に確認されないまま市場に出回っている可能性、②栄養素だけ補おうとしてもそれが結果的に病気の予防や健康の増進につながらない可能性、さらには別の病気のリスクを生み出す可能性があることに留意する。
- サプリメントの代わりに、食事で補うことができないか考えてみると良い。健康に不安がある場合や、サプリメントの摂取が必要かもしれないと感じる場合は、まず医師や管理栄養士に相談する。サプリメントが必要な人（例・妊娠前や妊娠初期の女性など）は基本的に限られ、必要か否かは医師や管理栄養士に検査や食事指導をしてもらうのが適切。

塩

- 塩分のとりすぎは、日本人の死亡率を上げる要因のランキングで第6位、食品の中では第1

位に位置づけられている。

- 日本では、男性7・5g未満、女性6・5g未満が推奨されているが、平均で男性は11・0g、女性は9・3g摂取している。WHO（世界保健機関）では、さらに厳しく、1日5gを推奨している。

- 予防のためにできることとして、まず、今、自分がどのくらい塩をとっているのかを知ることが重要。塩分摂取で特に注意が必要なのは、加工食品。普段、味噌汁や醤油は、明らかに塩分が多そうなので気をつけていても、パンや麺自体にはそんなに塩味を感じないために注意が必要。先進国では、過剰な塩の摂取の70〜80％以上が、料理の時に自分で入れる塩ではなく、サンドイッチやピザ、スープなどのような加工された食品からだといわれている。

- 減塩については少しずつ減らしていくことを日常で心がける。穴の数を減らしたソルトシェーカーのような容器や、だしなどをとることで調理の工夫をするなどして無理なく減らしてみることを心がける。

第5章

運動

運動だけが体を動かすことではない

（「体を動かす」ことの意味）

It is a shame for a man to grow old
without seeing the beauty
and strength of which his body is capable.

自分の体が持つ美しさや強さを
知らずに年老いてしまうのは、
なんと残念なことか。

——Socrates（ソクラテス 古代ギリシア・アテネの哲学者）

Exercise is a celebration of what your body can do.
Not a punishment for what you ate.

運動とは、あなたの体が
できることを祝福することである。
食べたものに対する罰ではない。

——Author unknown（詠み人知らず）

運動だけが体を動かすことではない

みなさんは、日頃どのくらい体を動かしていますか？

日本では、**運動習慣のある人**（1回30分以上の運動を週2回以上行っていて、1年以上継続している人）は、**20歳以上の男性で平均33・4％、女性で25・1％**です（＊1）。過去10年間で見ると、男性はほぼ変わりがありませんが、女性は減少しています。年齢別では、最も低いのが40代男性（18・5％）と30代女性（9・4％）でした（＊1）。

身体活動の不足は、日本人の死亡原因の第4位です（＊2）。また、世界中の死亡の9％は、体を動かすことで解消できることがわかっています（ちなみに乳がんは世界中の死亡の10％、2型糖尿病は7％）（＊3）。テクノロジーや交通の発達により、昔よりも体を動かさなくても生きていける社会になりました。でもその代償が病気や死亡とは、とても皮肉なことです。

私たちは、いつから、こんなにも体を動かさなくなってしまったのでしょうか？

2019年の厚生労働省の調査では、運動習慣の妨げになる理由として、**「（家事や育児等が）忙しくて時間がないこと」**が**38・1％と最多。「面倒くさい」（27・6％）**が次いで挙がりました（＊1）。

運動というと、走ったり筋トレしたり、水泳、ヨガをしたり、特別な着替えや道具、場所が必要な活動を思い浮かべる人も多いと思います。その場合、確かに、忙しいと二の足を踏んだり、面倒くさくなる気持ちもわかります。でも実は、**健康のためにやらなければいけないことは「運動」ではなくて、「体を動かすこと」**なのです。日本では、厚生労働省が定めている指針「健康づくりのための身体活動指針（アクティブガイド）」があります。そこには、18歳から64歳の人には「1日60分以上元気に体を動かすこと」、65歳以上では「じっとしていないで、1日40分以上、体を動かすこと」が推奨されています（＊4）。

この**「体を動かすこと」**には、先ほど挙げた**「運動」に加えて、生活や家事などの日常生活における労働・通勤・通学**なども入ります。これを**「生活活動」**といいます（＊5）。階段の上り下りや子どもや孫と遊ぶこと、重い荷物を運ぶことや炊事洗濯、ガーデニングや水やりなど、日常生活で多分みなさんが意識をしないで行っていることが含まれます。体を動かすことは専門用語で**「身体活動（physical activity）」**といいますが、これには、**「運動」と「生活活動」の両方**が含まれます。厚生労働省の先ほどの指針でも、こういった生活活動も合わせて、今よりも10分多く体を動かすことを勧めています（＊4）。

先ほどのデータでは、女性の運動量が減っていることが明らかになりました。身体活動の1

つの目安となる歩数のデータを見てみましょう。歩数においては、男性の平均値は6793歩、女性は5832歩です。この10年間、男性は統計的に意味のある数値としての増減はなく、女性では減少していました（＊1）。

身体活動の強度（レベル）を表すのに使われるのが**「メッツ（Metabolic Equivalent of Task・略してMETsと書く）」**という単位です。運動学の分野で、身体活動の強さを表す単位として、世界的に使われています。座って安静にしている時を1メッツとした場合、どのくらいのエネルギーを消費しているかを表した数値です。18歳から64歳の人には**「1日60分以上元気に体を動かすこと」が目安**と言いましたが、これは3メッツ以上の活動が推奨されています。例えば、運動では軽い筋トレ。身体活動では歩くこと（歩行）がそれに当たります。65歳以上では「じっとしていないで、1日40分以上、体を動かすこと」が目安です。十分な体力がある人は、3メッツ以上のものが推奨されていますが、図表18－20を参考に、生活活動を組み合わせたりしても、目安の数値を稼ぐことができます（＊6）。

厚生労働省が出している、300ページからの図表で、運動と生活活動でどれくらいの強度になるのかを見てみましょう。図表18－20の左側に示されたメッツという値が大きいほど、それぞれの活動がより強度の高いものであることを示しています（＊5）。

図表の見方として、まず、それぞれの活動の左側に記されているメッツを見てください。このメッツに、活動を行った時間数（1時間であれば1、30分であれば0・5）を掛け算して、日々どのくらいの身体活動量があるのかを計算します。強度（メッツ）と時間を掛け合わせて求められた身体活動量はエクササイズ（EX）、と表されます（＊7）。例えば、強度が6メッツのゆっくりしたジョギングを1時間行った場合の身体活動量は6エクササイズ（EX）です。あるいは、強度が4の「子どもと遊ぶ」を30分、すなわち0・5時間行った場合の身体活動量は、4×0・5で2エクササイズになります。

「家事で忙しい」人はもしかしたら、「運動」はしていなくても、「生活活動」で知らずしらずのうちに基準を満たしているかもしれません。運動が面倒くさい人や運動の時間をとることが難しい人は、生活活動を意識的に取り入れてみましょう。わざわざスポーツジムに行ったり、道具を用意したりしなくても、体を動かせるチャンスは生活の中に山のようにあふれているのです。

1 運動不足は「死ぬ」原因にもなる

運動というと多くの人がカロリー消費、つまり太らないために必要と考える人もいるかもしれません。しかし、食べたものを消費することだけを目的に体を動かすのであれば、運動は割

図表18：様々な身体活動のメッツ

3メッツ以上の運動
※身体活動量の目標の計算に含むもの

メッツ	活動内容	1エクササイズに相当する時間
3.0	自転車エルゴメーター：50ワット、とても軽い活動、ウェイトトレーニング（軽・中程度）、ボウリング、フリスビー、バレーボール	20分
3.5	体操（家で。軽・中程度）、ゴルフ（カートを使って。待ち時間を除く）	18分
3.8	やや速歩（平地、やや速めに＝94m/分）	16分
4.0	速歩（平地、95~100m/分程度）、水中運動、水中で柔軟体操、卓球、太極拳、アクアビクス、水中体操	15分
4.5	バドミントン、ゴルフ（クラブを自分で運ぶ。待ち時間を除く）	13分
4.8	バレエ、モダン、ツイスト、ジャズ、タップ	13分
5.0	ソフトボールまたは野球、子どもの遊び（石蹴り、ドッジボール、遊戯具、ビー玉遊びなど）、かなり速歩（平地、速く＝107m/分）	15分
5.5	自転車エルゴメーター：100ワット、軽い活動	11分
6.0	ウェイトトレーニング（高強度、パワーリフティング、ボディビル）、美容体操、ジャズダンス、ジョギングと歩行の組み合わせ（ジョギングは10分以下）、バスケットボール、スイミング：ゆっくりとしたストローク	10分
6.5	エアロビクス	9分
7.0	ジョギング、サッカー、テニス、水泳：背泳、スケート、スキー	9分
7.5	山を登る：1～2kgの荷物を背負って	8分
8.0	サイクリング（約20km/時）、ランニング：134m/分、水泳：クロール、ゆっくり（約45m/分）、軽度～中程度	8分
10.0	ランニング：161m/分、柔道、柔術、空手、キックボクシング、テコンドー、ラグビー、水泳：平泳ぎ	6分
11.0	水泳：バタフライ、水泳：クロール、速い（約70m/分）、活発な活動	5分
15.5	ランニング：階段を上がる	4分

出典：厚生労働省．健康づくりのための運動指針2006及び厚生労働省．特定保健指導の実践的指導実施者育成プログラムの開発に関する研究班．食生活改善指導担当者研修「食生活改善指導担当者テキスト」(5)運動の基礎科学（＊6）
＊同一活動に複数の値が存在する場合は、競技より余暇活動時の値とするなど、頻度の多いと考えられる値を掲載してある
＊それぞれの値は、当該活動の値であり、休憩中などは含まない

図表19：様々な身体活動のメッツ
3メッツ以上の生活活動
※身体活動量の目標の計算に含むもの

メッツ	活動内容	1エクササイズに相当する時間
3.0	普通歩行(平地、67m/分、幼い子ども・犬を連れて、買い物など)、釣り(2.5〈船で座って〉~6.0〈渓流フィッシング〉)、屋内の掃除、家財道具の片付け、大工仕事、梱包、ギター：ロック(立位)、車の荷物の積み下ろし、階段を下りる、子どもの世話(立位)	20分
3.3	歩行(平地、81m/分、通勤時など)、カーペット掃き、フロア掃き	18分
3.5	モップ、掃除機、箱詰め作業、軽い荷物運び、電気関係の仕事：配管工事	17分
3.8	やや速歩(平地、やや速めに＝94m/分)、床磨き、風呂掃除	16分
4.0	速歩(平地、95~100m/分程度)、自転車に乗る：16km/時未満、レジャー、通勤、娯楽、子どもと遊ぶ・動物の世話(徒歩／走る、中程度)、高齢者や障害者の介護、屋根の雪下ろし、ドラム、車椅子を押す、子どもと遊ぶ(歩く／走る、中程度)	15分
4.5	苗木の植栽、庭の草むしり、耕作、農作業：家畜に餌を与える	13分
5.0	子どもと遊ぶ・動物の世話(歩く／走る、活発に)、かなり速歩(平地、速く＝107m/分)	12分
5.5	芝刈り(電動芝刈り機を使って、歩きながら)	11分
6.0	家具、家財道具の移動・運搬、スコップで雪かきをする	10分
8.0	運搬(重い負荷)、農作業：干し草をまとめる、納屋の掃除、鶏の世話、活発な活動、階段を上がる	8分
9.0	荷物を運ぶ：上の階へ運ぶ	7分

出典：厚生労働省. 健康づくりのための運動指針2006及び厚生労働省. 特定保健指導の実践的指導実施者育成プログラムの開発に関する研究班. 食生活改善指導担当者研修「食生活改善指導担当者テキスト」(5)運動の基礎科学(＊6)
＊同一活動に複数の値が存在する場合は、競技より余暇活動時の値とするなど、頻度の多いと考えられる値を掲載してある
＊それぞれの値は、当該活動の値であり、休憩中などは含まない

図表20：様々な身体活動のメッツ

3メッツ未満の身体活動（運動＋生活活動）
※身体活動量の目標の計算に含めないもの

メッツ	活動内容
1.0	静かに座って（あるいは寝転がって）テレビ・音楽鑑賞、リクライニング、車に乗る
1.2	静かに立つ
1.3	本や新聞等を読む（座位）
1.5	座位での会話、電話、読書、食事、運転、軽いオフィスワーク、編み物・手芸、タイプ、動物の世話（座位、軽度）、入浴（座位）
1.8	立位での会話、電話、読書、手芸
2.0	料理や食材の準備（立位・座位）、洗濯物を洗う、しまう、荷づくり（立位）、ギター：クラシックやフォーク（座位）、着替え、会話をしながら食事をする、または食事のみ（立位）、身の回り（歯磨き、手洗い、髭剃りなど）、シャワーを浴びる、タオルで拭く（立位）、ゆっくりとした歩行（平地、散歩または家の中、非常に遅い＝54m/分未満）
2.3	皿洗い（立位）、アイロンがけ、服・洗濯物の片付け、カジノ、ギャンブル、コピー（立位）、立ち仕事（店員、工場など）
2.5	ストレッチング※・ヨガ※・掃除：軽い（ごみ掃除、整頓、リネンの交換、ゴミ捨て）、盛り付け、テーブルセッティング、料理や食材の準備・片付け（歩行）、植物への水やり、子どもと遊ぶ（座位、軽い）、子ども・動物の世話、ピアノ、オルガン、農作業：収穫機の運転、干し草の刈り取り、灌漑の仕事、軽い活動、キャッチボール※・（フットボール、野球）、スクーター、オートバイ、子どもを乗せたベビーカーを押すまたは子どもと歩く、ゆっくりした歩行（平地、遅い＝54m/分）
2.8	子どもと遊ぶ（立位、軽度）、動物の世話（軽度）

出典：厚生労働省. 健康づくりのための運動指針2006及び厚生労働省. 特定保健指導の実践的指導実施者育成プログラムの開発に関する研究班. 食生活改善指導担当者研修「食生活改善指導担当者テキスト」(5)運動の基礎科学（＊6）
※印は運動に、その他の活動は身体活動に該当する。
＊同一活動に複数の値が存在する場合は、競技より余暇活動時の値とするなど、頻度の多いと考えられる値を掲載してある
＊それぞれの値は、当該活動の値であり、休憩中などは含まない

に合いません。例えば、体重50キロの人が6メッツの運動強度で30分間運動した時のエネルギー消費量は、150キロカロリーです。これは、白米のご飯100gあたり168キロカロリー(子ども用茶碗くらい)の消費にも満たない量です(＊8)。

体を動かすことは、それ以上に、人間にとって大きな役割があるのです。体を動かすことが大事な理由は、人間の進化の歴史にも関連してきます。

「動く物＝動物」という言葉があるように、もともと人間は「動く物」の一種です。私たちの体は、長い進化の過程を経て動くことを前提として設計されています(＊9)。ところが、文明の発達や技術の進歩により、今まで動いて行っていた多くの家事労働や仕事も、動かずに多くのことをこなせるようになりました。一見便利になった生活も、健康の観点からするとマイナスの点も否めません。

さらに問題なのは、お菓子などを含む加工食品や外食を通じて、高カロリーの食事が手に入りやすくなっていることです(＊10，11)。例えば、アメリカの研究では、外食を1回すると1日のエネルギー摂取量が約200キロカロリー増える傾向にあることがわかりました(＊12，13)。消費しきれなかったカロリーは、どんどん体に蓄積されます。人間が飢餓に悩まされた時代は、飢えてしまいそうな時には、蓄えられた脂肪を糧に生き延びていました(＊14)。しかし今の飽食の時代には、脂肪が消費の機会を失った結果、エネルギーの過剰摂取となり、身体活動の不足と重なって色々な疾患が生み出されるようになりました。

それでも、たくさん運動すれば、多くカロリーを消費すると思ってしまうかもしれません。最近の研究では、人間の体には、エネルギー消費量の限界があるといわれています。実際、たくさん体を動かす人としない人を比べても、毎日のエネルギー消費量は、ほぼ同じであることがわかっています（＊15，16）。タンザニアで昔ながらの狩猟採集を行っている身体活動量が多い部族のエネルギー消費量を調べたところ、男性で1日約2600キロカロリー、女性で1900キロカロリーでした（＊15，17）。体格や体脂肪率、年齢、性別などを調整した上でも、欧米の成人とあまり変わりません。体を動かせば動かすほどエネルギー量を消費できるという見方に、一石を投じる研究結果となっています（＊16）。

それでは、なぜ、運動しないといけないのでしょうか？　それは、**運動しないと、人間が「死ぬ」原因にもなるから**です。

どのくらい死ぬリスクが増えるのでしょうか？　仕事以外の余暇の時間で、散歩やジョギングなどで体を動かす量と死亡リスクについての研究があります。体を動かす量が多いと、全く体を動かさない人に比べて、死亡リスクが20～39％低いことがわかっています（＊9，18）。

大事なポイントは、**「体を動かすのはたとえ少しだとしても、全く動かさないよりは死亡リスクが下がる」「体を動かす量がとても多い人でも、全く動かさないよりは死亡リスクが下がる」**ことです（ただし、多すぎには注意）。

実際、**運動することのメリットは、体の機能に関するものと精神的なもの**があります。前述の通り、体を動かすことは死亡率全体や循環器系の疾患の死亡率の低下と関連しています（＊3，19，20）。心臓病や大腸がんや乳がん、糖尿病、高血圧、骨粗しょう症や肥満、腰痛や転倒による骨折などのリスクの予防にもなります（＊3，19，20）。また、筋肉をつけることで、エネルギー消費量が増え、脂肪が減りやすくなります（逆に筋肉量が少ないと、エネルギーを使わないので脂肪が減りません）（＊6，21－23）。ストレスや不安を減らしたり、うつの予防に効くのに加えて、うつや気分障害に関しては、治療の一環としても役に立つといわれています（＊20，24）。最近では、認知症の発症リスクが低いことや、脳の機能が保たれることなどもわかっています（＊25－27）。

また、副次的な効果として、**運動をすることで、人との交わりが起こることも大切なポイン**

トです（＊28）。たとえ、1人でも行えるジョギングやヨガであっても、グループでの練習に参加することで、人との接点が増えます。運動自体の利点に限らず、人と交わることは健康を保つ上でも、重要なポイントです（＊28，29）。

2 運動している人の盲点・運動していても座りっぱなしだと死亡リスクが高まる

少しは運動のメリットが伝わったでしょうか。ただ、運動は年中しているよ！　という人にも、一つ注意点があります。それは、座っている時間です。

最近の研究では、**座っている時間が長いと、様々な病気のリスクや、死亡の危険性を増やす**ことがわかっています（＊20，30）。例えば座っている時間とテレビを見る時間と、特に糖尿病や循環器系の疾患のリスクには関連があります（＊30，31）。まだメカニズムははっきりとは解明されていませんが、一説には、座っているよりも、立ったり歩いたりする方が、代謝や血管機能を正常に保てるからともいわれています（＊30）。**一番良いのは、体をよく動かしている人で、座っている時間も短い人**。一方、週の身体活動量が多い人（週35・5メッツ）であっても、座っている時間が長い（1日8時間以上）場合、死亡リスクが10％増えることがわかっています（＊31）。

死亡リスクは、図表21にある通り、運動時間の少なさと座っている時間の長さで計算されます。週にどのくらい運動するか（身体活動量）を4群に分け（左から多い→少ない）、その上で、それぞれの群で1日にどのくらい座る時間が長いか（左から短い→長い）でグループ分けしています。一番左のグループで（週の身体活動量が35・5メッツと一番多いグループ）で座る時間が1日4時間以下が一番左の点になります。そこから、死亡リスクは比例するように増えていきます。

週の身体活動量は、運動の内容や時間によっても異なるので一概にいうのは難しいですが、目安として例えば、1時間程度のゆっくりとしたジョギング（6メッツ）を週6日行うと36メッツになります。右から2番目のグループである週16メッツは、子どもと遊んだり（4メッツ）、速歩き（4メッツ）を週4日以上。一番動いていない群（週2・5メッツ以下）は、1週間で1時間も歩いていないくらいの運動量の人たちがイメージです。一番よくない群の、1日の運動時間が5分以下で、8時間以上座っている人は、一番活動的な人たちに比べて、約60%死亡リスクが上昇する傾向が見られました。

こんな研究結果を受けてか、私が博士課程にいた2013年頃から、ハーバード大学の研究室や図書館でも、スタンディングデスクといわれる、立ったまま作業をするための机が設置されました。はじめから立って作業を行えるような机もありますが、座って作業ができる普通の

図表21：座る時間・身体活動量と死亡リスクの関係

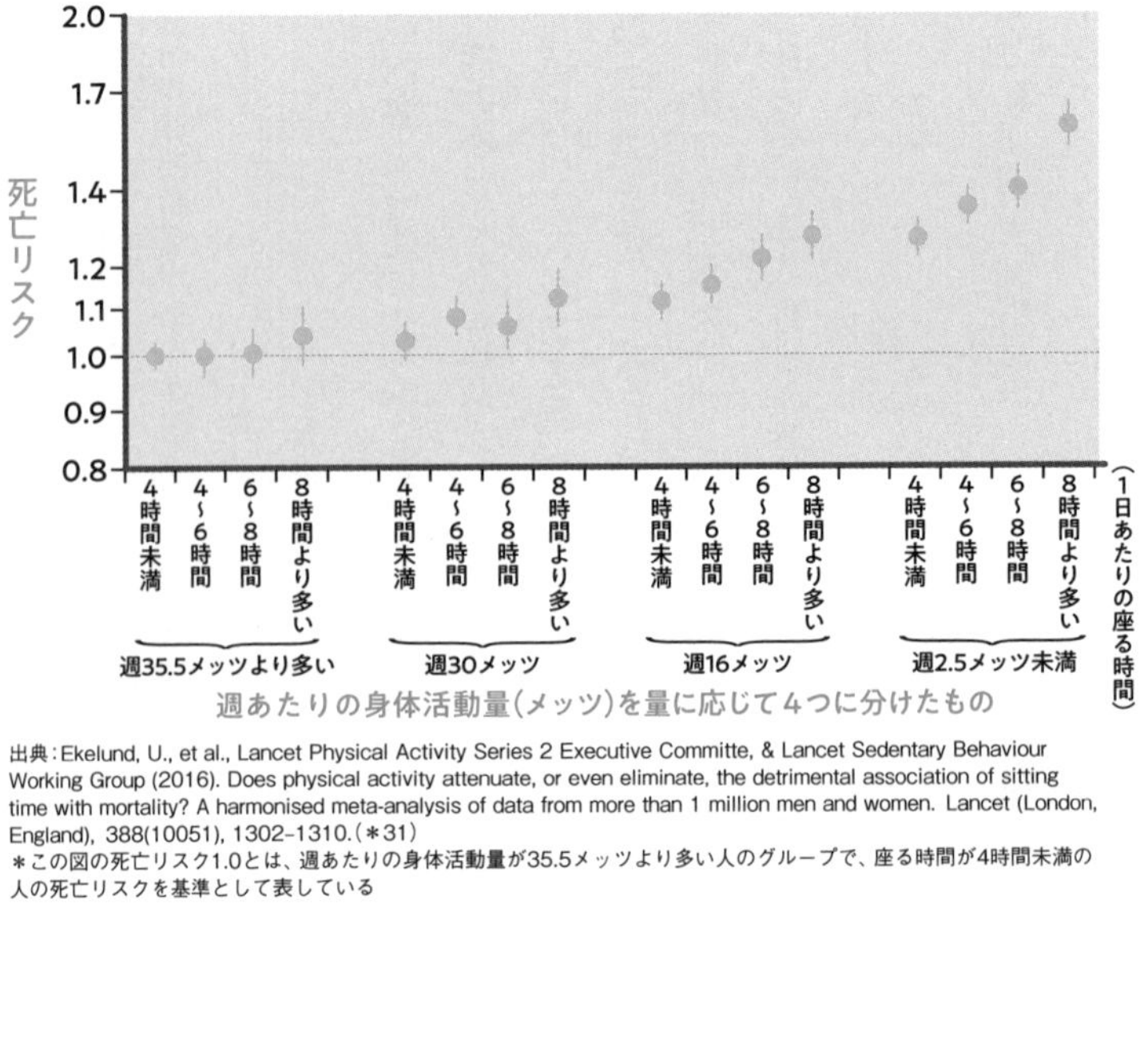

出典：Ekelund, U., et al., Lancet Physical Activity Series 2 Executive Committe, & Lancet Sedentary Behaviour Working Group (2016). Does physical activity attenuate, or even eliminate, the detrimental association of sitting time with mortality? A harmonised meta-analysis of data from more than 1 million men and women. Lancet (London, England), 388(10051), 1302-1310.（＊31）

＊この図の死亡リスク1.0とは、週あたりの身体活動量が35.5メッツより多い人のグループで、座る時間が4時間未満の人の死亡リスクを基準として表している

机に台を設置して、立っても座っても使用できるように高さの調整ができるものもあります。立ってする作業では集中できないという人や、立ちっぱなしだと足腰が痛くなってしまう人は、トイレ休憩の際に気分転換を兼ねて少し遠いトイレまで足を運んだりするのも1つの方法かもしれません。家では、家事などの立ち仕事が要求されて、なおかつ部屋もきれいになるような掃除・炊事・洗濯は、一石二鳥です。また電車の中では意識して立つなど、自分に合った方法で、どうしたら、1分でも座る時間を短くできるか、考えてみてください。

これができていれば大丈夫! 4タイプの運動を組み合わせる

一口に体を動かすといっても様々な方法があり、様々な組織が対象や状況に合わせて運動を分類しています。ここでは4つのタイプの運動をバランスよく組み合わせる考え方を紹介します(＊9, 20, 32)。普段自分が行っている身体活動はどの分野が多いのか、また、足りないものはどこなのかを見極め、必要なものを足してみましょう。

例えば、ジョギングをするにも、ジョギング自体は有酸素運動ですが、その前の準備として行うスクワットは筋力増強運動になります。筋肉が温まった時点で行うストレッチは、柔軟体操になります。また、ヨガにも様々なものがありますが、種類やポーズを使い分けることで、この4分野すべてを1つの運動でカバーできる利点があります。

1 有酸素運動

体に軽~中程度の負荷をかけながら、酸素を体に取り込んで、筋肉を動かすためのエネルギーとなる脂肪を燃焼させることから、このように呼ばれます。息を吸って吐く動きが比較的激しいもの、そして筋肉をリズミカルに動かし、継続するものを思い浮かべてください。イメージとしては、心拍数や呼吸数を上げ、心臓や肺に負担をかけることで耐久力を増やします。

例えば、**ランニング、ウォーキング、ジョギング、サイクリング、水泳、リズミカルな動きをするヨガ（例：アシュタンガヨガ）、ダンス**などが挙げられます。

2 筋力増強運動

年齢とともに失われる筋肉量や筋力を増強する運動です。筋肉量や筋力の増強・骨を丈夫にし、血糖を下げます。筋肉量が増えることでエネルギー消費量が増加し、これにより体重のコントロールが可能になります。また、平衡感覚やバランス感覚の維持、ストレスの減少、腰痛や関節痛の減少も見込まれます。例えば、**道具を使って行う動作（ウェイトリフティング、ダンベルの上げ下げなど）。自らの体重で鍛える動作（スクワット、腕立て、腹筋など）、ヨガ・ピラティス**などがこれに当たります。

3 柔軟運動

年齢とともに失われる筋肉や腱の柔軟性を保ちます。筋肉を柔軟に保つことで、関節を動かせる範囲を広げます。筋肉や腱の柔軟性を保つことで可動域が広がり、筋肉の痛みや張り、関節痛などのリスクを減らし、腰痛や肩こりを軽減します。また、可動域が広がることで転倒やケガを予防します。具体的には、**ストレッチ、ヨガ**などです。呼吸を利用しながら、体の筋肉（太もも裏の筋肉であるハムストリングス、肩・背中・腕・腰まわりなど）の筋肉を痛くならない程度に伸ばすことなどが、挙げられます。

4 バランス運動

バランス感覚（平衡感覚）を保ち、体の各部分の連携動作をうまく維持できるようにする運動を指します。バランス感覚とは、止まっていたり動いていたりする時に、自分の姿勢を維持できるようにする能力のことです。感覚系・中枢系、筋力系など複合的な要素が組み合わさって保てる機能です。これにより、体の安定性を保ち、転倒を予防します。太極拳やヨガなど、重心運動（前後・左右など）や、体の重心を使って安定性を保ちながら行う運動や、バランスボールを使って体幹を鍛えたりすることなどが当てはまります。

図表22：4つのタイプの運動

	有酸素運動	筋力増強運動 （筋力トレーニング）	柔軟運動	バランス運動
内容	心拍数や呼吸数を上げ、心臓や肺に負担をかけることで耐久力を増やす。筋肉をリズミカルに動かし、継続するもの。	年齢とともに失われる、筋肉量や筋力を増強させる。	年齢とともに失われる、筋肉や腱の柔軟性を保つ。筋肉を柔軟に保つことで関節の可動域を広げる。	バランス感覚（平衡感覚）を保ち、体の各部分の連携動作をうまく維持できるようにするもの。
例	ランニング、ウォーキング、ジョギング、サイクリング、水泳。リズミカルな動きをするヨガ（例：アシュタンガヨガ）、ダンスなど。	道具を使って行う動作（ウェイトリフティング、ダンベルの上げ下げなど）。自らの体重で鍛える動作（スクワット、腕立て伏せ、腹筋など）、ヨガ・ピラティスなど。	ストレッチ、ヨガ、など。呼吸を使って、体の筋肉（ハムストリングス、肩・背中・腕・腰まわりなど）の筋肉を痛くならない程度に伸ばす。	太極拳やヨガなど、重心運動（前後・左右など）や、体の重心を使って安定性を保ちながら行う運動。

＊表の中身はWHO（世界保健機関）の提言を参照（＊20）
＊WHO（世界保健機関）の2020年の身体活動のガイドラインでは、有酸素運動、筋力増強運動、さらに高齢者に対してはバランスや筋力トレーニングなどを含んだ多様な要素を含むマルチコンポーネントという分類を使用（＊20）。ここでは、わかりやすくするために4つに分類した

体を動かす習慣を作る4つのポイント

体を動かすことの大切さや、どのような活動をしたら良いのかがわかったところで、どうしたら定期的に習慣づけができるようになるのか、お伝えしましょう。

1 楽しい・嬉しい・面白いを味わう

人間は**「投影バイアス（projection bias・プロジェクション バイアス）」**といって、**今感じていることを将来にも当てはめる傾向**があります（＊33）。例えば、お腹が空いた時にスーパーマーケットに行くと、いつもよりよけいなものを大量に買うことはないでしょうか？　これは「今お腹が空いているのだから、将来もこの状況が続くに違いない」という**認知のバイアス**がさせるわざです（＊34）。

自分の気持ちや体の状態に関して、今の状況が永遠に続くことはありえないのですが、人は今をベースに物事を考えます。ジムなどの通い放題のメンバーシップを買ったのにもかかわらず、あまり行けなかったという話も、今日来たのだからこれからもたくさんジムに行くだろうという買った時の気持ちを、過信することで起こる認知のバイアスです（＊35，36）。ある研究では、人がジムに行った回数は、当初予測していた回数の3分の1程度でした（＊37）。何かをやる気になって決意してジムのメンバーシップを買っても、プロジェクションバイアスが働いて起こした行動なので、結果的に続けられないのは当たり前です。結局通えなかったと自分自身に落胆するのではなく、そもそも、こういった時にはバイアスの力が働いて、多めに見積もってしまうものだと考えておきましょう。

これは逆も当てはまります。例えば、今体を動かしていない人は、それなりに理由があるはずです。外に出るのが面倒、運動しても疲れるだけ、寒い（暑い）から嫌だ、など。こういった今の感情を基に、「（今後も運動が楽しくなることはないと勝手に決め込んで）運動しない」行動に出ていることが多いのです。でも、それが、実際のことではなく、今の気持ちに基づいて将来を予測する、認知のバイアスの力が働いているとしたら、もったいないと思いませんか？

それでは、どうしたら良いのでしょう。とにかく、**まずは、1回でいいので、体を動かすことを、「楽しい」「嬉しい」「面白い」と感じ、ポジティブな気持ちを味わうこと**です。このような気持ちが、体を動かすことの継続性につながってくることが報告されています（＊28，38，39）。また、高齢者にとっては、健康に良いことに加えて、自分がコミュニティの一部であることを実感できたり、人間関係を築ける場になることもスポーツを続ける動機となるようです（＊40）。人それぞれ、何に面白さや楽しさを見出すのか違いがあるので、まずは体を動かすことのポジティブな体験をしてください。掃除でもマラソンでもヨガでも、何でも良いです。友だちとジムに行って楽しかったとか、先生が好きなど、健康に関わらなくても構いません。

インセンティブと呼ばれるご褒美に関しては、まだ議論が続いていますが、今のところ、平均して１日１５０円程度の少額の金銭的なインセンティブで、なおかつ目標達成の動機づけになるようなもの（目標を達成したらもらえるなど）であれば、インセンティブがなくなった後も、身体活動を続けるのに有効である可能性が報告されています（＊41）。ただ、こういったインセンティブによる効果の大きさ（健康にインパクトを与えるくらい歩数が増えるかどうかなど）は、少ないです。また、インセンティブは、やみくもに与えてもあまり意味がありません。体を動かすことを目的としていても、効果のある分野とない分野や方法が混在しているので（＊42）、過度に期待しない方が良いと思います。企業や自治体が予算をとって健康プログラムの一環として行う場合は、行動科学や行動経済学などの専門家の設計のもとで行う必要があるでしょう。

健康教室や体操教室、スポーツジムなどで教える側の人たちは、来ている人たちに、楽しいなどのポジティブな気持ちを持ち帰ってもらうことが大切です。ポジティブな気持ちの中には、何かをマスターしているという実感や特に男性において（健全な）人との競争、女性においては見た目なども含めて自分の体が変わってきていることを感じることがモチベーションとなります（＊43）。

このような動機を与えることが習慣づくりに役立つことを活用して、私たちの研究チームでは、野球のパ・リーグとアプリを開発し、あえて健康を売りにせずに人を多く歩かせる仕掛けを作りました（＊44，45）。その結果、参加者の歩数や持続する割合を増やすことができました（＊46）。

この取り組みでは、野球のパ・リーグと協力し、ファン同士の「競争」をテーマにした歩数計のアプリを作りました。アプリには、ファン同士が自分の歩数を競える機能があります。好きな球団を登録し、自分の歩数でチームを応援できます。野球のペナントレースとは別に、ファン対抗の歩数のペナントレースを用意しており、試合の日には実際の野球の対戦相手のファンと歩数対決できるようにしています。このアプリでは、様々な研究結果を基に、野球の楽しさやファンの刺激になるような仕掛けを作りました。結果、ファン同士の競争や楽しさがカギとなり、より運動を続けやすくなるという結果が出ています（＊46）。

これは、普段健康に興味関心がなく、健康に関する活動に参加することがあまりない、健康無関心層と呼ばれるグループの人たちにも有効でした。健康を前面に出さずに、人を歩かせることができるかという仮説のもと行ったプロジェクトでしたが、予想通りの結果を生み出すことができました。

まずは、「健康」のための義務感を脇に置いて、純粋に体を動かすことや、活動をすることに対してポジティブな経験をしてもらえたらと思っています。

2 目標を持って記録する

体を動かすことに限らず、**記録することのパワーは絶大です**。専門用語では「**セルフモニタリング**（自分で観察する）」といいます。セルフモニタリングは、色々な分野で行動を変えて習慣化するのに大切です（＊35，47，48）。記録することで、結果や目標行動に自分自身の注意を向け、気づきを得られるからです（＊49）。日記帳などのノートでも、スマートフォンでもパソコンでも大丈夫です。自分の好きな形で体を動かした記録をつけましょう。そして、目標に近づいていること、目標を達成し続けていることを、自分で確認できることが大切です（＊35）。確認をすることが、さらにやる気につながるためです。

第8章の「感情」の章でも触れますが、誇りの気持ちを感じることも、健康にポジティブな効果を与えます。達成感や、何かの競争で勝ったことなど、自分自身を誇りに思えるような機会は、記録にすることで有効活用しましょう。

目標設定も重要です。「できるだけ走る」は曖昧です（＊35，50，51）。これを、いつ、どのくらい（距離または時間）をどの程度の頻度でやるか、に書き換えましょう。例えば、私の夫はとても几帳面な性格なので、エクセル表を作って、常に運動した日（彼の場合は30分のランニングを）が1年の75％を下回らないように記録をしています。この数値を上回ることがやる気につながっているようです。

私は面倒くさがりなので、自宅では毎日のストレッチ、週3日ヨガスタジオに行く（またはオンラインヨガをする）と決めていました。その際、スケジュール帳にヨガのスタジオに行けた日をチェックして、記録するようにしていました。今はスマートフォンで、歩数や歩いた距離などを記録できるものもあります。運動という形ではなくても、家事で動き回る方などは、歩数計やスマートフォンで歩数を測るのも良いでしょう。

また、目標を達成した時には、小さなご褒美をあげることも良いでしょう。自分がより体を動かすことが楽しみになるようなものを買ったり、ネイルサロンやエステに行くなど、何でも構いません。自分の心が喜ぶ仕掛けを、自分自身で作り出しましょう。

3 スポーツのコミュニティに所属する

運動する時は、**「誰かと一緒に」体を動かす**ことが大切です。できれば、スポーツのコミュニティ（ウォーキングの会や、ヨガのコミュニティなど）に所属するとより良いです。また、チームスポーツに参加することは個人でスポーツするよりも健康に良いとの研究結果もあります（＊

52)。これにより、体を動かすことの健康のメリットを、より幅広く享受することができるからです。

日本の高齢者の研究でも、誰かと一緒に運動することで、自分で健康だと感じる度合い（主観的健康感）が高くなったり、うつのリスクが半減したりすることが報告されています（＊53－55)。ちなみに、主観的健康感は死亡率とも関連しています（＊53, 54)。他にも、スポーツのクラブ活動などに参加することで、要介護になる確率（＊56)や転倒する割合が下がったりする傾向があり（＊57)、人と運動するメリットが明らかになっています。

これは、運動することでの直接的な体への効果だけではなく、人との交流やつながりが生まれることで、健康へのさらなるメリットが生まれるからだと考えられます（＊53, 56, 57)。

1人で行えるようなランニングやヨガ、ウォーキングなどのスポーツでも、友人たちとグループで行ったり、コミュニティのメンバーになってみてはいかがでしょうか？　どうせ行うのであれば、一石二鳥で健康の効果を高められるので効率が良いです。

また、**周りの人に、体を動かすことを宣言することも効果的**だという研究もあります。人は、自分が言ったことに嘘をつきたくありません。また、そうすることで、「(他の人に言った手前）やらなくてはいけない」という義務感も生まれるからです（＊58, 59)。

4 どんなに忙しくてもルーティーンは、やめない（体を動かす時間は何が何でも守る）

ハーバードの公衆衛生大学院にいた時に、教授が全学生向けに書いた学生新聞のコラムが忘れられません。それは「運動のすすめ」です。その先生は、体を動かすことが好きで、毎朝犬の散歩をしてから大学に来ています。彼が定期試験前のコラムに「みんな寸暇を惜しんで勉強していると思う。試験前でも絶対に削ってはいけないもの、それが、体を動かす時間だ」と書いてありました。

体を動かすことが億劫《おっくう》になってしまう言い訳は、忙しい時ほどたくさん出てきます。ジムに行く1時間があったらこの仕事が片づく、体を動かすと疲れる、寒くて外に行く気にならない……などキリがありません。「体を動かす時間は、むしろ短期的なリフレッシュの効果にも、将来的な健康のためにもプラスになる」と、教授が学生に力説していたのが印象的でした（もちろんパブリックヘルスの大学院生なので健康の効果は熟知しているはずですが、そんな我々でも体を動かす時間を削ってしまったりするのです）。まだこれからも検証が必要ですが、最近では、体を動かすことが認知機能や学力の向上にプラスの影響を与える可能性があると報告されています（＊20，60－62）。

私は、もともと体を動かすことが好きで、高校時代はラクロス部で毎日運動していました。

しかし、大学に入ってからめっきり運動しなくなってしまいました。運動から遠ざかっていた私自身を目覚めさせたのが、この大学院時代「体を動かすことの意義」について学んだことでした（そして、そこでヨガに出会い、今では、ヨガなしの生活は考えられません）。

育児と仕事で髪を振り乱している今は、「運動」する時間はめっきり減りました。以前のようにヨガのクラス（だいたい90分程度）を受講して、自分でもストレッチする……時間は今は取れません。それでも、身体活動量は歩数をベースにすると大幅に増えました。子どもと散歩をしたり、子どもを追いかけ回しているうちに、気づいたら1万歩を優に超えていたという日もザラではありません。

体を動かすことをルーティーンにする上で大切なことは、日常に組み込むことです。わざわざ「運動」にしなくても、体を動かすチャンスは日常にあふれています。みなさんも、年代や職業などの環境に応じて、どうしたら身体活動を行う時間が取れるか考えてみましょう。

例えば、時間がなくても、いつものランチの場所から少し離れたレストランに行ってみたり、一駅分歩いたりすることで歩数は簡単に稼げます。いつもなら車で行ってしまうテイクアウトを、自転車や徒歩で買いに行ってみましょう。子どもと遊んだり、庭の草むしりをしたり、農作業を行ったりすることも立派な身体活動です。日常生活の中でどのようにすれば体を動かすことができるのか、考えることから始めましょう。

「食べないと生きていけない」食事や、「眠らないと機能しない」睡眠と違い、運動は、しなくても普通には生活できてしまうので、生活の中の優先順位の中で低くなってしまうのかもしれません。また、「お腹がすく」といった体からのサインもないので、必要に迫られて、ということも起きにくいでしょう。でも、体を動かしたことの爽快感や、体中がリフレッシュする気持ちは、運動以外ではなかなか得られないことも事実です。

多くの人に、この「運動しないとなんだか体がむずむずしてしまう感覚」を味わってもらいたいと思っています。健康から得られることはさておき、まずは、みなさんの動物としての本能を呼び覚ましてみてください！　きっと誰であれ、動物である私たちには、この本能が眠っているはずです。

まとめ　第5章

- 運動だけが体を動かすことではない。健康のためにやらなければいけないことは「運動」ではなくて、「体を動かすこと」である。
- 運動不足は「死ぬ」原因にもなりうる。体を動かすのはたとえ少しだとしても、全く動かさないよりは、死亡リスクが下がる。体を動かす量がとても多い人は、運動のしすぎにも注意する。
- 運動していても、座りっぱなしだと死亡リスクが高まる。座っている時間が長いと、様々な病気のリスクや、死亡の危険性を増やす。体をよく動かしている人で、座っている時間も短いのが一番良い。
- 有酸素運動、筋力増強運動、柔軟運動、バランス運動の4タイプの運動を組み合わせると良い。
- 体を動かすための習慣づくりでは、①楽しい・嬉しい・面白いを味わう、②目標を持って記録する、③スポーツのコミュニティに所属する、④どんなに忙しくてもルーティーンは、やめないことが重要である。

第6章

睡眠

プロフェッショナルな眠り方と休み方

Sleep is the best meditation.

睡眠は最高の瞑想である。

——Dalai Lama
（ダライ・ラマ14世 チベットの仏教指導者・僧侶）

Each night, when I go to sleep, I die.
And the next morning,
when I wake up, I'm reborn.

毎晩眠りにつくとき、私は死ぬ。
そして次の朝起きると、
私は生まれ変わる。

——Mahatma Gandhi
（マハトマ・ガンジー インドの宗教家・政治指導者）

休みを取らないと結果は保証できない

私がもし、健康のために必要なものを3つ挙げなさいと言われたら、**食べること、動くこと、そして、ストレスの予防や対応を含め、きちんと休むこと**を挙げるでしょう。それくらい、「心も体も休ませる」ことは重要なのですが（＊1）、特に、日本人は、（自分自身への自戒の意味も込めて）休むことがあまり得意ではない気がします。

有給休暇の取得率が低かったり（＊2，3）（政府の目標では取得率70％のところ未だ56・3％）、コロナ禍の前までは有給休暇の取得率が世界で連続して最下位だったり、余暇や睡眠を含めた自分のケアのための時間が、日本は調査対象国の中で最下位だったり（＊4）など、日本人が「休む」ことをしていない、もしくはできないことを象徴するようなデータがたくさんあります（＊5，6）。

休むことが大切なことを学んだのは、ハーバード大学院時代でした。博士課程では、2年目の終わりに博士になるのにふさわしいかを判断される大きな試験があります。私の学部では1年に1度しか試験はなく、失敗すると翌年再テスト。さらに失敗すると、博士にはなれない（＝修士号をとって退学）ことになるので、一世一代の大勝負でした。

試験に向けて、希望する人にはラーニングスペシャリスト（学びの専門家）がついてくれます。彼らの多くは、教育学の博士号を持った教育の専門家です。博士課程の試験まで、どのようなペース配分で勉強をこなせば良いか、心理的な面のストレスやモチベーションをどう保つかのサポートをしてくれます。

週1回、勉強の進捗報告や悩みの共有などのための1対1のミーティングがあり、困った時にはメールや電話などでも追加で相談に乗ってくれました。今思うと「学びのためならなんでも提供する」というハーバードの姿勢が表れている、本当にありがたいシステムでした。

最初にラーニングスペシャリストに会った時に、今までの勉強の仕方や、過去の試験勉強の乗り越え方、悩み、勉強以外の生活のスタイルを全部共有しました。そこでこんなことを言われました。

「今までの勉強の取り組み方や、今までの成績を総合して考えると、今回の試験は、乗り越えられると思う。ただ、1つだけ心から心配なことがある」

その心配なことこそが、私が**「休みを取らないこと。そして、休むことに罪悪感を感じていること」**だったのです。学生時代から試験勉強前には休みを取らず、ひたすら勉強し、社会人になっても土日を返上して仕事をすることを、「熱心で良い」と思い込んできた自分にとっては、頭から水をかけられたくらいの目が覚めるような言葉でした。

彼女からは週2日、週末は休みを取ることを約束するように言われたのですが、「2日も休んだら、勉強していない自分が心配になって気が狂う」という私との間で折り合いがつかず、結果、週1日は必ず休み、その日は全く勉強しないことで、合意しました。

心と体の休ませ方

その時に初めて、健康になるための食事や運動法などは知っていても、休み方、つまりどのように休めば良いのかわからない自分がいること、そして休みに意義を感じていない自分に気づいたのです。そして、たった1日休んでも、罪悪感や焦燥感、不安感に苛《さいな》まれてしまう、ワーカホリック（仕事中毒）な自分を発見することとなりました。それから、ヨガや瞑想を始め、今までだったら、「時間の無駄」と思って取り組んでこなかったようなことに、取り組んでみようと思い始めました。

「心と体を休ませること」をもっときちんと勉強しようと決意したのです。

日本では、2019年4月から働き方改革を推進するための関係法律の整備に関する法律（通称：働き方改革関連法）が適用され始めました（＊5）。この法律では有給休暇の年5日の確実な消化などを義務づけていますが、現実はそう甘くはありません。コロナ前も、コロナ禍でのリモートワークになっても、深夜・週末返上で仕事のメールが飛び交うことがまだ普通になっています。

「休むこと」も、食事や運動同様に、職場や家庭などの環境が整わないと実行することができません。かつての自分のように、休み方を知らない人たちに、心と体を休ませることの意義と、休むためのステップを紹介したいと思います。この章では、体を休ませるための睡眠と、心を休ませるためのストレスへの対処法を中心に解説します。

なぜ体を休ませることが大切なのか

ここでは体を休ませるという意味で、「寝る」に着目します。日本は、国際的にも睡眠時間が短い国の1つです。OECD（経済協力開発機構）の調査では、日本人の睡眠時間は7時間22分で加盟30ヶ国中、最下位でした（＊6）。

睡眠の専門家は、「寝ることは決して無駄な時間ではなく、食事や運動と同じくらい健康において重要なものである」と説いています（＊1）。睡眠と一口に言っても、朝型や夜型などの睡眠のパターンは、環境的な要因や遺伝的な要因によっても左右されることがわかっています

（＊1）。朝型が礼賛される傾向がありますが、そんなにシンプルな話ではありません。あくまでもタイプによって違うと考えるべきでしょう。睡眠に関する厚生労働省の指針では、年齢や季節でも変わるために一概に言うことは難しいものの、必要な睡眠時間は約6時間から8時間未満だと述べています（＊7）。

なぜ睡眠がそんなにも大切なのでしょうか。

睡眠には、健康のために3つの重要な要素があります（＊8）。**1つ目は体の健康のため**。寝ることで、起きている間に損なわれたものを修復、回復させる機能があるといわれています。具体的には、**寝ることで、心臓や血管、筋肉、細胞などの機能が修復されます**。**睡眠不足は、心臓疾患、腎臓病、高血圧、糖尿病、脳卒中、体重増加、肥満のリスクにつながる**可能性があると報告されています（＊9）。**ストレスホルモンに影響を与えるためストレスをより感じやすくなったり、免疫機能にも影響を与えます**（＊9）。**思春期や成長期においては、心身の発達や問題行動との関連が報告されています**（＊9）。

そして、慢性的な睡眠不足は、寿命をも短くしてしまう可能性があるようです。睡眠時間は短すぎても長すぎても死亡率の増加との関連が見られました（＊10－12）。日本人を対象とした研究でも、睡眠時間が長いと、男女ともに全体的な死亡リスクが高くなることが報告されました（＊13）。具体的には、睡眠時間が7時間のグループに比べて、睡眠時間が10時間以上は死亡リスクが男性で1・8倍、女性で1・7倍となりました。どうしてこのように、睡眠時間が長いと死亡リスクが高いという結果になるのかメカニズムははっきりわかっていません。この研究では、死亡になるような病気の可能性で睡眠時間が長くなることを除外する分析を行っていますが、睡眠時間が長い人は病気を持っている人が多く、より死亡に結びつきやすいことも可能性としてありえます。

睡眠不足を長く続けると病気になりそうだ、というのは想像できるかもしれないのですが、実は、たった1日でも健康に直結するような結果も出ています。例えば、睡眠時間が短かったり、睡眠の質が悪かったりした場合、次の日の血圧が上がる傾向が見られました（＊14）。1日の睡眠不足でも侮れないのです（＊15，16）。

2つ目は、脳と感情の健康的な状態を保つため。寝ている間に、脳は記憶したり新しい学びの準備をしたりするといわれています（＊17－19）。寝ることで、学んだり何かを実行したりするのに重要な能力を養っていることになります。具体的には、**注意力に意思決定力、クリエイティビティ（創造力）、モチベーション（やる気）、判断力、知覚なども寝ている間に培われます**。睡眠不足になると、これらの機能が低下することに加えて、物事を悲観的に捉えやすくなったり、情緒不安定になったり、感情のコントロールが難しくなったりします。また、**うつや自殺企図、不安や気分障害などの心の健康のリスク、思春期の人たちにおいては過度なアルコール摂取といったリスク行動の増加と関連しています**（＊9）。

3つ目は、睡眠は、起きている間の生産性と深く結びついているためです。睡眠不足の次の日に仕事がはかどらないのは、多くの人が経験済みでしょう。ミスが多くなったり、仕事の効率が悪くなったりします。睡眠不足が続くと、**「マイクロスリープ（瞬間睡眠）」**といって、起きている状態で瞬間的に眠ってしまう状態を引き起こします（＊20）。それだけではなく、作業のスピードや正確さなど、様々なタスクに影響を与えます（＊21）。ちなみに、連続して17時間以上起きている状態になると、血中アルコール濃度が0・05％の時（体重45kgの人で缶ビール1缶、体重60kgの人でウィスキーをショットグラスで2杯飲んだ時）と同じような状態になり、さらに、起きている時間が19時間を超えると、安全な運転ができないとされる酒気帯び運転のレベルと同等になると報告されています（＊21）。

きちんと休める環境になっているか

食事や運動を含め、この本では、習慣を変えるための行動をしやすくするために、「環境」

図表23：睡眠に影響を与えると考えられているもの（例）

環境	寝室の環境 家の周りの環境 仕事環境
社会	家族・婚姻の状況やパートナーとの関係 仕事と家庭のバランス
個人	年齢・妊娠しているかどうかなどの本人の状況 ストレスやうつがあるかなどの心理的な状況 カフェインの摂取量や食事時間などの行動的な要素

Hale L, et al Curr Sleep Med Rep. 2015;1(4):212-7, Lydi-Anne Vézina-Im, et al, BMJ Open. 2017;7(6):e016592, Johnson DA, et al. Curr Epidemiol Rep, 及び Institute of Medicine Committee on Sleep Medicine and Research. Sleep disorders and sleep deprivation: an unmet public health problem. 2006を基に著者が作成（＊22-25）

の大切さを説いています。勘のいい読者のみなさんであれば、お気づきでしょう。睡眠に関しても、環境・社会・個人の3つの要素が影響を与え合っていることが示唆されています（＊22—24）。

すべてを一挙に解決することは難しいと思いますので、自分と家族の少しでも良い「休息」のために、どこか変えられることはあるか、早速見ていきましょう。

まずは、寝室の外で起きていることに注意を払ってみましょう。安心して、**ゆったりとした気持ちで眠れる場所かどうかは重要です。騒音が少ない場所か、安全面で心配をしなくて良い場所か、通気性が良く温度や湿度が適切に保てているか、隣近所など近隣の環境がきれいに整えられているか**どうかが、睡眠の質や長さに影響を与えます。

あまり良い環境だと思えない場合は、長い目で考えて引っ越すのも手ですが、なかなかそうもいかない人も多いでしょう。その場合は、寝室やベッドの場所を変える・防音シートや光を調整できるカーテンをつけたりしてみましょう。また、耳栓やアイマスクを活用する、加湿器などを設置するなど、音・光・温度が少しでも快適になるような環境を整えてみてください。

特に、**寝室にテレビを置かないこと、携帯電話（スマートフォン）を枕元に置かないことは重要**です。アメリカのように部屋数が多い家に住んでいれば、テレビを寝室に置かないのは可能かもしれませんが、限られた部屋数の日本の家では、難しいかもしれません。アメリカの調査では、90％近くの人が寝る前の1時間以内に電子機器を使用しているという報告があります（＊26）。

ただ、それでも可能であれば極力、テレビやスマートフォンを自分自身の寝る環境から遠ざけた方がいいでしょう。なぜなら、こういったものが近くにあると、現在志向バイアスが働きやすくなるからです（64ページ）。現在志向バイアスとは、目の前にある楽しさや喜びを優先するがために、将来の利益（ここでいう睡眠）を犠牲にしてしまうことです。「この番組が終わるまでテレビを見よう」とか、「寝る前にフェイスブックのアップデートをチェックしてから」

といった具合に、ついついテレビやスマホに手が伸びがちになります。こういった電子機器から出るブルーライトは少し浴びるだけでも睡眠に影響を与えることがわかっています（＊27－31）。

仕事と家庭の対立（バランスがよく取れているかどうか）も睡眠の質や時間と関連していることが報告されています（＊22，32－35）。仕事と家庭の両方のタスクが多く、拒むことができないような場合、その時の睡眠時間や質だけではなく、2年後の睡眠不足とも関連していました（＊34）。

また、職場の環境と睡眠にも深い関係があるといわれています。アメリカの研究では、長時間労働の人は、睡眠時間が少ないことがわかっています。また、**職場の上司が労働時間や働き方に柔軟かどうかも、働く人の睡眠時間に影響を与える**ことがわかっています（＊36）。

アメリカで介護職についている女性たちを対象に行った実験では、職場のマネジャーが、労働時間や働き方に対して柔軟ではない場合、想像力や柔軟性のある上司を持つ人よりも、睡眠時間が平均して約30分短くなることがわかりました（＊36）。

別の研究では、夫婦（パートナー）の場合、男性の労働時間が長いと、女性のファストフードの消費量が増え、身体活動量が減る傾向があることも明らかになっています（＊37－39）。上司

第6章
睡眠

として勤務する人たちは、**自分の職場での決定が、働く人やその家族の生活や人生に影響を与える可能性がある**ことを理解する必要があります。

また、職場で上司を変えることは難しいと思いますが、仕事やチーム体制を選べる場合は、少しでも、働き方や柔軟性に理解のある人たちと一緒に働くことで、より良い睡眠を少しでも確保できるようにしましょう。

寝室は寝るためだけのものになっているか——寝るための「聖域」を作る

ハーバード大学で睡眠に関する授業を受けた時に、このようなアドバイスがありました。

「寝室はセックスか寝るためだけの部屋に！」

冗談のようでもありますが、本当のことでもあります。習慣の章でも書きましたが、人は、環境、特に場所と行動を結びつけて考える傾向があります。であるならば、寝ることを目的としている寝室は、まずは寝ることの大切さを思い出させ、眠りを誘うような場所であるべきだ、というのがこの考えの背景にあるようです。

実際、寝室でテレビ、パソコンやスマートフォンの使用など光を発するものは、睡眠時間や睡眠の質に影響を与えると報告されています。中でも、特に**アクティブメディア（自分から情**

報を取りに行くタイプのメディア）を使用すると、寝る時間や起きる時間、睡眠の質に影響を与えることが報告されています（＊40，41）。**寝る前に30分ソーシャルメディアを見るだけで、睡眠が邪魔される**結果が明らかとなりました（＊42，43）。私もついついやってしまうのですが、布団に入り、なんとなく時間ができて、リラックスしながらついつい見てしまうスマートフォンは、休むことを考えるとお勧めできません。

一方、子どもを対象にした研究では、子ども部屋でのパソコンの視聴に加えて、テレビ視聴も、睡眠時間の減少や寝る時間が遅くなることと関連が見られます（＊44，45）。今後の研究をさらに必要としながらも、寝室を基本的に寝るためだけの部屋として位置づけ、**光を発するようなメディアはできるだけ遠ざけた方が良い**という理由から、テレビやコンピューターなどはできるだけ置かない方が良いようです。

強い光を浴びると体内時計に影響を与えます（＊46）。ですので、トイレに起きた時の光にも気をつけましょう。調整できるようであれば、トイレの動線で光を浴びるようになっている場合、明るさを変えたり、足元だけを照らす光に変えるなどして、少しでも光を浴びないような環境を作ってみてください。

第6章
睡眠

また、部屋の温度も重要です。WHO（世界保健機関）の基準では、部屋の温度は、最低でも18度を保つことを推奨しています（＊47）。日本では、9割の家が冬場の寝室でこの基準を達成していません（＊48）。アメリカやヨーロッパのような、家中を温めるセントラルヒーティングというシステムではなく、日本の家屋は部屋ごとに温めるところが多いと思います。部屋の温度が低いので、厚めのパジャマを着たり、掛け布団を多く掛けたりして対策をする人も多いと思いますが、睡眠の質に影響が懸念されています（＊49）。

実際、部屋の温度が低すぎると、トイレに何度も行きたくなってしまう夜間頻尿が起きやすくなることも報告されています（＊49）。日本の研究では、寝室を暖房で温めることで、子どもの風邪が減る傾向も見られています（＊50）。

また、眠れないことでイライラしたり不安にならない方法として、20分以上ベッドで眠れなければ、一旦ベッドを出て（できるだけ光は浴びずに）抑えた灯りのもとでストレスにならない読書をしたり、音楽を聴くなどリラックスできるようなことを行って、眠くなってからベッドに入った方が良いとする専門家の意見もあります（＊51，52）。夜中に目が覚めた時に、時間が気になったりしてしまう時でも、眠れない時にスマートフォンを取り出して、ベッドの中でメールをチェックしたりインターネットを見る、ということはしないようにしましょう。

パートナーの有無や関係性に左右される睡眠

また、「誰と寝るか」も睡眠に影響を与えます。結婚やパートナーシップと睡眠の関係について明らかにした研究は、少なくありません。睡眠は、夫婦やパートナーとの関係性によって左右されることが明らかになってきています。同居する家族、特に**寝室を共にする夫婦やパートナーは、睡眠の助けにもなり、阻害する要因にもなる重要な役割を果たします。**

研究によると、夫婦やパートナーとうまくいっていないと、睡眠の質が悪くなりがちなことがわかっています（＊53，54）。この傾向は、特に女性において顕著です。

夫婦を含め、寝所を共にするパートナーは、睡眠の阻害要因にもなる一方で、相手の睡眠問題をいち早く見つけてくれる人でもあり、睡眠で何らかの治療が必要な場合の後押しをしてくれる存在にもなります。睡眠は心理的な状態が深く関わっているため、安定した結婚生活が送れていれば、結婚はより良い睡眠を提供する機会となります。逆に結婚がうまくいっていないと、ネガティブに影響しやすくなることが報告されています（＊55）。

ただ、夫婦同室で眠る場合、一方の睡眠の質や時間が夫婦やパートナー関係に影響を与えることから、どちらかが睡眠の問題（いびきなど）を抱えていたり、起床・就寝時間が異なったりすることで、悪循環となってしまうことも報告されています（＊56）。子どもがいる場合、家族環境は幼少期から思春期を経て大人になるまでの子どもの睡眠に、断続的に影響を与えます。**子どもの家や寝室の環境や親の状況**（**仕事や収入などの社会経済的な環境を含め**）、**親子関係や親の健康状態は、子どもの睡眠時間や質に何らかの影響を与える可能性が報告されています**（＊22，57）。

誰かと寝室やベッドを一緒にする場合は、暖房器具の配置や掛け布団で調節するなどして、お互いにとって、休むのに適した寝室環境になっているかを確かめましょう。パートナーのいびきや、室温などでうまく折り合いがつかない場合は、思い切って寝室を別にすることも、大切です（＊56）。寝室を別にすることは、必ずしも夫婦関係がうまくいっていないことを表すものではないとしています（＊56）。もし、パートナー・家族の人間関係が、不眠や睡眠の質に影響を与えていることが考えられる場合、睡眠環境を整えるだけではなく、パートナーとのカップルカウンセリングも推奨されています（＊56）。

より良い睡眠のために今夜から変えられる個人レベルでの要素

最後に、より良い睡眠をとるために、個人レベルで変えられることを見ていきましょう。

1 とにかく、起きる時間を一定にする

寝る時間と起きる時間を一定にするのが大切なことや、寝だめが有効ではないことをまず理解しましょう。寝る時間がまちまちな人でも、起きる時間を一定にすることは比較的容易ではないでしょうか？　起きる時間を一定にすることで、寝る時間を徐々に安定させることが可能です（＊7）。一定の勤務時間が決まっている人は、朝起きて会社に行くリズムが取れていることでしょう。ついつい寝だめしたくなる仕事のない日や週末などに、睡眠のリズムが狂ってしまいがちです。

このような時には、朝同じような時間に起きられるような予定を入れたり、起きること自体がご褒美になるような活動（行ってみたかったカフェで朝ごはんを食べる）を組み込みましょう。夜寝る時間がまちまちでも、起床時間を一定にすることで、生活のリズムを一定にしやすくなります。どうしても眠くなってしまう場合は、午後の早い時刻に30分以内の昼寝が良いでしょう（＊7）。

2 口に入れるものにも気を配る

食事と睡眠にも密接な関係があります。お腹が空きすぎても、満腹すぎても眠れない経験をした人は多いのではないでしょうか。**寝る2〜3時間前には、食事を済ませておきましょう。**もし、寝る前にお腹が空いてしまったら、消化の良い食べ物（例えば、りんご一切れ、雑炊など）

を空腹で目が覚めない程度に軽く食べて、休むのが良いでしょう。

特に気をつけたいのが、**アルコールとカフェイン**です（＊58）。まず、アルコールに関しては、飲んだ方が眠りにつきやすいと感じる人も多いでしょう。実際、アルコールは、神経の働きに作用するので、眠りを助けると感じる人もいるかもしれません。

でも、睡眠の質を考えると、良いとはいえません。眠気を感じさせる作用は数時間で消え、夜中に何度も目が覚めてしまいます。また、アルコールは、喉の筋肉をやわらげ、脳の働きを鈍くするために、いびきをかきやすくなり、それにより起きてしまう、ということにもなりかねません。

カフェインに関しても、同様です。コーヒーやお茶、エナジードリンクや、コーラにも含まれています。またデカフェと呼ばれるカフェイン抜きのコーヒーや紅茶にも、少量ですが、カフェインが含まれていることがわかっています。敏感な人は、お昼以降は、カフェインが含まれる飲み物は避けた方が無難です（＊59）。

そしてもう一つ。たばこ（電子たばこも含む）もやめましょう。喫煙は睡眠の質の低下や睡眠時間の減少と関連が見られます（＊60−64）。特に就寝前の喫煙は睡眠への影響が指摘されています（＊62）。ある研究では、寝る前4時間以内にたばこを吸うと、睡眠が途切れがちになるという結果が出ました（＊65）。たばこをいつも吸っている人が急にやめると、ニコチンの働きで眠りが妨げられたり、日中眠気が起こったりしますが一時的なものです。通常、禁煙は、眠りの質を上げるために役に立ちます（＊66）。

3 自分が心地よく眠れるための体を動かす習慣を作る

寝る直前ではない運動は、睡眠にとって良い効果があることが知られています（＊67）。特に、**ウォーキング、ジョギング、水泳のような心拍数を上げるような有酸素運動は、眠りにより早くつきやすく、深い眠りをもたらし、夜中に起きることが少なくなる効果があることが報告されています**（＊68）。ヨガやストレッチ、太極拳などゆったりとした運動やマッサージなどのリラクゼーションも、より良い眠りをもたらすのに効果があるようです（＊69－71）。

1つ注意すべきことは、運動の種類と行う時間です。なかなか眠れないという友人に体を動かすことを勧めたところ、目が覚めてしまって眠れないと言われました。よくよく話を聞いてみると、寝る直前にかなりの量のウォーキングを行っていました。寝る直前の運動は、体を興奮させてしまうので良くないといわれています。運動の習慣は大切なのですが、タイミングが重要です。

最近の研究では、人や運動内容によって異なるとするものや、影響を与えないとするもの、

90分前であれば大丈夫とするもの（この研究は健康な男性が対象）もあります（＊72，73）。一般的には寝る数時間前には、運動は終わらせておくのが無難でしょう。運動のタイプや行う時間で、自分の眠りがどのように変わるか試してから、自分に合った方法やタイミングで体を動かすと良いと思います。

4 心を落ち着ける「儀式」をする

呼吸に焦点を当てた、「マインドフルネス」の瞑想が体も心もリラックスさせ、不眠を改善させることが高齢者を対象にした研究で明らかになっています（＊74，75）。関連して、呼吸に意識を向けることや、平和で落ち着いたイメージを思い浮かべることやマッサージは、リラクゼーションテクニック（リラックスするための技術）として、効果が明らかになっています（＊76）。

寝る前のルーティンがあると良いことが報告されています。実際、乳幼児や子どもにおいては、**寝る時間のルーティンがあると、様々な面で睡眠にとって良い影響がある**ことがわかっています（＊77－79）。寝る前の日課としては、風呂に入る、パジャマに着替える、歯を磨く、本を読む、など一連の行動を毎日繰り返すことが重要です。

このようなルーティンの習慣を大人に当てはめることを推奨している論文もあります（＊

80）。例えば、ゆったりとした落ち着いた音楽を聴く、温かいお風呂に入る、簡単なストレッチをする（あまり激しくすると刺激を与えてしまうので注意）、明るすぎないライトの下で読書をする、などです。高齢者に寝る前のルーティンを作ることで不眠症に良い影響があったことが報告されています（＊81）。毎日の習慣として繰り返し行うことで、どのような結果が表れるのか、今後の研究に期待したいところです。

5 ストレスを減らす休暇の取り方

長い目で考えると、休暇を取ることは健康に特に重要だという結果が出ています（＊75）。フラミンガムハートスタディという、ボストン郊外の大規模な疫学研究（特定の病気とその原因を探る研究）では、将来の心筋梗塞や心臓病などの循環器系疾患で死亡する原因になりうるものを明らかにするために、20年間同じ対象者を追って、研究が行われました。その結果、**働いている女性においても主婦においても、休暇不足の人は、心筋梗塞もしくは心臓病などの循環器系疾患で死亡する可能性が高くなる傾向が見られました**（＊82）。

また、35歳から57歳までの1万2000人以上の男性を対象にした別の研究では、9年間の追跡の結果、**休暇を頻繁に取った人は、定期的に休暇を取らない人よりも心臓病と診断される確率が29％低く、死亡する確率も17％低い**ことがわかりました（＊83）。収入などでの違いが出ないようにその分を考慮しても、このような結果が出ています。このような休暇の取得と、健康、特に心臓系の疾患や死亡との関連が出てきた理由として、休暇がストレスを減らす役割をする可能性があること、家族や友人とのふれあいや、体を動かすことを通じて心身ともに回復させる機能があるのではといわれています（＊83）。

休暇の内容も重要なようです。オランダでの研究によると、休暇の旅行中にとてもリラックスできた人は、休暇後最大で2週間幸せな気持ちで過ごせる結果が出ています（＊84）。この2週間を、たった2週間ととるか、2週間も幸せな気持ちが続くととるかは人によって違うことでしょう。休暇前の幸せの度合いは、休暇をとる人の方が高く出ました。

一方、休暇中の旅行で、渋滞で混んだり、知らない土地に行くことに不安を感じたりなど、それ自体が何らかのストレスとなってしまうと、休暇後に働く時に、よけい負担になってしまうとの結果も出ています。この場合、休暇によるストレスが良くないだけで、休暇自体は、健康にも幸せにもつながるものと考え、イライラしないような計画を立てることを勧めています。良い思い出に残るようなものは、ストレスなしでの旅行となればその後の幸せを導くものになりうるでしょう。

少しでもストレスの種になるものを減らすために、スケジュールに余裕を持った旅行計画とし、現地に馴染みのある人にアドバイスをもらいながら旅行することが推奨されています（＊

84)。この研究によると、休暇後の幸せ度合いを見ると、休暇の長さは関係ないとのことでした。ですので、長い休暇を年に1回取るよりも、短い休暇を何回かに分けて取る方が良いとアドバイスされています。

なかなか休みが取りにくい、また休暇中でもメールをチェックしがちな日本人にとって、休暇をとることは難しいかもしれません。でも、1週間まとまった休みがとれなくても、金曜や祝日の前後に合わせて休暇を取る、休暇中はメールを自動返信にして返信できないことを知らせるなど工夫をすることで、休みの量や質を確保するようにしましょう。「休むことも仕事」と考え、心と体を休めるための時間を取ってもらえたらと思います。

ビジネスパーソンのための出張での健康管理

また、最近注目されているのが**ビジネスパーソンの出張による健康リスク**です。仕事で飛行機のビジネスクラスでの出張などが多い人は、出張自体がステータスの象徴のように感じる人もいるかもしれません。

しかし、最近では、頻繁に出張をする人たちの間で、健康のリスクが高まっていることが懸念されるようになりました（＊85，86）。

昨今ようやく研究が増えてきた分野なので、十分なエビデンスが集まっていませんが、出張が多い人の健康状態は、少ない人よりも総じて悪いことが明らかになりました。具体的には、**コレステロールの値や、肥満度の目安であるＢＭＩ（ボディマス指数）に影響があったり、また、自分自身の健康状態を低く評価する傾向がある**ことがわかりました（＊87）。自分自身の健康状態の評価のことを、専門用語で**「主観的健康観」**といいます。主観的健康観は、自分が自分の健康状態を良いと思うか悪いと思うかという認識です。主観的健康観は、その人の健康状態や死亡とも関連することがわかっています（＊88）。

出張中は、普段の食べ物よりも栄養状態が悪くなったり、睡眠不足になったり（特に時差のある出張をする場合）、運動不足になることで、肥満や心臓病などのリスクが高くなる可能性があります。また、**積み重なる時差ぼけは、睡眠の機能を妨げ不眠症のリスクになります。体内時計が長きにわたっておかしくなってしまうことで、将来的な認知機能への影響や、やる気の低下、代謝性や免疫機能の異常、うつなどのリスクとの関連性**も指摘されています（＊89－92）。

心の健康の面でも、出張中は孤独になりやすかったり、いつもと異なる環境になりがちです。出張の多い人は、アルコールの過剰摂取や喫煙、睡眠問題やうつなど精神面での健康のリスクが高くなる傾向にあることも報告されています（＊93）。

出張と特に慢性疾患や精神面での健康リスクの関連についての研究はまだ途上ですが、今までに出ている研究結果を基にして、いくつかの対策を考えてみました。

1 普段の生活＋出張での特別習慣プランで対応する

まず、出張での健康維持が難しい理由の1つは、習慣の章でもお話しした、行動習慣において重要なコンテキスト（環境や状況）とタイミングなどの時間的要素が崩れるためです。ですので、普段自分が行っている食事や運動などの健康行動が取りにくくなることをまず頭に入れましょう。その上で、出張の時の新たな「ヘルシーなデフォルト」を作ってみましょう。

例えば、食事であれば、出張の際は、意識して野菜や果物など、減ってしまいがちなものを食べるようにしましょう。出張の度、旅行気分でおつきあいの場でアルコールが増えてしまいがちな人もいるかもしれませんが、できるだけ、普段に近い食生活を続けることが大切です。出張先だと、忙しすぎたり、つきあいで自分の思うように食事を取れない人も多いと思います。ホテルのバイキングなど、比較的自由に食べるものを選択しやすい朝ごはんで調整するのも1つの手です。

出張先では普段運動している人でも運動不足になりがちです。そういう私も、ヨガマットを忘れる、疲れていて体を動かすどころではない、など出張先ではなんだかんだ理由をつけて普段行っているヨガをさぼりがちになってしまいます。

ハーバードの教授たちと海外出張をする際、毎回感心するのが彼らは必ずジムのあるホテルを選ぶということ。可能な場合、「ホテルの周りをジョギングできるようなところがあるか」もホテル選びの基準にしています。そして、到着後、日の明るいうちはすぐに着替えて颯爽と街に繰り出してランニングをし、「できるだけいつもに近い」生活を心がけていました。出張中はめをはずして飲みすぎたり、食べすぎたりというところは見たことがありません。

出張中も運動を続けるには、条件づけとなる「グッズ」を持参するのが有効です。

前述のハーバードの教授は、運動靴とベースボールキャップをいつも持参しています。私は、ヨガやストレッチなどができる旅行用のヨガマットをスーツケースに詰めます。1週間くらい滞在する際には、現地のヨガスタジオを探索して、楽しみながら体を動かす習慣が途切れないような工夫をしています。

2 時差ぼけ予防のエビデンス

出張や休暇で海外に行く人は、時差ぼけにも注意が必要です。また、海外に休暇に行った後、時差ぼけが取れずに仕事に影響を与えてしまったことがある人もいると思います。あまり知られていませんが、時差ぼけ予防に関する科学的な知見も少しずつ蓄積されています。時差ぼけは、朝早く起きてしまったり、夜眠れなくなるといった典型的な睡眠障害の症状、胃もたれや食欲不振、頭痛などの肉体的な症状、日中の仕事に集中できない、イライラしてしまうなどの気分の面にも影響を与えます（＊89）。

まず、**時差ぼけの予防は、睡眠と休息を適切な時間とタイミングで取ることが重要**だといわれています（＊82）。科学的な定義によると、時差ぼけは、タイムゾーンを3つ（東京から西に行くとしたらインド以西、東に行くとしたらフィジー以東）超えるくらいから感じるようになるといわれています。

また、時差ぼけによる睡眠の質の低下が解消するのには、超えたタイムゾーンの数に3分の2をかけて出る数字の日数分、時間がかかると予想されています（例えば、東京とロンドンの間には9つタイムゾーンがあるので、時差ぼけの回復には約6日間必要）（＊89）。

3 光の力で睡眠を調整し、口に入れるものに気を配る

時差に関しては、旅の数日前から、少しずつ、現地の時間に慣らしておくと良いといわれて

第6章
睡眠

います。ただ、旅行自体が、3日以内の短い旅程の場合は、無理に合わせようとするのではなく、出発地の時間に合わせて、適度に昼寝や短い睡眠を取ることが推奨されています（＊89）。到着地に早くなじませる場合は、光を浴びることで、体内時計を調節するようにしましょう。

飛行機に乗ったら、到着地の時間に時計を合わせ、到着地の夜に寝て、日中は起きるように心がけましょう。現地が夜の時間帯には、眠れるように、スマートフォンや映像などで光による刺激を浴びすぎないようにします。眠れない時には、呼吸に意識を向け、ゆったりとした呼吸を心がけたり、波の音やホワイトノイズと呼ばれる自然音、ヒーリングの音楽などを聴いてリラックスできるような環境を作り出しましょう。

旅のストレスも、時差ぼけや疲れに影響を与えます。十分な余裕を持った旅の計画や、準備が第一です。そして、ただでさえ狂いがちな睡眠のリズムをできるだけうまく整えられるように、カフェインを含む飲み物や、アルコールを避け、それ以外のもので水分をたくさん取るようにすることが大事です。カフェインやアルコールは、睡眠を妨げるだけではなく、脱水症状を起こしてしまう可能性があります。食べ物に関しては、今のところは非常に弱いエビデンスしかないようです（＊89）。

今後の研究が待たれるところですが、睡眠研究からの知見を応用して、機内では食物繊維や消化の良い物を食べることが良いというアドバイスもあります（＊94）。飛行機内での光や食べ物など、自分だけで調整することが難しいことも多いですが、アイマスクやノイズキャンセリングのイヤフォン、自分にとって、食べ慣れていて心地良い食べ物を用意して、出張に臨むと良いでしょう。

4 旅行が理由ではない時差ぼけにも要注意

英語でjet lag（ジェットラグ）とは時差ぼけのことですが、**「社会的時差ぼけ（social jet lag・ソーシャルジェットラグ）」**という概念があるのを知っていますか？　これは、出張がない人にとっても、普通に生活をしていても、タイムゾーンを超えるくらいの睡眠パターンが生じるために、それによって起こる時差ぼけのような状態のことを指します。

仕事で深夜に及ぶ残業があって寝る時間が遅くなったり、徹夜になったり、また、夜から朝にかけて働かなければいけない人もたくさんいるでしょう。時差ぼけであれば到着地の時間を太陽と共に合わせることで、自然に体内時計が戻っていきますが、社会的時差ぼけは、同じ場所で起こるために、時差ぼけよりも調整・修正が難しいといわれています（＊95）。

冒頭で、睡眠パターンには、遺伝的な要素を含めた個人差が存在することを述べました。**朝型・夜型・そして中間（朝型と夜型の間）**と大きく分けると3つのパターンに分けられます（＊

96)。

このもともと個人が持つ睡眠パターンと、生活する上でのスケジュール（例えば、朝型・夜型の勤務時間、決められた登校・出社時間など）との間に開きがある場合、社会的時差ぼけ状態に陥りやすくなると報告されています（＊97，98）。例えば、個人の睡眠パターンとしては夜型の人が、朝早く起きる生活を続けてしなければならない場合、自分の睡眠パターンに合わないことをすることになり、それが肉体や精神的な面で健康に影響を与えることがわかってきています。具体的には、日中の疲れや眠気がとれない、気分が乗らないといった短期的な症状から、中長期的には記憶や学習、免疫などに関わる機能障害、長期的には肥満、循環器系の疾患やうつなとも関連する可能性があるようです（＊98）。

社会的時差ぼけは、良い習慣を取れるかにも関わってきます。6万5000名を対象にした研究では、より強い社会的時差ぼけがある人は、そうでない人よりも、刺激物であるたばこやアルコール、カフェインの摂取と非健康的な行動との関連が見られました（＊95，97，99）。

また、社会的時差ぼけが、肥満の指数であるボディマス指数（BMI）を予測できることがわかりました。実験対象の約7割の人が、社会的時差ぼけに当てはまっていました。ここでは、社会的時差ボケを、自分自身の睡眠パターンと生活のパターンに1時間以上差があることと定義しています。例えば朝7時に起きて夜11時に寝る人が、学校や勤務時間などにより8時に起きて夜12時に寝ることです。

今までの研究では、**個人の睡眠パターンは、コントロールするのが難しい**とされています（＊93）。それを変えようとするよりも、決められたスケジュールに体が馴染めるようにすること——例えば夜型の人が朝早く起きなければいけない時には、太陽の光を浴びるようにしたり、職場まで日に当たるところを歩いたり朝ごはんを日に当たる場所で食べたりして、体を早く目覚めさせることが、良い睡眠に結びつくとアドバイスされています（＊100）。

逆に、朝早起きで夕方眠くなる人は、午後から夕方にかけてお日様の光を浴びることで、夕方の眠気を避けることができます（＊93）。朝型か夜型かは個人の睡眠パターンと関係しているので、夜型の人が早起きの習慣をつけることが、必ずしも良いわけではないようです。自分にとって自然な睡眠のパターンに合わせて生活スタイルを組み立てることが第一です。難しい場合には、太陽の光を味方にして、体を目覚めさせるタイミングを調整する工夫をしましょう。

1日のうち、短くない時間を費やすのが睡眠です。単なる睡眠不足として軽くとらえるのではなく、身体的にも精神的にも、生活や仕事のパフォーマンスの上でも大きな影響を与える健康の要素として、「休むこと」に、積極的に取り組んでみましょう。

まとめ　第6章

- 睡眠は、体の健康や、脳と感情の健康的な状態を保つため、また起きている間の生産性と深く結びついているため、重要である。
- 睡眠は、環境的な要素（寝室の環境、家の周りの環境、仕事環境など）・社会的な要素（家族や婚姻の状況、パートナーとの関係、仕事と家庭のバランスなど）・個人の要素（年齢的な要素・ストレスレベル、食事などの行動的な要素など）が関わり合っている。
- 子どもの場合、家や寝室の環境や親の状況（仕事や収入などの社会経済的な環境を含め）、親子関係や親の健康状態が、子どもの睡眠時間や質に何らかの影響を与える可能性がある。
- 個人レベルでできることとしては、①起きる時間を一定にする、②口に入れるものに気を配る、③心地よく眠れるための体を動かす習慣を作る、④心を落ち着ける「儀式」をするなどがある。
- ビジネスパーソンの出張による健康リスクも近年注目されている。普段の生活＋出張での特別習慣プランで対応する。具体的には、食事であれば、野菜や果物など減ってしまいがちなものを意識して食べるようにする。運動に関しては、運動の条件付けとなる「グッズ」をスーツケースに詰め込んで、出張中の特別な環境に備える。時差ぼけの予防は、睡眠と休息を適切な時間とタイミングで取ることが重要。

- 社会的時差ぼけという、旅行が理由ではない時差ぼけにも要注意。これは、普通に生活をしていても、タイムゾーンを超えるくらいの睡眠パターンが生じるために、それによって起こる時差ぼけのような状態のことを指す。健康や、健康習慣にも影響を与える可能性が報告されているので、当てはまる人は注意が必要。

第 7 章

ストレス

ストレスに負けずに心を休める方法

It's not what happens to you,
but how you react it that matters.

何が起こるかが問題なのではない。
それにどう対処するかが問題なのだ。

——Epictetus（エピクテトス 古代ギリシアの哲学者）

A calm mind brings inner strength
and self-confidence,
so that's very important for good health.

落ち着いた心は、
内面の強さと自信をもたらす。
そしてこれらは良い健康のためにとても重要だ。

——Dalai Lama（ダライ・ラマ14世 チベットの仏教指導者・僧侶）

なぜ心を休ませることが大切なのか

ここでは、心の休め方について学びましょう。まず、心を休めるために重要なことは、ストレスとのつきあい方です。ストレスを抱えると、神経物質の働きで、体に負担がかかり、うつなどの精神的な疾患だけではなく、高血圧や、免疫機能の低下を引き起こす可能性があります(＊1，2)。身体的な症状に加えて、ストレスを懸念するもう1つの理由は、**ストレスが、健康的な習慣の邪魔をし、不健康な習慣を助長する大きな要因になる**ためです(＊3)。

他の章でも触れていますが、**感情的になれば健康的に悪い行動をとりやすくなり**(第8章「感情」参照)、**疲れすぎていたりストレスを感じていると悪い習慣に戻りやすくなったり**(第3章「習慣」参照)してしまうのです(＊4)。

私自身、パブリックヘルスを生業としている中で、「健康で穏やかに生きる」という、多くの人が願う、一見簡単に見えるようなことが、実行することがとても難しいと感じます。まるで、人生をかけて行う修行のようだと思うことがあります。

ストレスをなくすことができれば良いのですが、一概にストレスをなくしましょうといっても、生きている限りストレスゼロで毎日を過ごすことは、なかなか難しいと思います。ここでは、過去の研究を基に、日常生活で感じるストレスを少なくするコツや、気をつけるべきポイントをお伝えします。

健康の悪習慣とストレスの密接な関係

ストレスと健康の関係を表した図表24を見てください（＊5）。まず、何らかのストレスを感じた際、人間はそれがどの程度のストレスなのか、対応する能力はあるかを自分の中で認識します。そこで、受けたストレスがポジティブなものなのか、ネガティブなものなのか、ストレスに値しないものなのかを含めて判断します。その後、このプロセスを経て、自分が「ネガティブなストレス」と認識した場合、感情がそれにネガティブに反応し、人間の身体的なものと、行動に影響を与えます。その結果、健康に影響を与えることになります。ストレスと健康の関係を考えると、身体的な影響の方に注目しがちですが、図表の通り、行動の部分に関しても影響を与え、それが積み重なって、さらなる病気のリスクを生み出します。

ストレスと行動の関係で見ると、**ストレスがあることで、たばこやアルコールの摂取量が増える**ことがわかっています（＊6）。

例えばアメリカでは、長期的な介護の仕事に携わる人たち452人のストレスの状況と健康

図表24：ストレスと病気の関係

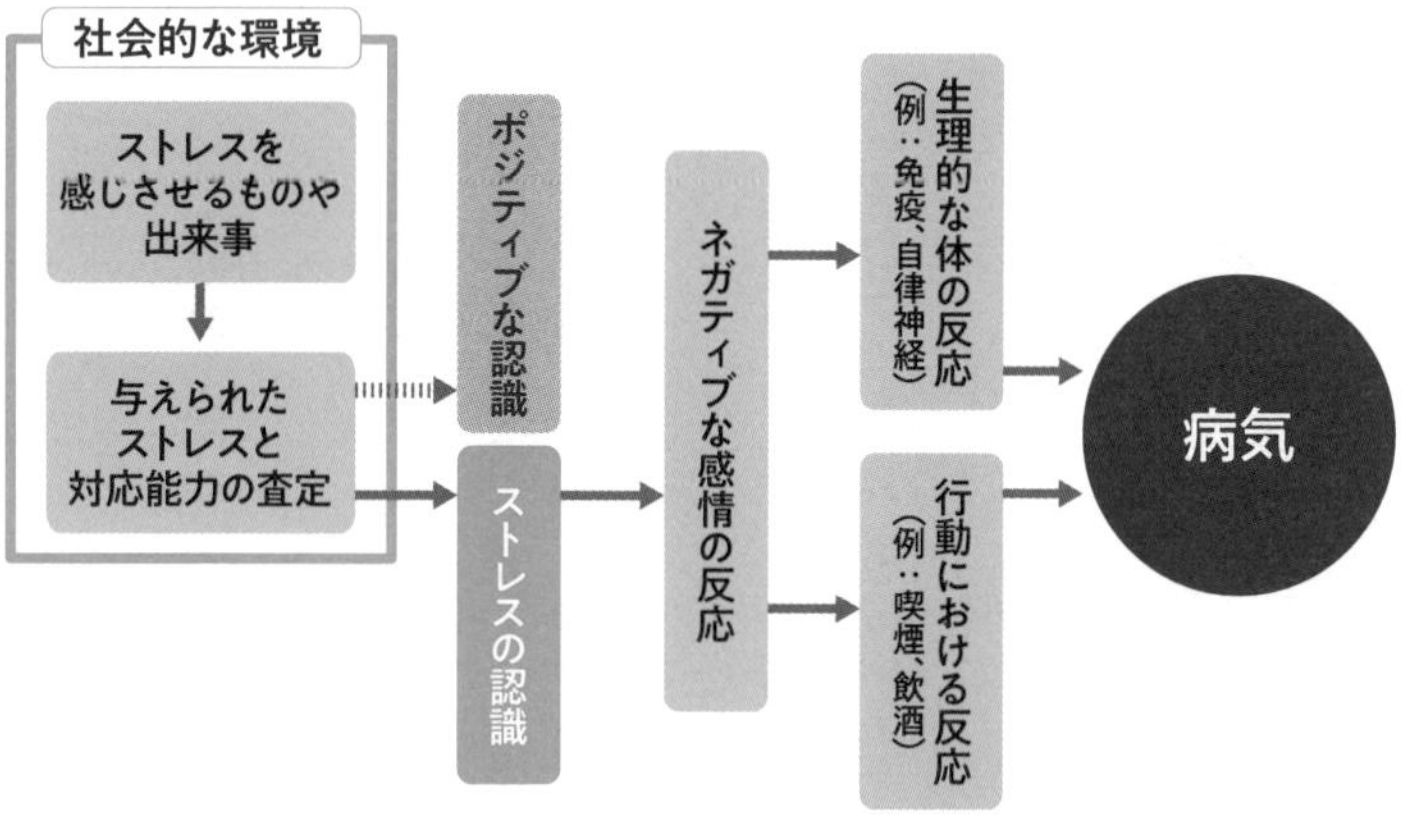

出典：Kubzansky LD, et al. Affective states and health. Oxford, U.K.: Oxford University Press; 2014 を改変（＊5）

の状態を調べました。アメリカでも介護の仕事は、肉体的にも精神的にも負担が大きく、その割にあまり収入が多くないという背景があります。**家庭と仕事の両立で双方からのストレスを抱えている人の場合、両方のストレスがない人に比べて、たばこを吸う確率が3・1倍に増える**ことがわかりました（＊7）。また、他の研究でも、仕事のストレスが家庭生活に何らかの影響を与えている人の場合、アルコール摂取量や精神疾患の増加が見られました。また、家庭のストレスが仕事に影響を与えている場合、うつや高血圧など、体に影響を与えることがわかっています（＊8−11）。

ストレスが、たばこやアルコール摂取などの健康にリスクのある行動に関係があることは、様々な研究でも明らかになっており、特に男性では、極端なアルコール量の増加や肥満との関連も報告されています（＊4，12）。

そして、ストレスは、食欲や食べるものの選択にも影響を与える可能性が、報告されています（＊3）。ストレスを感じている時には、大食いになったり、ファストフードなどの油っこいものや、甘いものを欲する傾向が見られました。結果的に、ジャンクフードや砂糖が多いお菓子類などを多くとるようになってしまうのです（＊3，13－18）。

大学院の教授で、普段食生活にとても気を使っている先生が、飛行機に乗ると長時間の移動がストレスとなり、ついつい空港でファストフードを食べてしまうと言っていました。特にアメリカでは、空港や、高速のパーキングなど、長時間移動などのストレスの合間のちょっと休憩をしたいような場所に、必ずファストフードの店が並んでいます。もちろん、手軽に早く食べられるからという理由で営業しているのだと思いますが、人間の健康行動の特性からすると理にかないすぎていて、ゾッとしてしまいます。

すべてのストレスが悪いわけではない

ストレスというと、ネガティブな響きを感じる人も多いかもしれませんが、すべてのストレスが悪いわけではありません（＊19）。例えば、火事場の馬鹿力という言葉があるように、締め

図表25：ポジティブなストレスとネガティブなストレスのイメージ

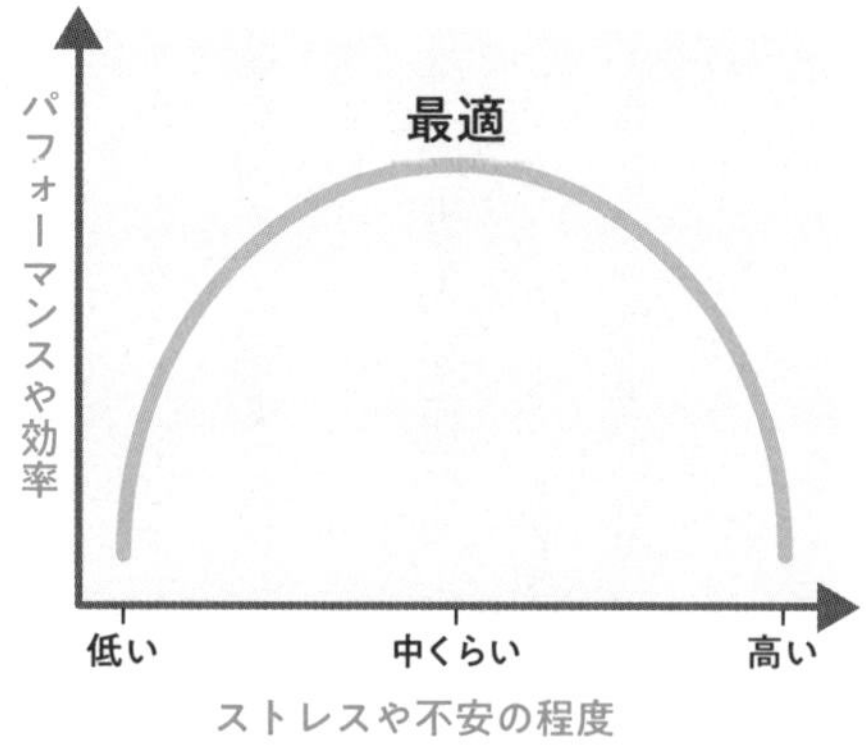

出典：Vigoda E. Stress-related aftermaths to workplace politics: the relationships among politics, job distress, and aggressive behavior in organizations. J Organ Behav. 2002;23(5):571 - 91.（＊19）

切り前に踏ん張れたり、いつもの倍以上の集中力を発揮したり、という経験をした人もいると思います。

英語では、**短期間に起こり、何か障害を乗り越えたりするために力を発揮するストレスのことを、ポジティブなストレスという意味の「ユーストレス（eustress）」**と呼びます（＊19）。一方、**長い間続く、過剰なストレスで、受け入れたり乗り越えようとする力さえも奪うようなものを、ネガティブなストレスという意味の「ディストレス（distress）」**と表現します。図表25は、ストレスや不安のレベルと、人のパフォーマンスに与える影響を表したものです（＊19）。

人によってもストレスの感じ方には違いが

あります。なぜこのような違いが出るのかはわかっていませんが、対応能力の高い人は、ストレスをコントロールできると感じる人が多いようです（＊19，20）。このような人たちは、病気になりづらかったり、欠勤の回数が少ない傾向が見られます（＊21，22）。また、人から感情面などでのサポートがあることと、ストレスに対してうまく対応できるかどうかには、関連が見られます（＊23）。どの程度のレベルまでストレスが良いものになりうるのか、なぜ、人によってストレス対応能力に差が出るのかは、まだ研究が続けられている段階です。ただ、ストレス耐性が強い人にはストレスの対応能力や人からの感情的なサポートでの共通点が見られるようです（＊19）。

ストレスに勝てない意志の力

ここからは、一般的に「悪いストレス」と呼ばれる方のネガティブなストレスに着目していきましょう。なぜストレスが行動や習慣に影響を与えるのでしょうか？　様々なメカニズムが考えられます。

1つは、**ストレスを感じると、たとえ何らかの行動のゴールを持っていても、それを無視し、いつもの（昔の）習慣的なパターンをとりやすくなる**からです（＊4）。また、ストレスを感じると、意思決定の力が弱くなってしまい、注意深く考えられなくなる可能性が指摘されています（＊4）。

意志の力が勝てなくなる状態を作るために、ある実験が行われました（＊24）。まず、参加者はチョコレートミルクかオレンジジュースのどちらかのご褒美を選ぶように言われ、選んだ飲み物を飲むように指示されます。その後、一定の参加者には、冷たい水に3分間手を突っ込んでもらいました。冷たい水に手をつけるのは、多くの人にとって喜ばしいことではないので、ここで、人工的な「ストレスがかかる状態」を作り出します。

そして、再度、ご褒美としてどちらかの飲み物を選ばせます。ストレスが人工的に与えられた参加者は、「先ほどの飲み物はすでに飲みすぎているので最初と同じものは飲みたくない」と報告していました。にもかかわらず、結局、先ほど選んだ飲み物を選ぶ傾向が強くなりました。逆に、ストレスが与えられない場合は、選びたくないものを避けることができました（＊24）。これは実験の一例ですが、このように、ストレスがかかると、自分で掲げたゴールや実行したい行動があっても、前に行った行動や習慣的な行動に引っ張られてしまうのです（＊4）。

このような行動は、ストレスによって引き起こされる神経のメカニズムの影響で起こります。行動の内容だけ聞くと、どうして？　と思えるような内容なのですが、体の仕組みを考えると、ストレスに体がきちんと反応している証拠でもあり、ある意味「理にかなった」結果です（＊25、26）。さらに、ストレスによって怒りや悲しみなどの感情が起こった場合、様々な健康習慣を阻害するような状況が作り出されてしまいます。詳しくは、第8章「感情」の章でも説明します。

職業タイプ別のストレスの感じ方――仕事の裁量度と要求度によって仕事のストレスが決まる

まず、仕事のストレスにどのように対応したら良いかを考えてみましょう。公衆衛生の世界にいると、その人の職業で、だいたいどのような病気になりやすいか、またどのような習慣や行動に注意する必要があるかがわかります。

実は、**仕事（職業）のタイプごとに、陥りやすい不健康な行動や病気のタイプを区分けしたとても有名なモデルがある**のです。私は、研究や仕事で、職場での健康プログラムの開発に多く携わっているために、様々なタイプの職業の方にインタビューをしたり、職場を訪れる機会がありますが、このモデルの内容が当てはまることが多く、驚きます。このモデルを基に、職業別の特性を踏まえて職場の健康対策をより効果的に組むことができます。また、個人が職場

図表26：仕事の裁量度・要求度コントロールモデル

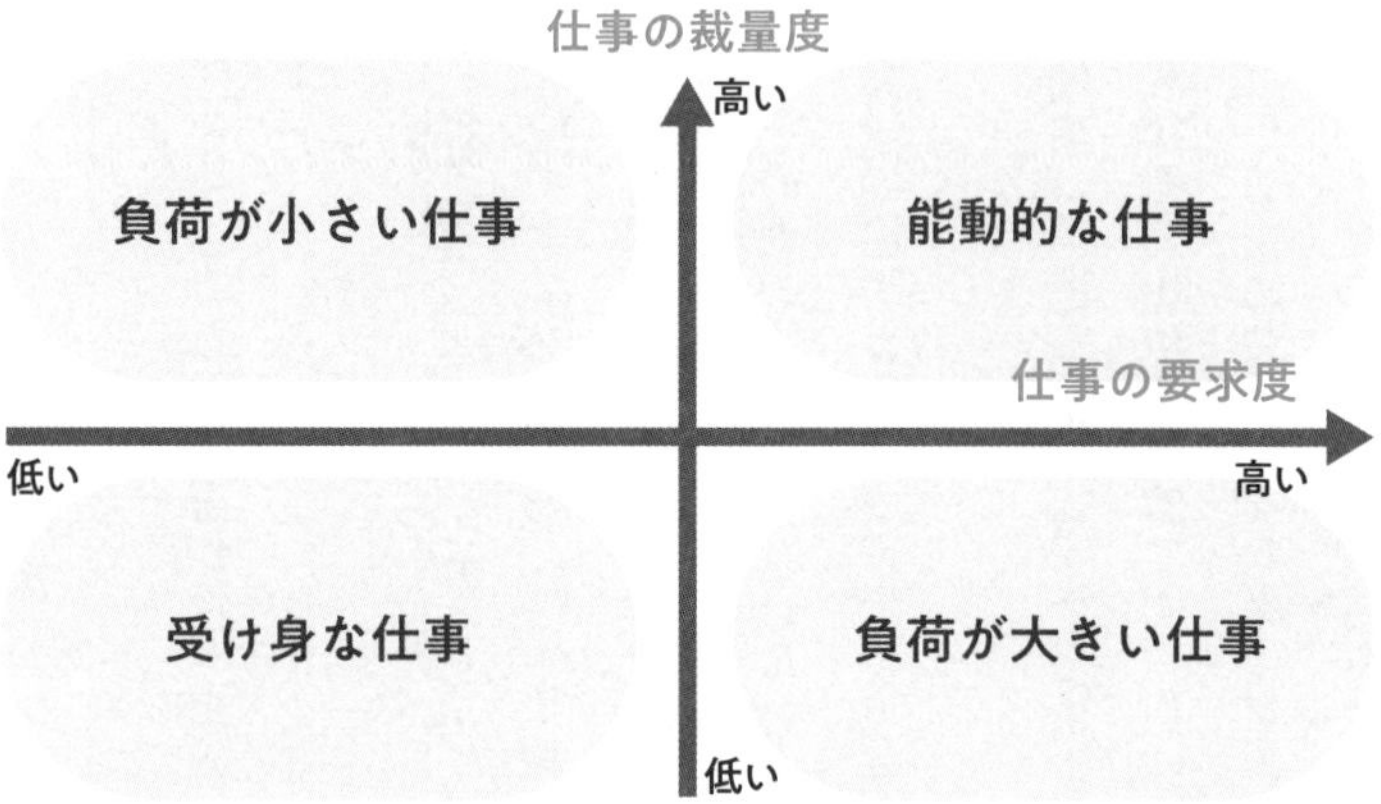

出典：イチロー カワチ.『命の格差は止められるか ―ハーバード日本人教授の、世界が注目する授業―』. 東京,日本: 小学館; 2013.（＊30）

で陥りやすい健康のリスクに、より注意を払うことで、病気になることを防ぎやすくなったり、不摂生をやめる手立てを見つけやすくなるのではと思います。

早速見ていきましょう。図表26のモデルは、マサチューセッツ工科大学の社会学者ロバート・カラセック教授が開発しました（＊27−29）。職業のタイプを4種類に分け、仕事でのストレスの感じ方を表しました。これは、**仕事の裁量度がどのくらいあるか（裁量度が高いか低いか）、また仕事の要求度がどのくらいあるか（要求度が高いか低いかで表現）に基づいて、一般的な職業を4つのタイプに分けたもの**です。

例えば、仕事の裁量度は、自分で休みや休

息時間を決められたり、仕事のやり方や進め方、その日にこなす量を決められる権限があるかないかを指します。また、自分が学ぶ機会や、能力を試したり活用する機会を得られるかも関係してきます。

仕事の要求度が高いかどうかは、日々の仕事を行う「速さ」と「プレッシャー」と考えると良いでしょう。例えば、締め切りまでの間が短く、ペースが速かったり、締め切りに日々追われるような仕事、締め切りに間に合わせるために残業が多い仕事などは、要求度が高いです。また、他の人たちのスケジュールの影響を受けやすく、最終的に周りの人の仕事の具合で自分の仕事を片づけなければならなくなるような仕事や、自分のスケジュールの都合をつけにくい場合もこれに当てはまります。

一方で、締め切りはあっても、その間隔が空いていたり、自分のペースで仕事を行うことができる仕事は、要求度の低い仕事といえるでしょう。これは、仕事の良し悪しを言っているわけではなく、仕事のタイプ・特性を表したものと考えてください。その上で、仕事のタイプを以下の4つに分けたのがこのモデルです。

裁量度高い・要求度高い→能動的な仕事

裁量度低い・要求度高い→負荷が大きい仕事

裁量度高い・要求度低い→負荷が小さい仕事

裁量度低い・要求度低い→受け身な仕事

このモデルが画期的な理由は、開発された質問票を使い、それぞれの4象限で個人が感じる仕事上のストレスを測定し、病気リスクになりやすい行動や、かかりやすい病気を明らかにしたことです。一つひとつ見ていきましょう。

1 能動的な仕事——仕事一筋な不養生

この象限の仕事は、仕事の裁量度が高く、なおかつ要求度も高い仕事です。日々締め切りやプレッシャーに追われ、責任も大きいです。よく言うとやりがいが大きいと感じたり、人が憧れるような職業が多く当てはまります。具体的には、**会社の社長や幹部レベルの人々、医師や看護師、学校の先生、消防士、エンジニア**などが当てはまります。また、自分でペース配分を決められる裁量度が高い一方で、天候や出荷時期などに左右されやすい農家も該当します。

この仕事の良い面は、仕事を通じて、新しい知識や技術が身につけられることです。それにより、より裁量度の高い仕事につけたり、仕事量をコントロールできるような役職に昇進・転職したりできるので、さらにやりがいや刺激を感じて仕事にのめり込んでいくようになる人もいるでしょう。自分で意思決定ができますが、要求度が高く、仕事の締め切りや時間に追われる生活になるために、仕事中心で生活がまわるようなことも多く、日々のストレスを多く感じる人が多いでしょう。

日々仕事のやりがいを感じたり、仕事を通じて成長を感じられたりする場合は、仕事からポジティブなエネルギーをもらうことができます。一方で、締め切りや時間に追われたり、仕事や仕事相手に対する責任や時間的なプレッシャーが多いので、常に不安や焦燥を感じたり、気持ちが休まることがない状態になりがちです。その結果、喫煙や飲酒などの習慣を持つ人も多くなるのが特徴です。仕事にのめり込むがあまり、自分をおろそかにしてしまう人もいるでしょう。医師や消防士などに関しては、病気や事故などの労働災害も起こりえます。

2 負荷が大きい仕事——常に緊張感との戦い

仕事上の自分の意思決定権が低く、要求度が高いこの象限は、精神的なプレッシャーが大きいことが特徴です。能動的な象限と違うことは、日々時間や締め切り、ノルマに追われたりという仕事の要求度は変わらないものの、仕事の裁量度が少ないことです。したがって、休みたい時に休めなかったり、仕事の量やペースを自分でコントロールすることができません。また、仕事の意思決定権が低いために、やりがいを感じられない傾向や、仕事へのやる気が低下しがちです。結果、仕事の生産性が下がることになります。こういったことがストレスとなり、不健康な健康習慣や疾患を生み出します。**ノルマのある営業や、レストランのウェイター、ウェイトレス、ガソリンスタンドの店員、工場の作業員、電話のオペレーター、データ入力作業に従事する人**などが当てはまります。

この象限は、**健康の面では、4象限の中でリスクが最も高い**とされています。肉体的な面では繰り返しの作業が多いため、腱鞘炎や腰痛のリスクが挙げられます。精神的な面では、やりがいを感じられなかったり、自分の存在意義を感じられなくなることで、日々のストレスからの喫煙・飲酒・過食の傾向が明らかになっています。自分で作業状況を決められないのに加えて、ノルマや時間的なプレッシャーが大きいために、食事の時間や休憩の時間を十分に取れないことも出てくるでしょう。このような環境が、ストレスや不健康な習慣の温床となります。喫煙・飲酒・過食を続けた結果、様々な慢性疾患を引き起こしかねません。特に、心臓疾患のリスクが他の象限に比べて高いことも報告されています。

3 負荷が小さい仕事——働くことが健康でいられる秘訣になる

この象限は、**4象限の中では、一番ストレスの少ない職業**です。仕事の裁量度が高く、精神的な要求も低いことが特徴です。ある程度仕事のペース配分を決められるのに加えて、毎日締め切りに追われるようなことも、あまりないことが特徴です。また、能動的な仕事と同様、自分の獲得した知識やスキルを使って、さらに上を目指せるタイプの職業が多いです。やりがいを感じ、仕事に対してポジティブな気持ちを持てる人も多いでしょう。**建築家やプログラマー、大学の教授、作家、画家**などが当てはまります。家庭との両立を含め、働くことで生活のリズムが整い、仕事をすることが健康の秘訣になるくらいの良いバランスが作りやすいのもこの象限の仕事の特徴です。

仕事による病気や事故も、他のどの象限に比べても少ないでしょう。1つ気をつけるとすれば、この象限の仕事は、1人で仕事を行う時間が長く、仕事のペースが緩やかなことから、孤独感や疎外感を感じてしまうことです。また、この職業でも、例えば建築家でありながら自分で会社を経営していたり、大学教授であっても組織のマネジメントなどの役職についている場合、設計したり研究したりすることに加えて、日常的にこなさなければいけない業務（能動的な象限にありがちな仕事）を行っていることも多いでしょう。その場合、この要素の特徴だけではなくなるので、違った形のストレスを受ける可能性があります。この象限の職業についている人たちは、仕事以外の部分で積極的に人と関わると良いでしょう。

4　受け身な仕事――刺激がないことの対価

この象限の仕事は、仕事の裁量度が低く、精神的な要求も低いことが特徴です。仕事の要求が低いために、労働時間の中で、刺激が少ない時間が多くなります。仕事の裁量度も低いため、自分から何か行動を起こすことが難しく、退屈になることが多いかもしれません。シフト制で、夜働く人も多いでしょう。例えば、**警備員（特に夜シフト）、会社などの受付、トラックの運転手、配達員、建物の清掃員**などが当てはまります。

この仕事は、言葉通り、「受け身」な仕事が多いため、刺激が少ないことがストレスになりやすいです。また、仕事の中での動きも少ないため、長い時間同じ姿勢でいる場合は、腰痛やその他の体の痛みを訴える人もいます。刺激が少ないことで不安やうつになりやすかったり、夜のシフトで働く場合は不眠にもなりやすいでしょう。喫煙や飲酒など、刺激を常習的に求めている人が多いことも特徴です。この象限の仕事を持つ人は、刺激の少なさを、喫煙や飲酒などの非健康的な習慣で補うのではなく、身体活動などの健康的な刺激で補うことが、健康を保つ秘訣になるでしょう。

この本では、もともとのモデルで公表されている職業を例として挙げています。自分の職業がない場合は、自分の職業がどの象限に当てはまるのか、考えてみると良いでしょう。

例えば、能動的な仕事に位置する農家でも、季節ごとに仕事の質が変わってくる可能性があります。同じ会社で同じ職業でも、役職（管理職か、新入社員か）が異なれば、象限のタイプも違ってくるでしょう。それぞれの象限のタイプによって、気をつけなければいけない健康習慣や疾患があるので、自分の仕事の状況に合わせて、何に注意を払ったら良いのか考えると良いと思います。

男女の違いを理解することで家庭のストレスを減らす

次は、家庭でのストレスに関して見てみましょう。これは、一言で言うと、**男女のストレスの感じ方を理解することが一番の近道**です（＊30）。

仕事上のストレスと健康の関係に関しては、男女ともに、糖尿病や心臓病、不眠症やうつのリスクの増加との関連が指摘されています（＊31－36）。一歩踏み込んで仕事の裁量度で比べると、男女の差が見られます。例えば、心臓疾患の場合、**男性は、仕事での裁量度が低くなるほど、心臓疾患の発症率が高くなる**傾向にありました。女性にはそのような傾向は見られませんでした（＊37）。むしろ、**女性の場合、仕事では能動的な仕事、つまり仕事の裁量度が上がって精神的な要求度が高いと、心臓疾患の発症率が上がる**傾向にありました（＊38）。

また、**女性は、家庭での裁量度が低くなると、心臓疾患の発生率が上がる傾向**がありました（＊39）。家庭での裁量度が低くなると、6年間での心臓病の発症率は約2・6倍になりました（＊31，40）。この傾向は男性では見られませんでした。また、働いている男性では、肉体労働や職位が下の男性に比べて、管理職についている人の方が、同じタイプの仕事でも脳卒中になる人が少ない結果でした（＊41）。一方で、女性の場合、管理職などの職位が高い方が、そうでない女性に比べて脳卒中のリスクが高かったのです。**女性の場合、社会で責任ある立場になればなるほどストレスとなり、健康を害する可能性がある**ことが示唆されています。この違いは、女性の方が家庭での責任や仕事が多く、家庭と仕事の両立がストレスになったり、社会での男女差別などが影響している可能性があると述べられています（＊42）。

女性の登用推進によって、女性がより裁量度と要求度の両方が高い仕事につく時代になりました。そのような中で、管理職になったり、仕事の要求度が高い女性が、仕事と家庭の両立に悩む時は、同じ状態の男性に比べて、健康のリスクが高くなる可能性があることを示している貴重なデータです。まず仕事において女性と男性のストレスの感じ方が違うことを理解し、健康の観点からも、女性のストレスを減らしていくような施策を進める必要があると思います。

このような背景から、家庭でのストレスは、より「女性のストレスをどうなくすのか」という視点で見ていきたいと思います。

それでは実際、家庭において何をすれば女性のストレスを減らすことになるのでしょうか？

図表27：男女の年齢別家事関連時間（週全体）

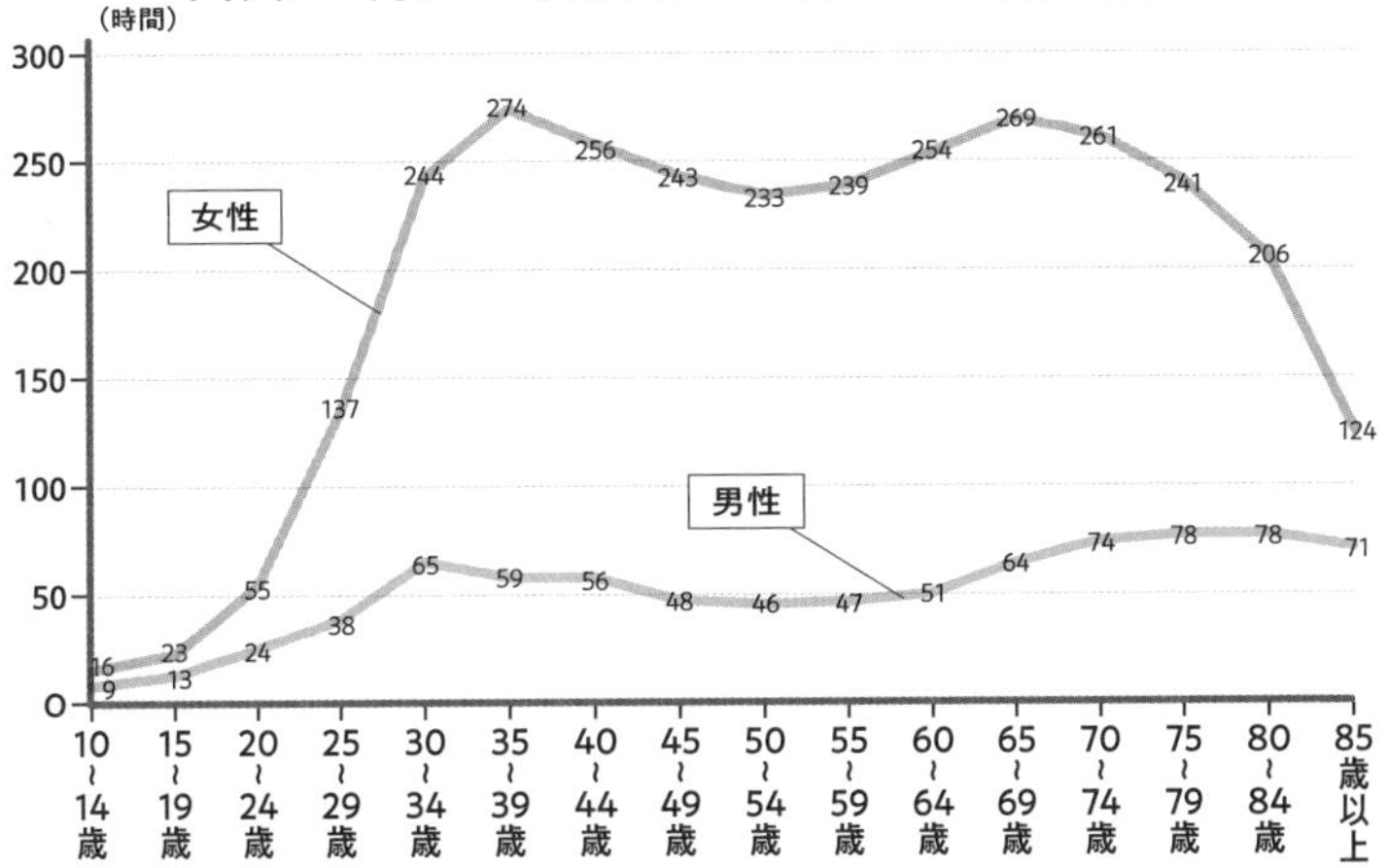

出典：総務省統計局．令和3年社会生活基本調査データ（2022）を基に著者が作成（＊43）
＊家事時間とは、同報告書を基に、家事、介護・看護、育児及び買い物として換算

図表27は、日本の男女の年齢別家事関連時間です（＊43）。ほぼどの年代を通じても、女性の方が圧倒的に男性よりも家事を多くこなしていることがわかります。5年前よりも、男性は平均51分で7分の増加、女性は3時間24分で4分の減少となりました。

そして、図表28は、6歳未満の子どもを持つ夫・妻の家事関連時間の推移です。年を追うごとに、男性の家事時間が少しずつ増えていますが、女性との差は歴然です（＊44）。

日本でも、仕事と家庭の両立の困難さが女性にとってストレスとなり、うつの症状と関連することがわかっています（＊45）。

図表28：6歳未満の子どもを持つ夫・妻の家事関連時間の推移
(2001-2021年) 週全体、夫婦と子どもの世帯

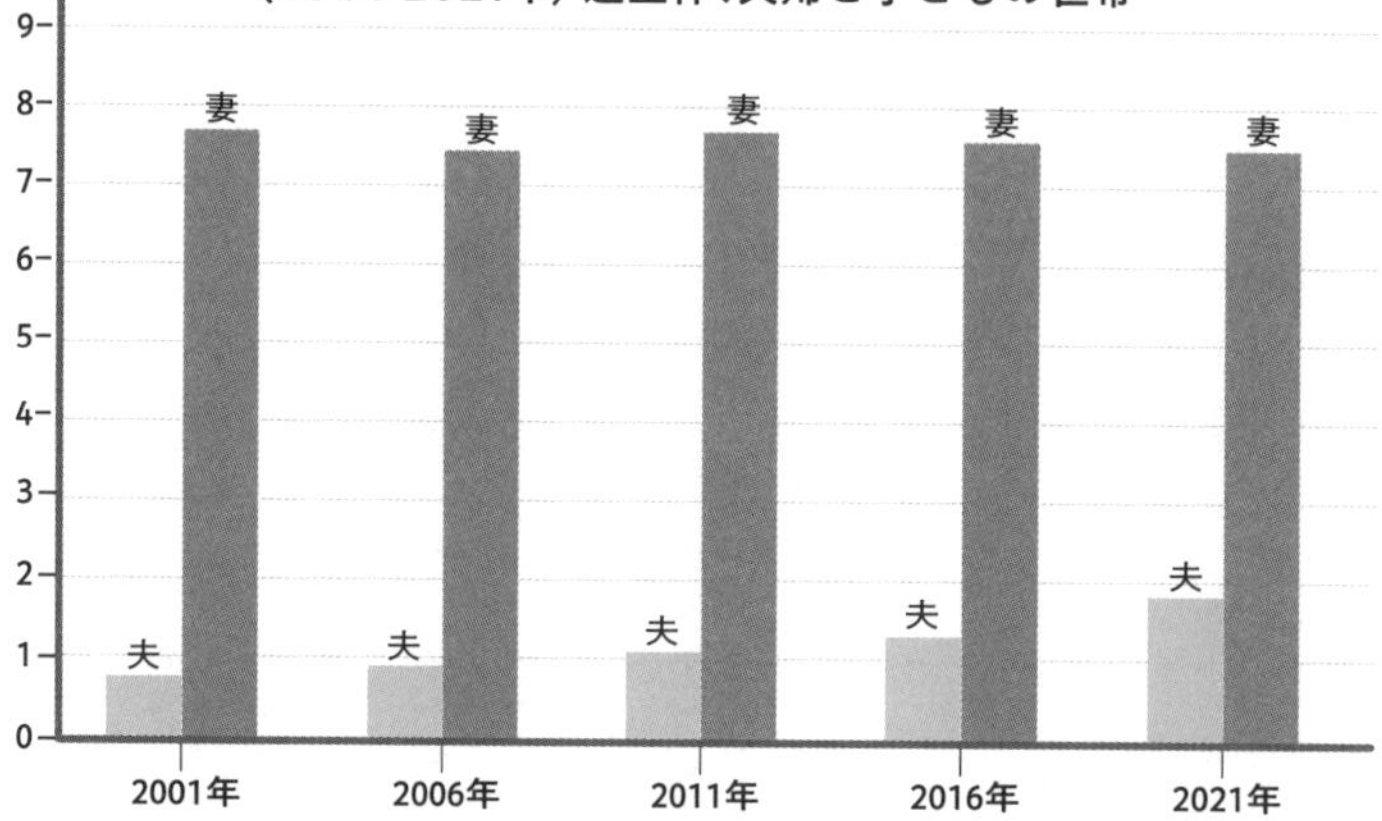

出典：総務省統計局. 令和3年社会生活基本調査 結果の概要(2022) (＊44)
＊家事時間とは、同報告書より 、家事、介護・看護、育児及び買い物として換算

ストレスへの対応

この章では、ストレスの働きやそれに伴う健康習慣と健康への影響に関して見てきました。最後にストレスへの対応として、具体的にどのようなことをしたら良いのかのアイディアを、既存の研究からの知見をもとに説明します。

1 仕事を変えられないならやり方を変える

先ほどの職業タイプ別のストレスの感じ方のモデル（カラセックのモデル）で、ストレスの鍵となるものは2つありました。**仕事の裁量度の有無と、要求度の有無**です。まず、裁量度の有無は、自分で仕事をコントロールできるか、仕事での知識やスキルアップが望めるか、また仕事のやりがいと関連しています。

日本では、新幹線の清掃員たちに、働くことに誇りを感じさせるような職場を作り上げ、素晴らしいチームワークで車内を短時間でピカピカにしている会社（株式会社JR東日本テクノハートTESSEI）があります（＊46）。ハーバードビジネススクールの教授も視察に来たくらい、この会社の職場づくりが海外でも話題になりました。実際、ハーバードビジネススクールの教材にもなっています（＊47）。職業を変えなくても、自分たちの仕事に「意義」と「誇り」を見出させた素晴らしい例だと思います。

実際、**仕事を変えずに仕事のやり方を変えて、仕事のストレスの軽減に成功した研究**の例があります。図表26（368ページ）の裁量度が低い下の2つの象限の職業の場合、その職場でどのようにしたら、仕事を変えずにやりがいを感じられるような仕事の仕方ができるかが鍵です。

実際、スウェーデンの自動車会社ボルボの自動車組み立て工場では、典型的な「負荷の大きい仕事」を、やり方を変えて裁量度を大きくし、ストレスを減らすことに成功しました（＊48）。

もともとベルトコンベヤーで1人1パーツの組み立てを行っていましたが、チームで1つの自動車を完成させるやり方にしました。こうすることで、作業員の意思疎通の機会が増え、責任感も増しました。検品も任せることで、彼らがただ単に流れ作業の一部分を手伝っているという仕事の仕方から、一人ひとりがチームの重要な一員であると認識できる方式にしました。

この実験では作業員に対してアドレナリンというホルモンを測定し、ストレスの影響を調べました。結果として、チーム方式でもベルトコンベヤー方式でも生産性は変わらなかったのですが、ストレスはチーム方式の方が下がる結果となりました。特に、家に帰ってから、チーム方式の人のアドレナリンは下がったのですが（ストレスがなくなる）、コンベヤー方式の人はアドレナリンが持続する結果となりました（ストレスを家に持ち帰る）。また、チーム方式の人たちは、モラールが向上したり、欠勤が減るプラスの効果も見られました。

働き方の柔軟性があるかどうかもストレスに影響を与えます。アメリカでは、働き方を柔軟にすることで、ストレスだけではなく、ビジネスの面でも良い効果が表れています。例えば、**アメリカの運送会社ユナイテッド・パーセル・サービス社（UPS）では、働き方を柔軟にすることで17％生産性が上がりました。スーパーのコストコでは、それにより、3分の1まで離職率が下がった**ことが報告されています（＊49）。

また、もう1つ変えられるのは、**職場の雰囲気**です。最近、アメリカのメディアでよく取り上げられるようになったのが、**「恐れを基にした職場（fear-based workplace・フィアベースド**

ワークプレイス）」という言葉です。日本語にすると、**恐怖に基づいた職場**、つまり、ピリピリしている職場かそうではない職場で、従業員の生産性やストレスに影響を与えるのではというこことがいわれ始めました。実際、**職場で政治的な振る舞いが求められると、仕事の不安やストレス、疲労感などが増しやる気が削がれ、パフォーマンスが下がったりするなど、様々なマイナスにつながる傾向**が報告されています（＊50－52）。

普通に考えれば、和気あいあいとしている雰囲気の良い職場と、いつもピリピリしている職場で、違いが出るのは、当然のことかもしれません。まだ、どのようなことをすれば、ピリピリした職場がそうではなくなるのかというエビデンスは明らかになっていませんが、和気あいあいとした職場を作るために、立場を超えてできることは、いくつかあるでしょう。

例えば、職場で立場が上の方にいる方たちは、部下を信頼してある程度の裁量を与えたことで、彼らのやる気につながる可能性があります。また、職場自体での雰囲気を良くするためにも、積極的に笑顔で挨拶するなど言葉を交わしたり、従業員同士の親交が深まる時間を作ったり、チームで何か1つの目標に向かって取り組ませたりすることは、仕事を変えずにできる方法です。

みなさんがストレスを感じる仕事を抱えているとしたら、その仕事が、世の中にどんな意味をもたらすのか、いま一度立ち返ってみると良いでしょう。どこかで誰かの何かを支えていることが少しでも見えたら、気持ちが変わるかもしれません。また、組織の幹部や部下をまとめる立場にいる人は、その仕事が、いかに意味があるかを伝えることも大切です。

2 家事の時間を減らすよりも女性の負担感をなくす

家事に関しては、先ほど、男女でストレスの感じ方が全く違うことを紹介しました。その上で、女性のストレスを減らすためのコツを挙げるのであれば、**女性の負担感をなくすことが重要**です（＊53）。具体的にいうと、女性の家庭でのストレスを減らすには、**女性が「男性が自分と同じくらい家の仕事をしている」と「感じる」こと**です。**家庭での重要事項の決定権は女性が持ち、家の仕事は分担することがポイント**です。

分担の仕方は、時間である必要はありません。**大切なのは女性が「男性が家事を分担している」と感じること**。つまり、家事の時間を減らすことよりも、（これも妻の立場的にいうと本当に重要ですが）頻度などを工夫し、家事の仕事の比率を同じにすることです。女性が、「男性が自分と同じくらい家事を分担してくれている」と感じることが重要なことが、研究からわかっています（＊30，39，53）。

女性は、長い時間家事をやっていることよりも、誰も手伝ってくれない、自分「だけ」が家事を行っていると感じる負担感がストレスになります。家事には、色々な細切れにできるタスクや、名前すらつけることが難しいような「名もない家事」がたくさんあります。他にもゴミ出し、風呂掃除、電球の交換、買い出し時の運転、草むしり、自転車の空気入れ、植木の水やりなど、10分もかからないものが山ほどあります。**コツは時間ではなく、分担感**です。**何を手伝ったらいいのかわからない男性は、仕事を振ってくれるよう、女性に聞いてみる**のも良いでしょう。仕事と家庭と、両方の場で、男性と女性が支え合うためにも、何が異性にとってストレスの基になるのかを理解しておくことは、とても重要です。

3 人と比べることをやめる

アメリカに「比べると絶望する（Compare and despair）」ということわざがあります。**ストレスを感じずに生きる方法の1つは、人と比べることをやめること**です。いきなり、道徳の授業のような話に聞こえるかもしれませんが、**比べることは、健康にとって、とても大きなストレスとなり、結果的には高血圧のリスクを引き起こし、死亡率においても差を生み出す**ことがわかっています。

人にとって比べやすいものは、**所得と社会的な地位**でしょう。経済学者が行った実験では、周りと自分との収入の差について、自分が感じる差がどの程度健康に影響を与えるかを測りました。

所得・人種・年齢・学歴など、自分が住んでいる州の平均的な人たちと比べて、自分の所得などが少ないといった「自分が平均から離れている」と感じた場合、**平均から離れていると感じる距離感が1区分増えるごとに、死亡率が57%も上昇している**ことがわかりました（＊30, 54）。死亡率だけではありません。喫煙率、肥満率、精神科の治療を受けている率も、距離感があると感じれば感じるほど上昇していました。

また、お金だけではありません。**人は、自分の地位が低いと感じる時に、ストレスを感じる**ことがわかっています。ハーバード大学の研究者が行った研究では、実験対象の女性42人に対し、人とのコミュニケーションにおいて、自分より偉そうな態度をとられた時（自分の地位を低く感じる）と、好意的な反応を受けた時（自尊心が高まり、自分の地位が高いと感じる）で、心肺機能の変化を観察しました（＊30, 55）。その結果、実験を始めた時には同じくらいの血圧が、自分の地位が低いと感じた時には、上の血圧と呼ばれる収縮期の血圧が上がりました。こちらは、短い実験の間での出来事ですが、ハーバード大学のカワチ教授は、これが恒常的に続いた時のストレスの影響は、健康にとって計り知れないものになるとコメントしています。

4 ストレスに対応するリラクゼーションレスポンスの力を使う

ストレスに対応する力を上げるものとして、**「リラクゼーションレスポンス」といわれる、呼吸法、ボディスキャン**（体の一部分に焦点を当て痛みなどの感じを取り除く）、**マインドフルネス瞑想、ヨガや気功などの身体活動、何らかの宗教を信じている人であればお経のような繰り返しのフレーズ**（マントラ）が、ストレスや緊張を和らげたり、不安やうつ、場合によっては痛みなどの軽減に貢献する可能性が報告されています（＊19，56，57）。

例えば、簡単に実践できるのは呼吸です。ゆっくりと息を吐き、お腹いっぱいに深く息を吸い込む腹式呼吸は、これにより心拍を落ち着かせ、血圧を下げ、安定させます。怒りや悲しみに心が支配されそうになったら、この呼吸を5分でも10分でも行うことで、心を落ち着かせることができるでしょう。また、1日の終わりの寝る前などの15分から20分、横になりながら深い呼吸に集中する時間を作ることで、心身の様々な緊張を解き放つことができるでしょう。

5 体を動かす

また、手軽なものとして、体を動かすことも、ストレスを和らげる1つの方法です。特にリラクゼーションに効果があるものとしては、**ヨガや気功**が挙げられています。アメリカの研究では、**ヨガを週に1～2回2年間行った女性は、そうでない女性に比べて、ストレスのある出**

来事からの回復が早いことが報告されています（＊19，58，59）。糖尿病や循環器の疾患とも関連があるといわれている、ストレスに関連する細胞のインターロイキン6と呼ばれる体内物質があります。ストレスを呼び起こすような事柄の前後で女性たちを比較した場合、ヨガを日常的に行っている専門家たちとそうではない人たちとで、そうではない人たちの方が41％もこの物質が多く血液中に含まれていることがわかりました。様々な心疾患と関連のある心拍数も、そうではない人たちの方が高かったのです（＊60）。

運動することがストレスに良い理由として、ストレスで受けたダメージを運動で覆せる（具体的にいうと、脳の細胞を守りながら、感情を安定させる働きを生み出す）ためや、気持ちが良いと感じるホルモン（エンドルフィン）によりストレスに対応できる力がつくためといわれています（＊19）。

6 つながりの力を利用する

遠くの親戚より近くの他人、向こう三軒両隣、お互い様など、日本には、人との関係性を大事にする言葉がたくさんあります。このような言葉を見るたびに、昔の人は、人生において大事なことをよくわかっていたものだなあと感じます。孤立感や孤独感がストレスとなり、病気の原因になることはよく知られています。そのような時、ソーシャルサポート（人とのつながりによって受けるサポート）の力で、不安を少なくしたり、ストレスを和らげることができるのです。

例えば、東日本大震災において、震災が発生する前からの人々の間で社会的なサポートがあった場合、**震災後のうつの発症のリスクは、サポートがない場合に比べて40％少なくなる**ことがわかりました（＊61）。

つながりの力は、精神面の利点だけではありません。様々な研究を統合的に分析したところ、人間関係において強いつながりがある人は、そうでない人に比べて病気のなりやすさや死亡率などにおいて、平均で5割程度有利になることが報告されています（＊62）。そこでは「人は生まれながらにして社会的な生きものである」と述べられています。

良い人間関係を築きましょうといっても、人間関係は、逆にストレスにもなりうるので、1人でいた方が気が楽と思ってしまう人も多いかもしれません。そんな時には、友だちを作ろうと気負わずに、様々なコミュニティに参加してみるのも1つです。スポーツや料理、ボランティアの会など、趣味や取り組みたいことをすでに行っている人たちの輪に入ることも良いでしょう。色々なコミュニティへのつながりを作ることで、たとえ1つのコミュニティで人間関係がうまくいかなくなったとしても、他のコミュニティで活動を続けることが可能です。地域の行事に参加することも、様々な年代の人と知り合う1つのきっかけです。

また、無理に友だちを増やそうとせず、今ある人間関係を大切にすることも大事なことです。音信不通になっている人には、手紙を書いてみたり（感謝の手紙は幸せな気持ちをもたらす可能性が報告されています）（＊63）、電話をかけてみたりすることも、第一歩でしょう。

まとめ 第7章

- ストレスが、健康的な習慣の邪魔をし、不健康な習慣を助長する大きな要因になる。
- すべてのストレスが悪いわけではない。短期間に起こり、何か障害を乗り越えたりするために力を発揮するストレスのことを、ポジティブなストレスという意味の「ユーストレス（eustress）」と呼ぶ
- ストレスを感じると、何らかの行動のゴールを持っていても、それを無視し、いつもの（昔の）習慣的なパターンをとりやすくなる
- 仕事（職業）のタイプごとに、陥りやすい不健康な行動や病気のタイプを区分した有名なモデルがある。仕事の裁量権と要求度に基づいて、一般的な職業を「能動的な仕事」「負荷が大きい仕事」「負荷が小さい仕事」「受け身な仕事」の4つのタイプに分ける。
- 家庭でのストレスに関しては、男女のストレスの感じ方の違いを理解することが重要である。特に、家庭での女性の負担感をなくすことが重要。
- 仕事を変えることが難しければ、仕事のやり方を変えられないか検討する。
- 自分なりのリラクゼーションや、体を動かすことなど、ストレスに対応するための方法を持っておく。
- 人とのつながりはストレスの軽減に役に立つことが多いので、つながりの力を活用する。

第8章

感情

感情が健康を作る

Human behavior flow from three main sources:
desire, emotion and knowledge.

人間の習慣は三つの源に起因する。
欲望、感情、そして知識だ。

——Plato（プラトン 古代ギリシアの哲学者）

Your emotions are the slaves to your thoughts,
and you are the slave to your emotions.

あなたの感情は思考の奴隷であり、
あなた自身は感情の奴隷である。

——Elizabeth Gilbert（エリザベス・ギルバート アメリカの作家）

健康になるための土台——感情とは何か

健康になるために大切なものは何かと聞かれたら、みなさんは何と答えるでしょうか？たばこなどの悪習慣をやめること、栄養のある食事をとること、体を動かすこと、きちんと休むこと、などが挙げられると思います。これらの健康に関わる行動「すべて」に大きく関係しているもの。それが、今回紹介する「感情」です。今までの章で、自分の意思で決めていると思っている健康の習慣や行動も、周りの環境に大きく影響を受けることをお話ししました。このような外的なものに加えて、自分の中にも健康になるための習慣や行動を促したり、じゃましたりする要因となる、感情が存在します。

一般的に、ポジティブな感情は、健康や健やかな暮らしに影響があり、逆に慢性的な怒りや心配、敵意などの感情は、血圧の上昇や心拍数の増加との関連の可能性が指摘されています（＊1，2）。誰もが赤ちゃんの頃から持っているといわれる感情。しかし、健康の「習慣」にとって良い感情とあまり良くない影響を与える感情があることは、あまり知られていません。

健康になるためには、日々の小さな意思決定が大切です。なぜならその連続がやがて日々の

習慣になるからです。日々の習慣づくりにおいて、感情は2つの観点から重要です（＊3）。

1つは、感情が、何かするための「きっかけを作る」意思決定に直接影響を与える点です。例えば、たばこをやめるために禁煙外来に行ってみる、日々の活動量を増やすためにウォーキングに参加する、甘いものを控える、などです。

もう1つは、感情が、習慣を「維持する」ための意思決定に影響を与える点です。健康習慣の維持は、特に、生活の中で自分がよく持つ感情に左右されます。例えば、不安定な恋愛関係にある人は、不安な気持ちや悲しみを感じやすい傾向にあるかもしれません。ストレスのある職場で、イライラしがちな人もいるでしょう。不安や悲しみ、イライラの気持ちが大きい時、ジム通いや体に良い食事づくりなど、普段やっている健康的なことを中断した経験はないでしょうか。逆に、安定した職場の人間関係や家族関係により、日頃から幸せで穏やかな気持ちを持ち続けていると、日々のルーティーンが続けやすいことはないでしょうか。感情は、行動の「維持」に影響を与えやすいのです。（＊3）。

ここでは、健康な習慣を身につけるために切っても切り離せない感情の作用と、自分の感情と仲良くするためのコツについてお伝えします。

健康に良い感情とは何か

1 健康的な生活の鍵となる「プライド（誇り）」

1つ目は、**「プライド（誇り）」**です。健康になるためには、自分に誇りを持つことや自尊心を持つことが大切です。日本語では「プライドが高い」など、「プライド」という単語をネガティブに使うことがありますが、ここで意味するプライドは「誇り」というポジティブな言葉の意味に近いと思ってください。

「誇り」の感情を持つことで、1つには面倒な仕事に対しての我慢強さが増すことがわかっています（＊3）。**自分自身に誇りを感じている場合、何かに対して前向きに頑張ることが、自分自身へのインセンティブ（動機づけ）となるため**です。また、自分の頑張りとその結果を周りの人に認められることが、さらなるやる気となり、期待される結果を出そうという力が働くようです（＊4）。

身近な人の誇りの感情を湧かせるためには、ほめたりすることで人の努力を認めてあげることです。研究は途上ではあるものの、健康に関する効果に関しては、**「誇り」は定期的な運動、食事、性生活などの分野で、健康的な生活を送るために鍵となる感情の1つ**とされています。

また、「誇り」が与えるもう1つの効果として、**自分自身に「誇り」を持つことで、人と違う行動をとることを恐れなくなり、より自分のことを優先的に考えるようになる可能性がある**といわれています（＊5，6）。特に、日本人のように、言動を周りに合わせたり、他人に遠慮しがちな行動をとりやすい社会では、重要かもしれません。自分自身を誇りに思い、大切にしようという気持ちがあれば、無茶なことや、危険なことからは自然に遠ざかるようになることは、感覚的にもイメージしやすいと思います。

第3章でも紹介したように、健康の習慣に影響を与える要素の1つとして、ある行動をとった時に周りが自分のことをどのように考えるか、周りはどのような行動をとるのかという「規範（ｎｏｒｍ・ノーム）」が重要なことがわかっています。例えば、多くの人がたくさんお酒を飲む飲み会にいるとします。自分がお酒を控えたいと思っていても、周りにどう思われるか、周りの人がどう振る舞っているかが気になってしまう。そして、結果として、周りに合わせてお酒を多量に飲んでしまうことが起こります。これはまさにこの「規範」の作用です。規範は、自分の行動に知らず知らずのうちに影響を与えます（＊7）。

私が、たばこを吸う大学生にインタビューをした時も、1人でいる時はたばこを吸わないのに、飲み会で喫煙者と一緒にいると、特に強制されたわけではなくても、なんとなくたばこを吸ってしまうという人が多く見られました。「誇り」は、そんな時にも力を発揮する可能性があります。というのも、前述の通り、**自分自身に誇りを持つことで、人との違いが気にならなくなるので、人に合わせなくても大丈夫だと思えるようになるため**です（＊3，5）。周りの人がどう思うか、何をしているかにかかわらず、「誇り」は、「自分にとって本当に必要だと思うことを行動できる力」を与えてくれるのではといわれています。そんな誇りの感情は、どうやって生み出したら良いのでしょうか？

「誇りを持て」と言われても、具体的なイメージが湧きにくいかもしれません。ただ、日常生活の中でも、ちょっとしたことで自分を誇りに思えるようなきっかけは作れます。例えば、**スポーツやゲームの大会で勝ったとか、卒業など**（＊3）。**何かをやり終えた時にお祝いするような機会も良い**でしょう。家族や友人などの行動を変えるきっかけとして、本人が誇りを感じるような出来事があった後に、健康になるような習慣をそれとなく勧めてみる、というのも手です。

また、「誇り」を感じられるきっかけに共通しているのは、「何かをやりとげた」という成功体験です。小さなことでも良いので、1日の終わりに、大小かかわらず、日々の中で何か自分を認めてあげられるようなことを思い出してみるのも1つです。

2 健康だけでなく、人間関係、人生の満足度を高める「感謝」

他に重要だと考えられている感情が**「感謝」**です。「感謝」とは、学術的に説明すると**「自分にとって何が価値のあるもので、意味のあるものかを理解・認識すること」**（＊8）。英単語の「appreciate」が、「高く評価する」という意味を持つのも納得がいきます。そのメカニズムや因果関係としてはまだよくわかっていないものの、感謝の気持ちはポジティブな感情を引き起こすだけではなく、困難を乗り越える力を与えたり、良い人間関係を築けるようにもなったり、健康との関連性が報告されています（＊9－12）。

また、感謝の気持ちを持つことで、人への信頼感が増すようになります。人を信頼することで、他人や、専門家のアドバイスを真摯に受けとることができるようになります（＊8，13－15）。人のアドバイスを聞き入れる度合いに関しても、感謝の気持ちを持っている人は、持っていない人や怒りの感情を持っている人よりも、素直にアドバイスを聞き入れやすいことがわかっています（＊16）。そして、アドバイスを真摯に聞き入れられる人は、判断力が増し、より物事を性格に判断できるようになるという実験結果があります。

人への信頼に関して、「感謝」の気持ちをより頻繁に表現できる夫婦やパートナーは、相手へのポジティブな気持ちが増し、より良い関係を築けるようになります（＊12）。また、心配事があった時でも、自分の気持ちを感じよく相手に伝え、スムーズに解決に導くことができるといわれています（＊12）。「感謝」の気持ちを表された方が、仕事でのパフォーマンスもよくなるという研究結果もあります（＊11）。周りの人を信頼できるかどうかは人との絆や安定した人間関係を作れるかに関わってきます。いくつもの研究で、人とのつながりを含めた人間関係が肉体的・精神的な健康状態に大きな影響を与えることがわかっています（＊17）。「感謝」の気持ちは、良い人間関係、そしてその先の健康を築く鍵ともいえるでしょう。

他にも、「感謝」を感じることで、人生の満足度が高まったり、幸せな生活を送れることなどがわかっています。特に健康に関して言うと、被験者の自己申告によると、**「感謝」の気持ちは、より良い睡眠の質や睡眠の長さ、体を動かすことに関連する**ことがわかっています（＊18）。

3 病気を予防する力があるといわれている「幸せ」

「幸せ」な気持ちは、誰もが持ち続けていたいと願う気持ちの1つかもしれません。

「幸せ」と健康に関する研究は、特にたくさん行われています。**幸せは、「病気になった人たちの寿命を延ばすことはできないけれども、健康な人たちにとって寿命を左右する鍵となる――つまり、幸せの感情は病気を治すことはできないけれども、病気を予防する力がある」**

と、幸福の研究で著名な研究者の1人、ルート・ベンホーゲン教授は述べています（＊19）。幸せな気持ちの核となるのは、自分が望んだことや願った何かを「得る」ことや、「得るためのプロセス」を感じることです（＊20－22）。科学的に説明すると、人は、「何か願ったことに対して近づいている」という気持ちが起こる時に幸せを感じます。これが、安心感や喜びといった感情を作り出し、その後の行動を導きます。

健康の観点で言うと、**「幸せ」な気持ちを持った人は、より健康的な食べ物を好む傾向を示す**研究結果もあります（＊23）。そして、「幸せ」は人への信頼感を増やします（＊3）。人への信頼感が、健康に対してプラスの影響があることは、感謝の説明でも述べた通りです。また、「幸せ」の感情を持つことで、ストレスが減ったり、よりリラックスした気持ちになることもわかっています（＊19）。このような心の状態を作り出すことは、うつの軽減などの直接的な健康状態に影響を与えるのに加え、健康的な習慣を身につけるのにとても重要です。

健康に良い感情を生み出す方法

感情について話すと、必ず聞かれることがあります。「感情が大切なのはわかったのですが、自分の感情とうまくつきあっていくにはどうしたら良いのですか？」という質問です。

博士課程で感情の研究をしていた時に、どうしたら感情を穏やかに保てるのだろうと、常に考えていました。感情が健康に大事なことは百も承知なのに、自分はまるで感情のジェットコースターに乗っているような気持ちで毎日を過ごしていたからです。

ハーバードは毎日が知的好奇心にあふれる大好きな場所ですが、一方で競争が激しい環境でもあります。博士課程にいる間、友人や知り合いがフェイスブックに投稿した充実した生活を見て落ち込んだり、不甲斐ない自分にイライラしたり、理解力が人と比べて弱いのではとがっかりしたりすることは日常茶飯事でした。

その後、野心的な人たちが集うニューヨークでビジネスに携わるようになり、感情を穏やかに保つことの大切さをさらに痛感することになります。日本よりも雇用が流動的なアメリカでは、いきなりクビになったり、様々な理由で退職せざるをえなくなる人がいます。彼らを見るたびに、人生で自分がコントロールできたり、変えられるものは案外とても少ないのではないかと思うようになりました。私はその数少ない「自分で変えられるもの」の1つが、感情だと考えています。

平和な気持ちで研究や仕事に没頭したり、穏やかに暮らすにはどうしたら良いのか――博士課程の中盤からは、まさにこの答えを探すための旅でした。

自分が持ちたい感情を選ぶ

感情について勉強するまで、私は、感情に対して、なんだかよくわからない得体の知れないものというイメージを抱いていました。突発的に湧いてくる怒りや、何かの出来事に遭遇して悲しくなる気持ちなど、自分がなんとかしようと思ってできるものではない、とそう思い込んでいました。

その考え方が違うのかもしれない、と思ったのは、前の会社のイギリス人の社長と話をした時のことです。彼は、世界60ヶ所以上のオフィスを束ねるグローバルな会社の代表として、10年以上企業のトップを務めています。彼は、競争やストレスの多い外資系企業で長年社長をしているのですが、いつもニコニコしています。そんな彼の周りにはいつもたくさんの人が集まります。私は、なぜか、彼がどんな時も穏やかな精神状態を保っていられるのか不思議だったので、その秘訣を聞いてみました。

彼が答えたことは、たった1つ。**「私は幸せになることを選んでいるんだ」**ということでした。彼が教えてくれたのは、**自分の感情は、自分で選ぶことができる**のであるならば、幸せかつ健康でいられる感情を、選ばない手はありません。

その後、どうしたら人は日々「ごきげん」な状態でいられるのかも私の研究テーマの1つとなりました。ニューヨークでヨガ講師の資格を取ったのもその一環です。

これから紹介する方法は、すでに研究が行われており、家で1人でお金をかけずにできることです。そして、薬と違い、副作用がありません（精神科にかかっている方は、お医者さんに相談しながらやってみてください）。特に、何度挑戦してもたばこをやめられなかったり、ドカ食いしてしまったりの繰り返しで、自分を責めてばかりいる人にお勧めです。新しい行動や習慣づくりを行う土台を作るつもりで、まず、感情を整えてみることをお勧めします。ここでは、感情とうまくつきあうための全体的なアドバイス、そして、特に健康に良いとされる感情を保つための方法をいくつか紹介します。

1 呼吸と姿勢を整える

まず、先ほど紹介した「誇り」や「感謝」の気持ちなど、自分がほしい感情を湧かせて選ぶために、そうしやすくする環境が必要です。**呼吸と姿勢はそのための器（環境）を作る方法**だと考えてください。

私が、感情を選びとる探求の旅の中で出会ったのが、**ヨガ、中でも呼吸に重きをおくタイプ**

のものです。ハーバード大学では、関連病院も含め、マインドフルネスや瞑想、ヨガ、呼吸などの研究が盛んです。大学内でも、教授陣や事務方、学生も参加するような活動として、瞑想やヨガなどの会が開かれます。私は、ハーバードの大学院の大好きな先生がたまたまヨガを教えていたこともあり、彼のヨガ教室に行ったことがきっかけで始めました。ニューヨークではさらに体系的に学びたい気持ちが強くなり、ヨガの上級講師の資格も取り、時間を見つけて教えています。

呼吸やヨガの研究は、西洋と東洋の医学の考え方を統合したともいわれる、ハーバード大学の故ハーバート・ベンソン教授らのグループで多く行われてきました。ハーバード大学の関連病院である、マサチューセッツジェネラル病院には、瞑想やマインドフルネスなどを研究する研究所（Benson Henry Institute・ベンソンヘンリーインスティテュート）があります。ここでは、心と体のつながりを重視した健康のアプローチについて科学的に検証しており、呼吸法やヨガなどが様々な病気の症状に与える影響を研究しています。

創設者でもあるベンソン教授と話した時に、日本をはじめとした、東洋の健康の考え方に大きく影響を受けたと言っていました。確かに、「病は気から」など、日本人にとって、気持ち（心）と体の状態がつながっているということは、自然な考え方のように感じます。

感情と仲良くつきあうための最もシンプルな方法は、「呼吸」です。呼吸と気持ちに密接な関係があります（＊24－26）。怒っている時、悲しい時、満ち足りている時、それぞれ呼吸はどうなるでしょうか？　**怒っている時は浅く激しく、悲しい時は浅く重く、満ち足りている時は深く落ち着いた呼吸になっているはず**です。感情が呼吸に影響を与えるのであれば、この密接な関係を逆に利用して、呼吸から感情に影響を与える方法は、ヨガや瞑想、マインドフルネスなどの根底にある考え方としてよく知られています。

長く、ゆっくりとした深い呼吸（腹式呼吸）は、感情を落ち着かせるのにとても役に立ちます。また、**深い呼吸は、ストレスマネジメントや感情の面だけではなく、心臓、脳、消化器、呼吸器、免疫系の機能を高め**ます（＊27－29）。感情の面でいうと、浅い呼吸は不安な気持ちや緊張の源でもあり、結果でもあります（＊30－32）。実際、呼吸が浅いことと、緊張感や不安な気持ちは関連しています。呼吸が浅いと、緊張や不安感などが募り、そのせいでまた呼吸が浅くなってしまうというサイクルが生まれる可能性があります。それほど、呼吸は、感情にも影響を与えます。

15分の深い呼吸を実践したグループと、そうでないグループとでは、同じものを見ても、湧いてくる感情が違ってくることがわかっています。深い呼吸を実践したグループでは、一般的な情報を見てもポジティブな感情を一定に保つことができたり、ネガティブな情報に対しても、いとわずに見ようとするなどの効果が表れたという実験結果もあります（＊25）。

腹式呼吸などに代表される、長く、ゆっくりとした深い呼吸は、筋肉と自律神経に影響を与えます（＊27）。結果的に、それが内臓などの器官の働きに影響を与え、心拍数の速度を下げ、血圧を低くしたり、安定させる効果があると報告されています（＊27，33，34）。

また、ヨガの観点からいうと、**リラックスした呼吸をするためには、呼吸を整えるための器となる体の姿勢も大切**です。先ほどの様々な感情を思い出してください。怒っている時、悲しい時、姿勢はどうなっているでしょうか？　お腹に力が入ったり、背中が丸まったりしていないでしょうか？　姿勢を整えることで、良い呼吸がより実現しやすくなるでしょう。

人は、大人で1分間に12から18回呼吸をします（＊35）。生きている限り、人は呼吸をします。であるのなら、毎日している呼吸に意識を向けるだけで、何気ない呼吸が、感情と仲良くするためのパワフルなものに変わります。

呼吸による感情のトレーニングは、毎日気づいた時にどんな場所でも練習できます。一度、コツを得ると、体の隅々まで空気が行き渡るような、とてもすがすがしい気分になります。感情が高ぶっていたり、イライラしている時は、椅子に深く座り、姿勢を正し、鼻から息を深く吸って、口から全部吐き出すようにしてみましょう。うまく呼吸できない時は、とにかく、息を、長く、全部吐ききってください。そうすると自然に吸えるようになります。目はつぶってもつぶらなくても大丈夫です。こうすることで、まさに感情の波にも早い段階で「一息入れる」ことができるようになります。

私は、**緊張する場面や、イライラするようなことがあると、その気持ちを抑えようとは考えずに**（抑えるのは無理！）、**まずゆっくりとした深い呼吸を行います**。早い時で3回、遅い時で10回くらい深く呼吸するうちに、心が落ち着いてくるのがわかります。

2 ペンの力で感謝の気持ちを生み出す

呼吸で心を落ち着かせたところで、次に、**感謝の気持ちを湧かせる簡単な方法**をお伝えします。毎日の生活の中で、ありがたい、良かった、恵まれているなあと思えることを探してみてください。誰かとの会話の中で感じたこと、ご飯がおいしく食べられたこと、1日何ごともなく無事に過ごせたこと、素敵なものに出会えたこと、仕事で助けられたこと、何でも構いません。家族や友だち、パートナーに対してでも、信じている神様や、ご先祖様や仏様に対してでも、自分自身をいたわる形でも構いません。これを書き出してみます。

感謝の気持ちと健康がどのように関係しているのかを調べるためにマイアミ大学の研究者が行った実験があります（＊10）。参加者を3つのグループに分け、1つ目のグループには、毎週ありがたいと思ったことを5つ見つけ、それぞれに関して2〜3行の文章を書くように指示しました。2つ目のグループには、同じように毎週2〜3個、イライラしたことや嫌だと思ったことを書かせました。3つ目のグループには、特にポジティブ・ネガティブなことは関係なく、自分たちに影響を与えた、印象深い出来事を書かせるようにしました。

10週間後、**ありがたいと思ったことを書いたグループの人たちは、より楽観的になり、人生をより前向きに捉えるようになりました**。そして、感謝の気持ちを表現し続けたグループの人々は、イライラしたことや嫌だと思ったことを書いたグループの人たちよりも、より体を動かすようになったり、医者にかかる回数が減っていました（＊10）。

もちろん、これだけでエビデンスが確立されているということはできません。しかし、感謝の気持ちと、人々が心身ともに健康で健やかに暮らせることとの関連性が見受けられることを考えると、試してみる価値はあると思います。実際書き出してみると良いですが、時間のない人はそうでなくても構いません。毎朝神棚や仏壇に手を合わせる方はその時にしても良いでしょう。

私は、朝出かける前神棚に向かって、そして寝る前にベッドの中で「いつもありがとうございます」と唱えるようにしています。毎日が難しい人は、きっかけを作って、例えば週末に1週間を振りかえったり、夫婦や親子で一緒にやってみたりするのも良いと思います。

さらにもう一段階上の感謝の気持ちを感じ、効果を持続させたい方には次の方法がお勧めです。

3 お礼状が人を幸せにする

今まできちんと「ありがとう」を言えなかった方に、自分の感謝の気持ちを伝える手紙を書いてみてください。書くことは、このような気持ちを高めるのにとても良い効果をもたらします。

この方法で**お礼状を書いた人たちは、書いた直後から、幸せな気持ちを表すスコアが上昇し、うつの症状を表すスコアが減ること**がわかっています。感謝の気持ちについて研究したものは多くありますが、この方法は、他のどの方法よりもすぐに効果が表れやすく、長続きするといわれています。ちなみに、**1ヶ月は、お礼状書きの効果が続く**ようです。もちろん手紙を出せたら最高ですが、実際に手紙を渡すか渡さないかで、書いた人の気持ちに影響はないという研究結果が出ていますので、大丈夫です(＊10)。

私はこの研究を知る前に、日本人を対象にしたワークショップでこの**「Thank you letter（ありがとうの手紙）」**を書く機会がありました。**「ありがとうを一番言いたくても言えない人にお礼を言う」**という課題で手紙を書くように言われたので、私は亡くなった恩師宛に手紙を書きました。そのワークショップでは、最後に一人ひとり書いた手紙を朗読したのですが、どの手紙も、涙なしでは読めないようなものばかりでした。終わった後、心が洗われたような気持ちになったのを覚えています。1人ではきっかけが作りにくい場合は、グループでやってみるのも良いと思います。

感謝の気持ちと健康にプラスになることに相関が見られたことについて、ハーバード大学医学部のレポートでは、感謝の気持ちを持つことで、自分の人生において「ない」ことに焦点を当てるのではなく、今自分に「ある」ものに焦点が当たるために、より自分の人生に満足できるようになるからではないかと解説しています。

アメリカのことわざに「**もし今持っているものに感謝することができなければ、これから得るものに対しても感謝することはできない**（If a fellow isn't thankful for what he's got, he isn't likely to be thankful for what he'll get）」ということわざがあります。仏教にも、「足るを知る」という言葉があります。国境や宗教を超えて、感謝が人生を豊かにする鍵であることがわかります。

今、こうしてみなさんが本を読めていることも、決して「当たり前」ではないのです。健康の習慣を身につけなければという思いをちょっと脇に置いて、考えてみてください。

4 自分をいたわることで健康習慣を身につけやすくする

また、近年注目されているものに**「自分への思いやり（self-compassion・セルフコンパッション）」**があります。自分への思いやりという意味で、**自分を大切にいたわったりする気持ち**のことを指します。これは「誇り」とも関連している感情で、様々な健康行動や病気の分野でも注目されています。辛いことがあった時や、何かで悩んでいる時に、自分自身に落胆したり怒りを感じるのではなく、**大事に扱ってあげることが重要です。また、自分の考えや感情、行動を抑えたり否定したりするのではなく、誰もが完璧ではないのだという認識を持つこと、判断しようとしないでただ観察すること**がポイントだといわれています（＊36）。

自分への思いやりを持てる人は、不安やうつの症状を減らすことがわかっています。また、健康的な食生活をする上でも重要です。食事制限のある人たちに対して行った実験では、自分への思いやりを持つ方法について学んだ場合は、そうでなかった人たちよりも、過食したりすることなく、食事制限をよりよく守ることができました（＊37）。また、自分への思いやりの気持ちを持つことは、禁煙や、運動習慣を身につけるためにも有効との結果が出ています（＊37, 38）。

生活習慣を変えたい人は、目標達成できなかった時に自分を責めたり、落胆したりしがちです。結果、失敗した自分を責めたり、今さら頑張っても無駄という気持ちが湧いて、ダイエットや禁煙をする気が起こらなくなったり、やけを起こしてよけいに食べたりといった、悪循環に陥りやすくなります。

このような傾向のある人たちが、自分への思いやりを持つことで、失敗を許し、自分に優しくできるようになります。それにより、目標に向かって、再び前向きに行動できるようになるのです（＊36）。自分に思いやりをかけることは、自分に対して厳しすぎるような人（完璧主義）や、自分を変えたくないと思う人に、特に良いです（＊37）。

自分への思いやりの気持ちを持つための方法は簡単です（＊36）。まずは自分の体をいたわること。体にやさしいものを食べたり、十分な休息をとったり、気分転換に散歩に出かけたり、マッサージをしたりするのもいいでしょう。ストレッチやヨガをしたり、温かいお風呂に入ったり、とにかく、自分の体が気持ち良いと感じることをやってみてください。

精神的に緊張したり、ストレスがあると、神経の働きでゆっくり休むことができず、自分をいたわることを後回しにしがちになります。そういう時こそ体をリラックスし、気持ち良いと感じる状態にさせましょう。神経の働きに影響を与え、アドレナリンの働きを抑えて、結果的に体も心もいたわれるようになります（＊36，39）。

5 自分自身に手紙を書く

心と体をリラックスさせた後は、自分への思いやりの気持ちを増やすめに、**自分宛に手紙を書いてみてください**（＊37，40）。

例えば、今何か悲しいことや不安なことを抱えているとしましょう。その場合、あなたが感じている「痛み」について、何が起こって、どんなふうに今あなたが感じているのか、書いてみてください。恋人と別れたり、仕事を失ったり、何か失敗をしたり、誰か大切な人を亡くしたり、痛みは様々だと思います。

ポイントは、**自分自身を責めないこと**。今の自分の感情をいたわる気持ちで、自分宛に、書き連ねましょう。

最後に、**同じことが自分の大切な人に起こったと仮定して、どのような言葉をかけるか、考えてみてください**。そして、**その気持ちを、自分に向けてみてください**。手紙の続きに書いてみてもいいでしょう。自分に厳しくなってしまう人や、ずっと痛みに対する後悔の念が消えない人でも、友だちが落ち込んでいたり、沈んでいる時にどのような言葉をかけられるか、自分と切り離して考えてみると良いと思います。そして、最後に、自分が書いた言葉を自分自身にかけてみましょう。

手紙を書いたり、いたわりの気持ちを持つ機会を作ることは、1人で好きな時にできることです。自分で場を作ることが難しい場合は、月に1回、仕事の休みの日にそのような機会を作るなど、定期的に行える環境を用意しておくと良いでしょう。

私は、**「自分の気持ちを書くノート」を用意**しています。これはスケジュール帳ややることリスト、仕事用のノートとは別にしています。カフェに行く時や、長い移動時間がある時、気持ちを書くノートに、感謝の気持ちや、痛みや悲しかったことを書き、自分をいたわるようにしています。

もし、1人では機会を作るのが難しい場合は、親しい友人や家族、自分の所属するコミュニティなど、何人かで集まった時に、やってみるのもいい方法です。私が参加していたニューヨークのヨガのクラスでは、ワークショップの最後に **「ふりかえり」** の時間がありました。グループで、自分自身の過去で辛かったこと、痛みをふりかえり、グループ内でそこから今に至るまで、どのような気持ちの変化があったかをみんなに話します。

日本語には、**「言霊《ことだま》」** という言葉があります。最初は怒りや悲しみで「ふりかえり」の気持ちを書いている人たちも、最後にみんなで共有する頃には、重たい雰囲気が変わり、温かい空気が流れました。何度違うグループで行っても、同じような感じになり、不思議な効果にびっくりしました。何人かで行う場合、親しいからこそ話しやすい（または話しにくい）人、もしくは、全然知らない人だからこそ思いを共有できる（またはできない）という人、様々だと思います。自分が「聖域」といえるような気持ちを共有するのに安全な場所やコミュニティがあると、心強いでしょう。

6 今、ここを生きる

最近は、雑誌でも特集が組まれていたり、日本でも様々なところで取り組まれたりしていることから、ご存じの方も多いと思いますが、**マインドフルネスの実践**もごきげんでいるために役に立つ可能性があります。英語のマインドフルには、**「目の前のことに心を込める・気にとめる」**という意味がありますが、まさにこの意味の通り、**「今・ここ」に集中する技術**で、瞑想や呼吸法を含め、色々なやり方が紹介されています。瞑想や呼吸法1つとっても、呼吸に集中するもの、数を数えるもの、何か特定のものをイメージするものなど、たくさんの方法があります。色々なやり方があるので、自分に合った方法と良い先生を見つけるのが良いでしょう。最近は、ヨガ教室などでも、ヨガの前後に取り入れるところも出ています。

マインドフルネスに関する研究は、最近の流行りもあり、たくさんの研究結果が出ています。**マインドフルネスは、効果は小さいものから中程度のものまであるものの、概ねストレスの軽減にも良い**という結果が出ています（＊41－43）。

ストレスは、色々な悪習慣をつけるきっかけになるので、ストレスを減らすということだけを目的にしても、健康の習慣の土台を作る重要なポイントになるでしょう。マインドフルネスをすることで、自分への思いやりの気持ちが持てることはもちろんですが、それにより、他人への思いやりがより持てるようになったり、うつが軽減されたりする効果も発表されています。

健康に悪影響を及ぼす感情

感情と健康についての研究で、最近着目されているのが、**一つひとつの異なる感情の影響を理解することの重要性**です（＊3）。

感情と健康に関する研究は、近年特に色々な研究者が行うようになったものの、歴史としてはまだ新しい分野です。一昔前の研究では様々な感情を十把一絡げにして、ネガティブか、ポジティブな感情、どちらがどういう効果をもたらすのかのみに焦点が当たっていました。

しかし、ネガティブな感情といっても、怒り、悲しみ、不安、恐怖、嫌悪感など様々な感情があります。そこで、それぞれの感情が人間の思考や、行動の意思決定にどのような影響を与えるのかを明らかにしたのが、ハーバード大学のジェニファー・ラーナー教授らのグループです（＊5，44－46）。彼女たちのグループは感情が意思決定に与える影響について、**「認知傾向フレームワーク（Appraisal Tendency Framework）」**という理論で説明しています（＊5，44－47）。その中で、**感情は、単なるポジティブ、ネガティブと二分化できない**ことが強調されています。このような研究を通して、健康に良い影響を与える感情と、健康的な生活をとる妨げになってしまう感情の一つひとつの効果や理由がわかるようになってきました。

また、もう1つ重要な点は、感情の起伏に影響を受けやすい人たちがいることです。感情の話をすると「女性の方が感情的」という物言いを聞きますが、感情の起伏によって、より直感的な選択をしやすいのは、女性よりも男性であるという研究の結果が出ています（＊3，48）。また、感情の影響がより出やすい年齢層があるとも考えられており、特に、**青少年や、高齢者でこの傾向が顕著になる傾向がある**ともいわれています（＊3）。このような背景を踏まえて、どのような感情が健康にとってネガティブになりうるのか、見ていきましょう。

1 人への信頼を低くし、リスクを低く見積もらせる「怒り」

怒りは、人が持つ感情の中で、最もよく湧き起こるものの1つです（＊46）。10週目の赤ん坊であっても、怒りの表情は察知できるといわれるほど、悲しみや嫌悪感など他のネガティブな感情の中でも、怒りの感情はとてもパワフルです（＊49）。**怒りは、とても衝動的で、人の考えや、決意、行動など、その怒りの元が何だったかにかかわらず、変えうる力強さをもった感情**です（＊46）。日本語には、怒りについて表現したことわざがたくさんあります。例えば、徳川家康の家訓に「怒りは敵と思え」がありますが、これはまさに怒りは身を滅ぼすことを示唆した言葉です。「短気は損気」なども含め、昔の人たちは、怒りの感情の強さと、その影響を知っていたのでしょう。

怒りの感情を作りだす鍵となるのは、人から「傷つけられたり、ないがしろにされたり、おとしめられた」と感じることです。

怒りが他のネガティブな感情に比べて特別といわれるのは、怒りの感情を持っている時は、怒っていたことや、怒りの元（人であれ、出来事であれ）に対して、確信的な気持ちを持っていることと関係しています（＊46）。みなさんも、考えてみてください。

例えば、仲の良い友だちグループが、自分を誘わずにパーティーを行ったとします。怒りの気持ちが湧くのは、友だちが「わざと」自分を呼ばなかった可能性があるという確かな気持ちが自分のなかにあるからです。もし、自分をわざと呼ばなかったのではなく、連絡済みと思って連絡を忘れたり、忙しいと思って気を使ってくれたりしたのではと思えるような、怒る対象に確信的な気持ちがなければ、怒りではない別の気持ちがまず湧き起こるはずです。このような「自分の見たこと、感じていることは間違っていない」という認識が、意思決定に重要な影響を与えます。

特に怒りは、健康の選択において、2つの点で大きな影響があります。それは、**人を信頼しにくくなること**と、**リスクを軽視してしまうこと**です。

まず、人との関係において、怒りを持っている人は、他の様々な感情（例えば、悲しみ、罪悪感、感謝など）を持っている人よりも、人を信頼しにくくなります（＊50）。

また、人に罰を与えるようなことをしたり、人やものを責める気持ちと行動が、切るに切れない感情のサイクルとなってしまうのです（＊46）。387ページで説明したように、人とのつながりは、健康を保つためのとても重要な要素です。人と信頼関係を築けているか、また信頼できるような絆のあるコミュニティに属しているかが、その人の精神状態や身体的な状態に影響を与えることは、最近の研究でわかっています。怒りの感情は、人との関係を築く上で、関係そのものを壊してしまう可能性があります。

それだけではありません。**怒りの気持ちは、往々にして楽観的になり、リスクを低く見積も**

らせます（＊45，46）。これは、健康の習慣づくりにおいて、危険です。怒りは、人生の様々なことは自分でコントロールできるという、ある意味自信過剰な気持ちになるために、何か病気のリスクがあっても、「自分は大丈夫」と思って、気持ちが大きくなってしまいやすくなります。

さらに厄介なのは、**怒りを持っていると、逆に刺激やリスクを求めて、やけくそな行動とりがちになること**です。この傾向は、特に、効果や利益がよくわからないものに対しても、リスクをいとわない、ある意味、勇敢とも思われる意思決定をさせます（＊3）。

例えば、実際、怒りを感じている時には、がんなど病気の治療法に対して、たとえその治療法による効果がよくわからない時でも、試してみようと思う気持ちになる傾向があることがわかっています（＊51）。言葉を変えると、今の治療に満足せずに医師や病院に怒りの気持ちがあると、よくわからない治療にも手を出したくなる可能性があります。また、**悲しい状態や他の落ち着いている状態の時よりも、直感的な選択に頼りやすくなります**。細部までじっくり考えることをしなくなるので、ケアレスミスをおかしやすくなったり、より表面的なものにとらわれることが多くなります（＊52）。

リスクをどのように認識するかは、健康のための意思決定においてとても大切なことです。

なぜなら、どのような健康習慣も、人は意識するしないにかかわらず、行動のリスクとベネフィットを天秤にかけているからです。**怒りがあると、このリスクの見積もりを誤ってしまう**のです。

2 ご褒美が欲しくなる「悲しみ」

悲しみも怒りと同様、人間が頻繁に持つ感情の1つです。悲しみを作りだす鍵となるのは、取り返しのつかない何かを失ったと感じる喪失感です（＊3，21）。これが、その後の意思決定や行動に影響を与えます。**怒っている人が、自分で物事をコントロールできると考えたり、他人を責める傾向にある**のに対して、**悲しみの感情を持った人は、周りの環境に悲しみの原因を見出し、自分を取り巻く状況を変えようとします**。そして、自分の存在をちっぽけに感じ、自分がコントロールできることは小さいと感じるようになります。さらに、「何かを失ったこと（ロス）」の状況を変えるために、甘い**ご褒美のような利益を求めて行動を起こす傾向にあります**（＊53）。たとえそのご褒美がリスクのあることだったとしてもです。だいたいこのような行動は、刹那的で快楽を伴うことが多いのです。

残念なことに、**ロスを埋めるための「ご褒美」**は健康習慣の分野にたくさんあります。**喫煙、飲酒、栄養のないジャンクフードの摂取、危険なセックス、ドラッグ**、など挙げればきりがありません（＊3）。一瞬の楽しさを与えるものが多い一方で、このような行動は、将来の健康や命を脅かします。アメリカ映画では、失恋した時に、アイスクリームやジャンクフードを大量に食べるシーンが象徴的に描かれることがよくあります。日本語には「心の隙を埋める」という言葉があります。この言葉は、まさに悲しみという感情の特徴をよく表しています。心の隙（ロス）を埋めるのに、ドラッグや危険なセックスなどの誘惑にかられたり、お酒におぼれてしまったり、というのは、科学的に見て、ある意味、悲しみとのバランスを取ろうとするとても理にかなった行動なのです。

悲しみの感情に特徴的なのは、苦しい状況を変えるために、自分にとって快適な何かが欲しくなることです。ですから、先に挙げたような、その場しのぎの、すぐに満足できるものに魅かれてしまうのです（＊54）。特にこの傾向は、思春期の若者に多く見られます。

興味深いのは、悲しみの感情は、自分の人生に起こった出来事による悲しみだけではなく、映画などの擬似的な体験によるものでも健康行動に影響を与えることです。**アメリカで行われた実験では、悲しい映画を見た人は、ハッピーな映画を見た人よりも、不健康なもの（バターのポップコーンとチョコレート）をより多くとる**傾向があることがわかりました。また、逆に、**ハッピーな映画を見た人は、悲しい映画を見た人よりもより健康的な食べ物（レーズン）を好む**ことがわかっています（＊23）。

第1章で「遠くのご褒美（健康）より近くの喜び」の話をしました。繰り返し書いている通り、健康的な習慣をつけるのはもともと難しいのですが、悲しみは、この「近くの喜び」になるものと非常に相性が良いのです。そのため、悲しみが続くことで、たばこ、運動不足（家でのんびりしている方が快適）、アルコールなど、不健康の温床となってしまうのです（＊3）。

健康のために注意が必要な感情

健康に良いとされる感情と悪い影響を与える感情について話しましたが、実は、良いとされるものでも、状況によって注意が必要なものがあります。

1 性格に合わせた使い分けが必要な「プライド（誇り）」

先ほど、**「プライド（誇り）」**が健康に与える良い影響についてお話ししました。注意しなければならないのは、プライド（誇り）は、**自律性を育み、節度のある行動を取らせる元となる感情といわれている一方で、場合によっては自信過剰になってしまい、自分を甘やかしてしまう行動に走る原因にもなる**ことです（＊55）。

プライドの働きの良し悪しは、自主的な行動の目標を立てるかどうかによって変わってきます。**プライドが良い働きをする時は、特に行動や習慣にノルマのような目標を課していなかった時**だと報告されています（＊55）。例えば、毎日の運動のノルマを立てていない人が、「今日は我ながらよく歩いたなあ」と思える場合、誇りの気持ちは良い意味の働きかけとなり、「明日も歩いてみよう」と、自主的にその行動に取り組む気持ちを喚起します。

一方で、毎日30分必ず運動するという目標を立てている人が、「今日はよく歩いたなあ」と自分自身の行動を誇りに思うと、自画自賛になって「明日は少しくらい休んでも良いか」とか「ご褒美に甘いものを食べよう」など、甘やかしの気持ちが出てくることがわかっています。ですので、ガチガチな目標を立てている人にとっては、プライドの使い方も注意が必要かもしれません。

このあたりは、自分がどのような行動を取りやすいのか、観察してみると良いでしょう。

目標を達成すると甘んじてしまうタイプであれば、ゆるい目標程度にとどめ、目標達成が甘やかしの気持ちにつながらないような工夫が必要かもしれません。一方、毎日の目標を達成したことに喜びを感じ、よりモチベーションが上がって前に進めるタイプであれば、努力目標程度の、ノルマにならない程度の指針を作って、近づけるようにするのも良いと思います。

なかなか一筋縄にいかないのが人間の性なのですが、だからこそ、感情の特性と、自分の性格の特徴を認識することも、感情を整える大事な一歩です。

2 気持ちが大きくなってリスクを低く見積もらせる「幸せ」

幸せな気持ちは人への信頼感を増やしたり、健康の面でプラスの働きをすることが多いとお話ししました。ただ、注意が必要なことがあります。幸せは、認知傾向フレームワークによると、怒りと似た感情の構造を持つことがわかっています。怒りの感情で気をつけないといけないことは、物事を楽観的に見て、リスクを過小評価する行動を取ることでした。怒りは典型的なネガティブ感情で、幸せはポジティブ感情の代表格ですが、感情の作用として、怒りと幸せは同じような傾向が見られました（＊5）。

一見、怒りと幸せが同じ作用を持つといわれてもピンとこないかもしれないのですが、**幸せになると、気が大きくなってしまって、怒りと同様リスクを過小評価する**というのはわかるような気がします。

「今日はいいことがあったからいつもよりお酒を飲んでしまおう」とか、「普段やめている甘いものも食べてしまおう」というのは、幸せが生み出す負の健康行動です。ポジティブな感情は総じて健康に良いというイメージがありますが、幸せな気分にある時は、いつもより気持ちが大きくなっていることを認識し、リスクを低めに見ないようにする必要があります。

3 人のアドバイスを聞き入れにくくする「恥」と聞き入れやすくする「罪悪感」

また、他の感情に関しても少しずつ研究が進められています。例えば、**「恥（shame）」の感情を持つと、他の人に対して自分の面目や名誉を失ったという気持ちになることから、自分のことを中心に考えるようになります**（＊3，56）。そのため、周りのことや意見を取り入れて行動することが少なくなります。何かに対して「恥ずかしい」と感じている時は、アドバイスを取り入れられるような状態ではないので、その人の恥ずかしさの感情がすぎ去るのを待って、健康の働きかけをするのが良いでしょう。

一方、**「罪悪感（guilt）」は、自分が行ったことに罪の意識を持つ感情**です（＊3）。相手や周りに迷惑をかけて申しわけないという気持ちから、他人のことを第一に考えるような行動を取りやすくなります。また、罪悪感は恥ずかしいという感情を弱める働きを持ち、**人の意見をより取り入れやすくする**といわれています（＊57）。それでも、相手にアドバイスを取り入れさせるために、罪悪感を持たせることは、健康のためとはいっても理想的なやり方ではありません。

もし何か、健康になってほしいと思っている人が、たまたま何かしらの罪悪感を持っている時などは、より聞く耳を持つチャンスではあります。

例えば、飲みすぎにより大失態を犯してしまった時でも、「恥ずかしい」という気持ちが勝っている時は、自分のことで精一杯で、潰れた面目や自分の評判を回復することが優先事項になるので、「お酒はほどほどに」といったアドバイスを聞き入れる余裕はありません。一方で、大失態を犯した結果、人に迷惑をかけたり、誰かを傷つけたという思いが大きい時は、罪悪感が湧くようになります。その場合は人の意見をより取り入れやすくなります。

何か失敗した後は人は反省する良い機会にもなります。こういったタイミングを、「教えるのに適している瞬間（Teachable moment）」といいます。

本人が、恥ずかしい気持ちが大きいのか、それとも罪悪感の気持ちが大きいのかで人のアドバイスを受け入れられるかどうかは変わってきます。健康についてのアドバイスを聞き入れてもらいたい時には、相手がどのような感情を持っているのか、察することが重要です。

感情とうまくつきあっていくことはできるのか？

この章では、感情に焦点を当て、自分が普段持つ感情を選び、整えることで、健康の習慣づくりをしやすくする方法についてお話ししました。健康な習慣を身につけてもらうために、パブリックヘルスの学者や政府・自治体の政策立案者は、涙ぐましい努力を行ってきました。

一昔前まで、健康の分野では、健康の行動や習慣が身につかないのは、「知らない（知識がない）」からだと考えられてきました。この考え方を前提に、多くの人に「知ってもらう」ための健康戦略があちこちで取られるようになりました。例えば、「野菜の摂取を増やしたい」という行動のためには、何が大切なのか――目標を達成するため、野菜を取ることで得られる有益なこと、取らなかった時に起こるリスクなどを人々に重点的に伝えてきました。

ところが、長年の実証と研究の結果、知識だけではどうにもならないことがあることがわかってきました。それまでは、人に健康な生活習慣をとらせようとする場合、「基本的に人は理にかなった行動をする」という考え方が根底にありました。例えば、喫煙者に、「心臓病や様々ながんのリスクを上げる」といえばたばこをやめるだろうという考え方です。その結果、病気のリスクを知らせれば、その行動をやめるだろう、そして、健康のベネフィットを伝えれば望ましい行動を取るだろうという前提で、色々な健康のための普及啓発や活動が行われていました。

しかし、みなさんご存じの通り、人間はそんなに単純ではありません。がんになる可能性を聞いてもたばこをやめられなかったり、運動が健康に良いとわかっていてもできないのです。このような数々の発見を経て、行動科学の分野でも、有名な理論に大きな修正が加えられました（＊58）。その改良の1つが**「感情」や「気分」が、行動に重要な役割を与える要素として足**

されたことです（＊58）。

実際、健康づくりにおいて、感情の働きに着目した有名なものには、禁煙を勧めるためのたばこのパッケージがあります。みなさんも、海外でよく見かけるたばこの箱に、真っ黒になった肺や、茶色くなったり腐ってしまった歯の写真が載っているのを見たことがあるかもしれません。どうしてあのような写真を載せるのか、疑問に思う方も多いと思いますが、あれは、エビデンスに基づいているからです。たばこの分野では、感情に関する多くの研究が行われています。**たばこをやめさせるには、ネガティブな感情を引き起こすようなデザインをたばこの箱に載せることが効果的**というエビデンスがあります（＊59，60）。逆に、ポジティブな感情を想起させるような写真やデザインは、結果がまちまちで、エビデンスは確立されていません。

一般的な広告を作る時には、それを見た時に、人がその商品やサービスを欲しくなるために、温かい気持ち、嬉しい気持ち、懐かしい気持ちのような様々な感情を想起させるような仕掛けを作ります。これは、広告業界では、経験値として、とっくの昔に感情が人の行動に与える影響を熟知していたからといえるでしょう。一方で、健康づくりにおいては、今まではリスクやベネフィットを伝えるための「知識」の普及に焦点が当たることが多くありました。これからはたばこに限らず、みなさんがより健康的な行動を取りやすくするために、感情の役割を戦略的に使った健康の取り組みが必要です。

1 すごく嫌いな人とでもセックスを楽しめてしまう？　理性が感情に負ける実験結果

感情が行動を決めてしまうといっても、一体、どのくらいのパワーを持つのでしょうか？人間の理性が、いかに感情に弱いかについて実験した研究があります。ハーバードの授業でも大真面目に紹介された論文です。

アメリカで、**「ヒートオブザモメント」**と呼ばれる、男性が性的に興奮した状態とそうではない状態で、女性に対する見方やセックスに関する意識に、どのような違いが出るのかを調べる実験が行われました（＊61）。カリフォルニア大学の35人の男子学生が参加し、必要な人には様々な性的な写真を見せて、興奮した状態を作り出しました。

この実験では、性的に興奮状態の時とそうでない時に、彼らの理性がどのように影響を受けるのかを調べました。例えば、「女性が汗をかいているとセクシーだと思うか」といった異なる状況を見せて、性的に魅かれるかどうかを聞く質問や、「酔わせればセックスできるチャンスが高まるのでデート相手に飲酒を勧めるか」といった倫理観を聞く質問、「射精する前に陰茎を抜いても女性は妊娠するか」などの、安全ではないセックスの知識を聞く質問などからなる約30の質問です。

これらに対し、ゼロ（全くそう思わない）から100（そう思う）までを答えの幅とし、自分の気持ちがどのあたりかを表現してもらいました。その結果、性的に興奮しているかしていないか、つまり感情の状態によって、彼らの女性に対する見方や、セックスに対する「知識」までもが大きく左右されることがわかりました。

例えば、**「自分がすごく嫌いな人とでもセックスを楽しむことができるか？」という質問に対して、性的に興奮していない人の平均値は53（「いいえ」と「はい」の真ん中くらい）ですが、興奮している場合、77にまで上がります。**

また、「その女性とセックスのチャンスを増やすために、愛しているというか？」に対して、興奮していない人の平均値は30、興奮すると50にまで上がります（＊女性のみなさん、性的に興奮した男性の「愛している」は2割増しの可能性があります。気をつけましょう）。

「新しいセックスパートナーのセックス歴（経験人数や過去にどのようなセックスをしてきたかなど）を知らなかった場合、いつでもコンドームを使うか？」に対しては、興奮していない場合は88とそう思う人が多いのですが、興奮すると、この値が69まで下がりました。

結果的に、ほとんどの質問において、性的に興奮して感情が高ぶっている状態では、その場限りの自滅的な行動を取りやすく、感情が、モラル、理性や知識、そして意志の力に勝てない状態を証明する結果となりました（＊61）。余談ですが、この実験に参加した男子学生は最大で30ドル（約4000円）の謝礼が渡されました。改めて、彼らの協力に感謝です。

たとえ知識や良識、理性があったとしても、人間の心は、感情に見事にハイジャックされてしまうのです。性的に興奮した状態での感情の高ぶりを例に挙げましたが、感情が理性に勝てないことは、様々な健康の分野で証明されつつあります。喫煙、アルコール摂取、食生活、先ほどの衝動的な行動など、健康の行動習慣においても感情の重要性は認識されています。感情の大切さや、人が理にかなった行動を取れない理由については、先ほどの行動科学に加え、行動経済学の分野で特に研究が進められてきました。行動経済学は、1980年代に経済学の分野から発展してきた学問です。2017年のノーベル経済学賞で、行動経済学の研究者であるリチャード・セイラー教授が受賞したのも記憶に新しいところです。

それまでの経済学では、先ほどの行動科学同様、「人は理にかなった行動をする」という前提で物事を考えていました（＊62）。つまり、人は理にかなった行動をするという考えで、人間の論理性や合理性に重きをおいていたのです。

ところが、この前提だと、直感的や突発的な行動を説明するのに無理があり、現実とそぐわないことが出てきました。この矛盾を説いたのが、**「行動経済学」**です。一説には、行動経済

図表29：1970年から2013年に出版された感情と意思決定に関する論文の件数

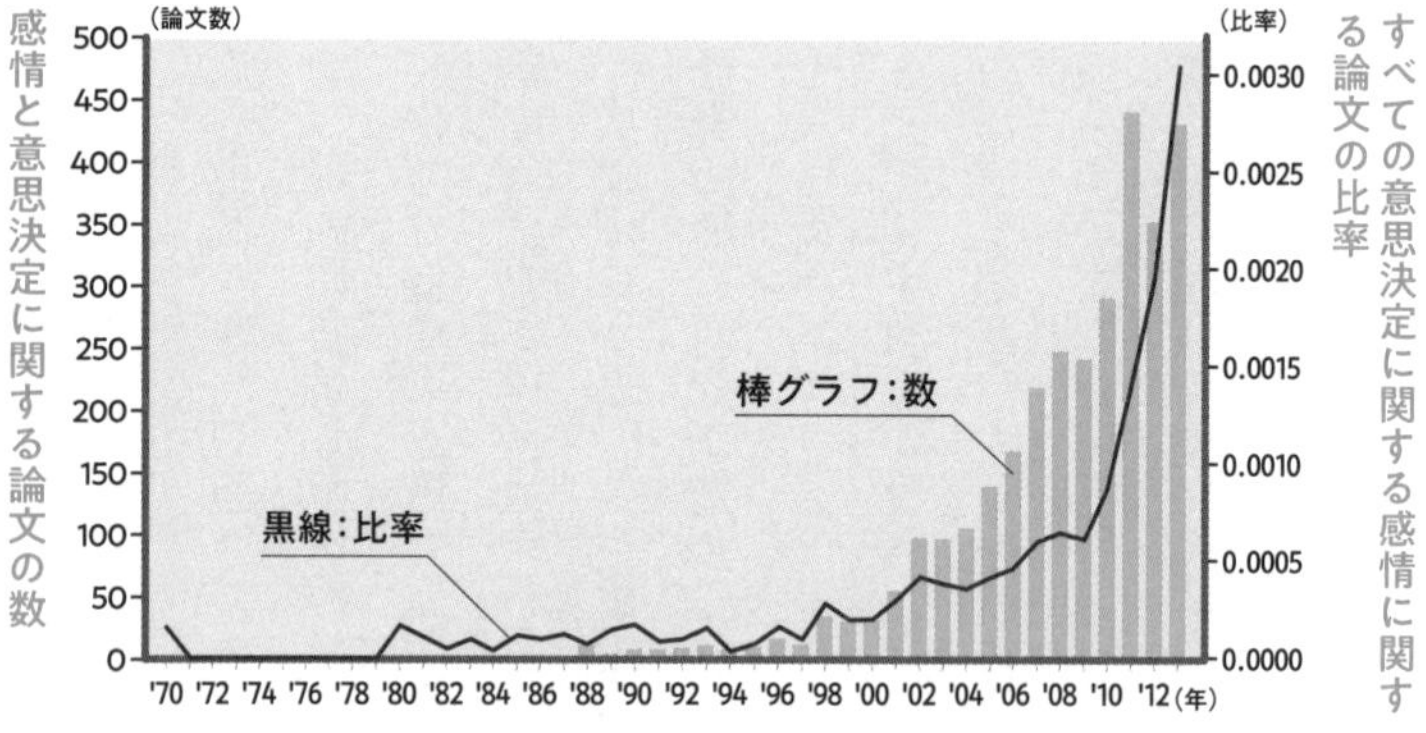

出典：Lerner JS, et al. Emotion and decision making. Annu Rev Psychol. 2015;66:799-823.（＊47）

学が、実践で役に立つ健康づくりの方法を生み出すために、行動科学との融合で重要な役割を果たしたともいわれています（＊3）。

図表29のグラフにもあるように、感情が意思決定に与える影響について分析した学術論文は、2000年以降急激に増えています。学術論文全体の中でも、この分野が増える割合も増え続けていることがわかります。感情が直接体に影響を与えること（例えば怒りが脈や血圧を速くさせたりすること）はそれまでの研究でもわかっていましたが（＊52，63）、健康習慣や行動の意思決定に関する感情の重要性が科学的に認知され、証明され始めたのは、ここ最近20年の話なのです。

行動経済学では、人は、ある2つの機能を働かせながら意思決定をするといわれています。

それが、感情の「システム1」と理性の「システム2」と呼ばれる機能です。システム1は、感情や直感に基づく判断を下すもので、直感的かつ反射的に瞬時の意思決定を行います。一方で、システム2は、論理的に考えたことに基づいて、合理的な判断を下します。

みなさんも、仕事で疲れた日にふらっと立ち寄ったコンビニでビールを買ったり、無性にジャンクフードが食べたくなって、気づいたらポテトチップスを一袋空けてしまったり、感情のままに何か行動を取った経験があると思います（システム1）。一方で、大きな買い物をする時や、人生に関わる大事な決断をする時、プラスとマイナス面を考えながら、じっくり決断をすることが多いと思います（システム2）。人は感情のシステム1と、理性のシステム2とを無意識のうちに使い分けながら、日々の物事や行動を決定します。

今まで、健康に関する分野で注目されてきたのは、理性のシステム2でした。これは、人は、知識を持ってきちんと考えれば、理性的な行動を取るという前提に立っています。

しかし、そう一筋縄ではいかないのが人間です。特に、日本に住んでいるみなさんは基本的な健康習慣に関するほとんどのことは、その行動が健康に良いか悪いか、大体わかっているはずです（もちろん、時には、知らないがために、信じるべきでない情報を信じてしまったりということもありますが！）。だからこそ、システム1である、感情とどのようにうまくつきあっていくか、というのが健康を促進するための鍵として注目されるようになってきたのです。

2 だから感情と仲良くする

このように、**感情は健康的な習慣づくりの土台**になります。だからこそ、変われない自分や変わりたくない自分を嘆く前に、自分が普段持っている感情について、振り返る時間を持つことをお勧めします。

1日や1週間、1ヶ月単位で、どのような感情を持つことが多かったでしょうか？　そして、その感情を持つ理由となるものはどこから来ているのでしょうか？　たばこを吸いたくなったり、お酒をたくさん飲みたいと思う時、甘いものがひどく食べたい時、あなたはどんな感情を持っていますか？

健康的な習慣を作ることは、自分の命を大切にすることです。何から始めて良いかわからない人は、健康に良い感情を作りやすくするための器（環境）を作ることから始めてみると良いと思います。具体的には、体をいたわること、そして姿勢をただすことです。器である体の環境を先に作ることで、感情は整えることができるからです。

感情の研究は、私の博士課程の論文のテーマの1つでした。

怒りや悲しみ、幸せなど、特定の感情がもたらす健康への影響の研究は、とても面白かったのですが、何より印象的だったことは、**「プライド（誇り）」や、「感謝」の気持ちを持つことが、健康にとって最も良い働きを持つ感情として挙げられていたこと**です。自分を大切にすることや、人に感謝することなどは、健康に限らず、誰もが幼い頃から人として生きていく上で大事なこととして教わってきたと思います。健康の古典である『養生訓』にも、自分を大切にすること、感謝することの大切さがしっかり書かれています。

人として生きる上で大事な感情が、健康にとっても重要な感情であることに驚きつつも、一方で、「やっぱり、そうなんだ」という気持ちになります。そして、『養生訓』も含め、今よりもずっと昔にこういった感情の大切さに気づいて、それを唱えている書物や、昔からの日本の叡智に、畏敬の念を抱かざるをえません。科学がやっと、その分野を証明するのに追いついてきたような気がしています。感情は、変わりやすいものです。ということは、変えやすいものでもあります。感情は選べるということを、実感してみてください。

まとめ 第8章

- 感情は、①何かするための「きっかけをつくる」意思決定に直接影響を与える点、そして、②習慣を「維持する」ための意思決定に影響を与える点で、健康にとって重要である。
- 「プライド（誇り）」の感情を持つことで、1つには面倒な仕事に対しての我慢強さが増す。「誇り」は、定期的な運動、食事、性生活などの分野で、健康的な生活を送るために鍵となる感情の1つ。また、自分自身に「誇り」を持つことで、人と違う行動をとることを恐れなくなり、より自分のことを優先的に考えるようになる可能性がある。
- 「感謝」の気持ちは、ポジティブな感情を引き起こすだけではなく、困難を乗り越える力を与えたり、良い人間関係を築けるようにもなることが報告されている。また、感謝の気持ちを持つことで、人への信頼感も増す。
- お礼状を書いた人たちは、書いた直後から、幸せな気持ちを表すスコアが上昇し、うつの症状を表すスコアが減る
- 「怒り」は、健康の選択において、人を信頼しにくくなることと、リスクを軽視してしまうことで、健康に大きな影響がある。
- 「悲しみ」の感情は、擬似的なものも含め、自分の存在をちっぽけに感じ、自分がコントロールできることは小さいと感じさせる。そして、「何かを失ったこと（ロス）」の状況を変

えるために、甘いご褒美のような利益を求めて行動を起こす傾向がある。

- 「幸せ」の感情は、気が大きくなってしまって、怒りと同様リスクを過小評価する傾向がある。
- 「恥（shame）」の感情を持つと、他の人に対して自分の面目や名誉を失ったという気持ちになることから、自分のことを中心に考えるようになる。
- 「罪悪感（guilt）」は、自分が行ったことに罪の意識を持たせるため、人の意見をより取り入れやすくさせる。
- 呼吸と姿勢を整えて選びたい感情を作り出す環境を作る。
- 行動科学の分野でも感情が健康に与える重要性は近年言われており、感情と仲良くすることは健康になる、また健康習慣を身につける上で重要である。

おわりに
健康について考えることは、自分の命や、人生と向き合うことでもある

ここまでたどり着いた読者のみなさん、本当にお疲れ様でした。読みやすさには配慮したつもりですが、構想から7年分の情報がぎっしり詰まったこの本を読破するのは、エネルギーと時間がいることだったと思います。でも、その分、読み終えたみなさんの頭と心の中には、日々の健康習慣づくりの考え方や方法が、しっかり刻み込まれているはずです。

公衆衛生は、社会の健康を扱う分野です。私は、健康づくりを専門に、研究や仕事を行っていますが、実際、日々対峙しているのは、人々の命や、人生だと思っています。健康の先にあるのは、この世に生を受け、今生きているという奇跡を存分に味わうことだからです。

先ほど、この本を書くのに7年かかったとお伝えしました。この期間は、私にとっても激動の、命とこれ以上ないくらいに向き合った日々でした。3年前に妊活を経て息子を出産。臨月

に妊娠高血圧症を発症し、入院。緊急帝王切開を経ての難産でした。子どもを授かること、人が無事に生まれてくることの尊さを、心身ともに味わいました。その後、2回妊娠しましたが、流産。この間、息子の誕生や成長を見届けるように、90歳を超えて元気だった両祖父母4人（1人は100歳を超えていました）が、3年間で全員相次いで亡くなりました。病院や家での看取りなど、様々な形の旅立ちでした。流産も祖父母の介護も、医療的な措置が限界を迎えた後は、命の終わりを目前にして寄り添うことしかできません。無力さと悲しみ、一緒にいられることへの感謝など、本当に今まで味わったことのない、色々な気持ちを味わいました。

その後、しばらくは祖父母4人とお腹の子を相次いで失った寂しさと無力感に苛まれる日々を送っていましたが、家中を無邪気に走り回る息子のエネルギーや、家族友人の存在に助けられ、なんとか立ち上がれたような感じです。この3年間は、息子の誕生という人生で最大に嬉しいことと、流産や家族の死という最大に悲しいことを同時に味わう日々でした。

日々成長を続ける命、旅立つ命、生まれてくることができなかった命——人の生と死の間で、命に正面から向き合う日々は、この地球に生を受け、今「生きている」ということが、どれほど奇跡的なことで、どんなにか尊いことかを痛いほど教えてくれました。同時に、命を前にして、人ができることは、実はそんなに多くないということも、痛感しました。この3年間、自分自身も含め、多くの手厚い医療にお世話になりました。息子の誕生も、祖父母がここまで生きたのも、現代の医療や、医療・介護従事者の方々の技術や助けがなければ実現しなかったことです。けれども、最新の医療をもってしても、最後は、旅立つ時間が来た命を前に、人間は、ひれ伏すことしかできないのです。

公衆衛生の研究者の立場で考えても、「命」に対して自分ができることは限られているということは、もっともな事実でもあり、わかりきっていることでもあります。健康は、一人ひとりのものであるけれども、実は、自分の健康や、健康に関する行動であっても、自分自身の力でなんとかできることは、そんなに多くありません。

エビデンスを見れば、どこの国で生まれるか、子どもの時どのような環境で育ったか、今どのようなライフスタイルを送っているか、どこのどんな家に住んで、どんな仕事についているか、どんな人が上司かなど、自分が決めたわけではないことや、そう簡単には変えられないことで、健康の状態や、健康な行動が取れるかどうかが決まってしまいます。自分が選択しているはずの、日々の小さな選択――例えば、今日の昼ごはんを何にするとか、週末に何をするかなど――ですら、選択の背景には、様々な環境的な要素が絡み合っているのです。

この世界は希望に満ち溢れたところだと信じていますが、同時に、理不尽さも抱えています。生まれた時から、いや、生まれる前からも命の格差が存在し、それが生涯、そして次の世代の健康にも影響を与えるからです。そんな理不尽さをなんとかしたくて、私は公衆衛生の道を選びました。

多くの人がより、健康に生きられる社会を作るには、まず、社会の仕組みを変え、環境を変えることが大切なことは多くの研究から明らかです。そして、それを推進してくことは公衆衛生の専門家にとって、重要な役割だからです。

同時に、だからこそ、この本を書きました。一見矛盾するように見えるかもしれないのですが、私は、多くの人が命を全うできる社会を作るためには、社会の仕組みを変えることと、個人の行動を変える手助けをすることの両輪が必要だと信じています。

健康のために、一人ひとりができることはそう多くありません。だからこそ、選択できる機会が与えられたら、その選択に賢く向き合ってほしいと思っています。そして、職業を変えたり、住む場所を変えたりなどのなかなか変えることが難しい環境を変えるチャンスが訪れたら、日々の選択をしやすくするような環境を選んでほしい。もっというと、できることは少ないからこそ、与えられた機会は、最大限活かしてほしいと感じています。

行動や習慣を変えるのに、有利・不利な環境はあるでしょう。でも、知識や感情、自身の体験、周りの人たちの意見など、色々なことがきっかけとなって、人は変わることができます。

これも、多くの研究が示していることでもあります。だから、自分や家族の「命が喜ぶ選択」ができるよう、そのきっかけとなるような知識や方法を、一人でも多くの人に知ってもらいたいのです。

健康は、人によっては人生で一番大切なものかもしれません。一方、人によっては夢を叶えたり何かをするための手段かもしれません。健康の位置づけが人生の大きなゴールであるか手段であるかにかかわらず、健康は、平和と同じように、多くの人が生きていく上で願うことの1つであると思います。失ったり失いそうになるまで、その尊さを実感しにくいでしょう。でも、本当は、生まれてこられること自体が1つの奇跡で、生きていること自体が更なる奇跡なのです。

だからこそ、今健康な人は、その状態ができるだけ長く続くように、そして、今健康ではない人、病気を抱えている人は、少しでも健康な状態に近づけるように、限られた選択の機会を有効に使ってもらいたいのです。

日々の選択は行動になり、行動の連続は習慣になります。そして、習慣の繰り返しが人生になります。健康について考えることは、自分の命や、人生と向き合うことです。

そんな人生の、貴重な時間を使ってこの本を読んでくれたみなさんに心から感謝しています。日々の生活の中で、この本が行動を変えるきっかけや後押しになれたらとても嬉しく思っています。そして、一人でも多くの人が、与えられた命を全うし、健やかで穏やかな日々を送れるよう、願っています。私も前を向いて頑張ります。

2023年2月

林　英恵

謝辞

この本の執筆に公私ともに多大なアドバイスをいただいた、大学院のアドバイザーであり、メンターでもあるハーバード公衆衛生大学院イチロー・カワチ教授と、カシソマヤラジュラ・ビシュワナシュ教授。お2人と出会って15年になります。イチロー・カワチ先生には、本全般に関して、詳細なアドバイスをいただき、丁寧に原稿を見ていただきました。また、ビシュワナシュ先生には、本のコンセプトや構成、執筆途中での細かい相談に対して多くのアドバイスをいただきました。先生方と一緒に過ごす時間や研究の刺激は、出会った時から変わらず、私の人生の宝物です。これからも、パブリックヘルスの旅をご一緒できることを楽しみにしています。

同じく、この本を推薦してくれた、統計家の西内啓さん。「健康な社会を作る」同志のような存在として、この世界の酸いも甘いも共に経験し、共有させてもらっていることを心からありがたく思っています。西内さんにも、原稿を隅々まで見ていただき、たくさん貴重なアドバイスをもらいました。

そして、この本は、他にも多くの専門家に支援をいただきました。私は、健康分野の「人の行動を変える」ことが専門です。この本を、「健康習慣のすべてがわかる」というコンセプトにするためには、「どのように」行動を変えるかの話に加えて、「何の」「どんな」行動を変えるかの話が必要でした。具体的には、食事の話に関しては、栄養疫学（何を食べたら良いか）、身体活動の話に関しては、運動疫学（どんな運動をしたら良いか）などです。自分の専門を超える分野について執筆することを最後まで悩みましたが、この本を手にとってくれた人が、一冊で行動できるような本にするには、どうしても行動の中身の話が必要でした。

そのような中、ケンブリッジ大学の今村文昭先生には、何年にもわたって、食事の部分の原稿を見ていただき、ご指導いただきました。科学的にも複雑で次々に新しいエビデンスが出る食事の分野で、原稿と事実に齟齬がないように、今村先生との気の遠くなるようなやりとりを何度も繰り返しアドバイスをいただきました。エビデンスに基づいた健康習慣の本を執筆するという私の目標につきあってくださり、心から感謝しています。

ＷＨＯ（世界保健機関）の山本ライン先生には、オーガニックの項に関して、食品安全の専門的見地からアドバイスをいただきました。また、運動疫学に関しては、東京大学の鎌田真光先生に見ていただきました。新しいガイドラインなどが出るたびに内容の確認をしてくださり、海外の運動疫学のエビデンスを日本人にわかりやすく伝わるようご指導いただきました。書籍全体に関して医学的な見地からレビューをしてくださった、東京医科大学の小林大輝先生、睡眠の章に関してアドバイスをいただいた、産業医科大学の藤野善久先生にも心から感謝しています。また、WHOなどの国際的な公衆衛生の状況や、日本の保健医療施策に精通していて、医師で厚生労働省に勤務されている鷲見学先生にも全体的なアドバイスを頂戴しました。多くの先生方に見ていただきましたが、最終的な編集の判断は私がしており、すべての文責は私にあります。

この本には、私が実務の世界で学んだこともたくさん詰まっています。入社以来14年勤務したマッキャンヘルス（現・IPG Health）エグゼクティブ・チェアマンのジョン・ケイヒルさん、日本の株式会社マッキャンヘルスケアワールドワイドジャパン代表取締役社長である横川淳二さんのおかげで、各国政府や国際機関などと仕事をする機会を得られました。菊池可南子さんには、文献リスト作成のサポートをしていただきました。マッキャンを卒業した後も、様々なプロジェクトでご一緒できることを本当に嬉しく思っています。

日本での研究や教育の拠点として、慶應義塾大学の小熊祐子先生、東京医科歯科大学の藤原武男先生には、日本の学術活動に携わる場を設けていただいていることに、心からお礼申し上げます。また、様々な事業でご一緒させていただいております、京都大学大学院の近藤尚己先生にも、感謝しております。

パリーグウォークを通じて、研究と実践をつないで社会を変えるというミッションを実行させる機会を与えてくださった、パシフィックリーグマーケティング株式会社根岸友喜社長、株式会社スノウロビン平山太朗社長、廣岡彰文さん、そして前述の鎌田先生にも心からお礼申し上げます。

グローバルなネットワークの拠点として、志あるリーダーたちとの出会いを提供してくれているアメリカ・ニューヨークのアジアソサエティ(Asia 21)およびフィラデルフィアのアイゼンハワー財団の皆様に感謝しています。特に、これらのフェローシップとのご縁を作ってくれた、明治大学伊藤剛先生、またハーバードの同級生でもある、京都大学大学院客員教授の山本康正さんと、カリフォルニア大学バークレー校ハース経営大学院ハース・エグゼクティブ・フェローの桑島浩彰さん。おかげで、世界中の起業家やビジネスマン、政治家などとのネットワークを築けています。これからも常に世界を基点に物事を考える視座を持ち続けるとともに、様々な事業をご一緒することを楽しみにしています。

Down to Earth株式会社として起業する中で、地元香取市のみなさんには、本当にお世話になっています。なかでも、石井工業株式会社の石井良典社長をはじめとする社員の皆様、小坂倫久さん、佐原屋の高谷正弘さん、皐月の塚本洋一さん、新上川岸区のみなさんには、日頃から公私ともに温かいサポートをいただいています。オムニコムヘルスケアグループの荒木崇さん、株式会社SEN代表の各務太郎さん、株式会社HONNOWの谷村紀明さんとはパブリックヘルスを色々な角度から盛り上げていけることを楽しみにしています。

そして、私が日々楽しく、感謝の気持ちで仕事ができるのは、弊社の税理士である橋詰悠一さん、総務である大竹美智江さん、リサーチャーの足立里穂さん、長澤知魅さんほか、弊社に携わってくださっているみなさんのおかげです。

そして、私が心身ともに良い状態でいられるのは、Sun and Moon Yogaのリザ・ロウィッツ先生、ニューヨークAbhaya Yogaのタラ・グレイザー先生、そしてリラクスラボ山本功院長から、体と心のケアの仕方を教えていただき、料理講師の母、林けい子の愛情たっぷりのご飯や、教室の生徒さんたちが育てて届けてくれる、とてもおいしく新鮮な農産物を日々食べているからだと思います。そして、アニケ・アクリジさん、エイミー・アーンソルトさん、澤田佳代子さん、小澤珠美さん、成田麻衣子さん、髙村祐介さん、平山友紀子さん、栗林里江さん、下田哲広さんはじめ、書ききれない多くの方たちの日頃からのサポートがあるおかげで、どんなことがあっても、前に進めています。

本づくりに関しては、構想から7年もの間、この本の仕上がりを辛抱強く待ち続けてくださったダイヤモンド社書籍編集局第4編集部土江英明さんに、心から感謝の意を表します。土江マジックによって、公衆衛生の概念や研究についての解説がどのような変化を遂げるのか、私自身もとても楽しみでした。エリエス・ブック・コンサルティングの土井英司さんには、本を書くこと、人に伝えることなど、出版を通じて自分のやりたいことや夢を叶える方法を長年にわたって教えていただいています。

それから、これまで私を導いてくださった、早稲田大学の恩師である故大畠英樹先生、元国連の故北谷勝秀先生と昭子さん、株式会社ホープスの故野村るり子先生に感謝します。長きに渡るボストン生活を支えてくださった、ブラザーズ真理子さん。みなさんのおかげで、今の私があることは、今まで一度も忘れたことはありません。そして広い視野で物事を考える自分の素地を作ってくださった、渋谷教育学園幕張高校の田村哲夫学園長、田村聡明校長、当時担任として受け持ってくださった笹川清喜先生、増山雄大先生、吉田秀之先生、本当にありがとうございます。

そして、この執筆の過程で亡くなった4人の大好きな祖父母――彼らなしでは今の私はありません。この本を見せることができなかったのは悲しいけれど、きっと空の上で読んでくれているといると信じています。また、アメリカの義理の両親のサポートも心強く感じています。いつどんな時も私に寄り添ってくれる父母と妹家族、大叔母や姉のような従姉妹には、どんな感謝の言葉も足りません。そして心優しい夫デービットにとても感謝しています。彼と出会い、息子を授かったことは、人生最大の贈り物です。母となったことで私自身の人生と公衆衛生の世界との向き合い方に、深みが増しました。どんなことがあっても笑っていられるのは、まだ小さくても、とてつもなく大きな存在の息子のおかげです。家族の存在に、心から感謝しています。

最後に、この本を読んでくださった読者のみなさまに、改めてお礼申し上げます。この本によってみなさまの人生が少しでも変わることができれば、それは作者として何よりも嬉しいことです。一人ひとりの健康が、健康な社会を作ります。ご自身、そしてみなさまを愛する人たちのためにも、多くの人が、すこやかで幸せな人生を過ごすことができることを願っています。

attention to information and decision making in the context of informed consent process for clinical trials. J Behav Decis Mak. 2016;29(2-3):245-53.
49. Haviland JM, Lelwica ML. The induced affect response: 10-week-old infants' responses to three emotion expressions. Dev Psychol. 1987;23(1):97-104.
50. Dunn JR, Schweitzer ME. Feeling and believing: the influence of emotion on trust. J Pers Soc Psychol. 2005;88(5):736-48.
51. Reyna VF, Nelson WL, Han PK, Pignone MP. Decision making and cancer. Am Psychol. 2015;70(2):105-18.
52. Bodenhausen GV, Sheppard LA, Kramer GP. Negative affect and social judgment: the differential impact of anger and sadness. J Soc Psychol. 1994;24(1):45-62.
53. Lerner JS, Small DA, Loewenstein G. Heart strings and purse strings: carryover effects of emotions on economic decisions. Psychol Sci. 2004;15(5):337-41.
54. Lerner JS, Li Y, Weber EU. The financial costs of sadness. Psychol Sci. 2012;24(1):72-9.
55. Salerno A, Laran J, Janiszewski C. Pride and regulatory behavior: the influence of appraisal information and self-regulatory goals. J Consum Res. 2015;42(3):499-514.
56. Yang M-L, Yang C-C, Chiou W-B. When guilt leads to other orientation and shame leads to egocentric self-focus: effects of differential priming of negative affects on perspective taking. Soc Behav Pers. 2010;38(5):605-14.
57. Baumeister R, Stillwell A, Heatherton TF. Guilt: an interpersonal approach. Psychol Bull. 1994;115(2):243-67.
58. Glanz K, Rimer BK, Viswanath K. Health behavior: theory, research, and practice, 5th edition. San Francisco, California: Jossey-Bass; 2015.
59. Hammond D. Health warning messages on tobacco products: a review. Tob Control. 2011;20(5):327-37.
60. Canadian Cancer Society. Cigarette package health warnings - international status report. 2016.
61. Ariely D, Loewenstein G. The heat of the moment: the effect of sexual arousal on sexual decision making. J Behav Decis Mak. 2005;19(2):87-98.
62. イチロー カワチ. 命の格差は止められるか ——ハーバード日本人教授の、世界が注目する授業——. 東京,日本: 小学館; 2013.
63. Henry JP. Neuroendocrine patterns of emotional response. In: Plutchik R, Kellerman H, editors. New York, N.Y.: Academic Press; 1986.

22. Lazarus RS. Progress on a cognitive-motivational-relational theory of emotion. Am Psychol. 1991;46(8):819-34.
23. Wansink B, Garg N, Inman JJ. The influence of incidental affect on consumers' food intake. J Mark. 2007;71(1):194-206.
24. Homma I, Masaoka Y. Breathing rhythms and emotions. Exp Physiol. 2008;93(9):1011-21.
25. Arch JJ, Craske MG. Mechanisms of mindfulness: emotion regulation following a focused breathing induction. Behav Res Ther. 2006;44(12):1849-58.
26. Chambers R, Gullone E, Allen NB. Mindful emotion regulation: an integrative review. Clin Psychol Rev. 2009;29(6):560-72.
27. Russo MA, Santarelli DM, O'Rourke D. The physiological effects of slow breathing in the healthy human. Breathe (Sheff). 2017;13(4):298-309.
28. Zaccaro A, Piarulli A, Laurino M, Garbella E, Menicucci D, Neri B, et al. How breath-control can change your life: a systematic review on psycho-physiological correlates of slow breathing. Front Hum Neurosci. 2018;12:353.
29. Gerbarg PL, Jacob VE, Stevens L, Bosworth BP, Chabouni F, DeFilippis EM, et al. The effect of breathing, movement, and meditation on psychological and physical symptoms and inflammatory biomarkers in inflammatory bowel disease: a randomized controlled trial. Inflamm Bowel Dis. 2015;21(12):2886-96.
30. Paulus MP. The breathing conundrum-interoceptive sensitivity and anxiety. Depress Anxiety. 2013;30(4):315-20.
31. Leivseth L, Nilsen TIL, Mai X-M, Johnsen R, Langhammer A. Lung function and anxiety in association with dyspnoea: the HUNT study. Respir Med. 2012;106(8):1148-57.
32. Leupoldt Av, Chan P-YS, Bradley MM, Lang PJ, Davenport PW. The impact of anxiety on the neural processing of respiratory sensations. Neuroimage. 2011;55(1):247-52.
33. Grossman E, Grossman A, Schein M H, Zimlichman R, Gavish B. Breathing-control lowers blood pressure. J Hum Hypertens. 2001;15(4):263-9.
34. Khalsa SBS, Elson LE, Stanten M. Introduction to yoga - improve your strength, balance, flexibility, and well-being. In: Underwood A, editor. Boston, M.A.: Harvard Health Publishing; 2016.
35. Barrett KE, Barman SM, Boitano S, Brooks HL. Ganong's review of medical physiology. New York, N.Y.: McGraw-Hill Education; 2012.
36. Harvard Medical School. Positive psychology: harnessing the power of happiness, mindfulness, and inner strength. Boston, M.A.: Harvard Health Publications; 2016.
37. Neff KD. The science of self-compassion. New York, N.Y.: Guilford Press; 2012.
38. Kelly AC, Zuroff DC, Foa CL, Gilbert P. Who benefits from training in self-compassionate self-regulation? A study of smoking reduction. J Soc Clin Psychol. 2010;29(7):727–55.
39. Harvard Medical School. Exercising to relax: Harvard Health Publishing; 2020. [cited 2021 Dec 17]. Available from: https://www.health.harvard.edu/staying-healthy/exercising-to-relax.
40. Pennebaker JW, Smyth JM. Opening up by writing it down: how expressive writing improves health and eases emotional pain. New York, N.Y.: Guilford Press; 2016.
41. Chiesa A, Serretti A. Mindfulness-based stress reduction for stress management in healthy people: a review and meta-analysis. J Altern Complement Med. 2009;15(5):593-600.
42. Goyal M, Singh S, Sibinga EMS, Gould NF, Rowland-Seymour A, Sharma R, et al. Meditation programs for psychological stress and well-being: a systematic review and meta-analysis. JAMA Intern Med. 2014;174(3):357-68.
43. Janssen M, Heerkens Y, Kuijer W, Heijden Bvd, Engels J. Effects of mindfulness-based stress reduction on employees' mental health: a systematic review. PLoS One. 2018;13(1):e0191332.
44. Lemer JS, Keltner D. Fear, anger, and risk. J Pers Soc Psychol. 2001;81(1):146-59.
45. Lerner JS, Keltner D. Beyond valence: Toward a model of emotion-specific influences on judgement and choice. Cognition and Emotion. 2000;14(4):473-93.
46. Lerner JS, Tiedens LZ. Portrait of the angry decision maker: how appraisal tendencies shape anger's influence on cognition. J Behav Decis Mak. 2006;19(2):115-37.
47. Lerner JS, Li Y, Valdesolo P, Kassam KS. Emotion and decision making. Annu Rev Psychol. 2015;66:799-823.
48. Ferrer RA, Stanley JT, Graff K, Klein WMP, Goodman N, Nelson WL, et al. The effect of emotion on visual

59. The Ohio State University Comprehensive cancer center. Yoga can lower fatigue, inflammation in breast cancer survivors. The James; 2014 [cited 2021 Dec 17]. Available from: https://cancer.osu.edu/news/yoga-can-lower-fatigue-inflammation-in-breast-cancer-survivors.
60. Kiecolt-Glaser JK, Christian L, Preston H, Houts CR, Malarkey WB, Emery CF, et al. Stress, inflammation, and yoga practice. Psychosom Med. 2010;72(2):113-21.
61. 佐々木 由理. 震災後のうつ発症リスクは 震災前の社会的サポートにより40%減 〜東日本大震災前後の高齢者のデータ分析より〜. 千葉大学 予防医学センター; 2017.
62. Holt-Lunstad J, Smith TB, Layton JB. Social relationships and mortality risk: a meta-analytic review. PLoS Med. 2010;7(7):e1000316.
63. Melissa DR. Expressing optimism and gratitude: a longitudinal investigation of cognitive strategies to increase well-being. The Sciences and Engineering. 2007;68(6-B):4174.

第8章 感情

1. Igna CV, Julkunen J, Vanhanen H. Anger expression styles and blood pressure: evidence for different pathways. J Hypertens. 2009;27(10):1972-9.
2. Kubzansky LD, Kawachi I. Going to the heart of the matter: do negative emotions cause coronary heart disease? J Psychosom Res. 2000;48(4-5):323-37.
3. Roberto CA, Kawachi I. Behavioral economics and public health. Oxford, U.K.: Oxford University Press; 2015.
4. Williams LA, DeSteno D. Pride and perseverance: the motivational role of pride. J Pers Soc Psychol. 2008;94(6):1007–17.
5. Lerner JS, Han S, Keltner D. Feelings and consumer decision making: the appraisal-tendency framework. J Consum Psychol. 2007;17(3):158-68.
6. Conner M, Norman P. Predicting health behaviour: research and practice with social cognition models. Maidenhead, U.K.: Open University Press; 2005.
7. Ferrer RA, Dillard AJ, Klein WMP. Projection, conformity and deviance regulation: a prospective study of alcohol use. Psychol Health. 2012;27(6):688-703.
8. Sansone RA, Sansone LA. Gratitude and well being: the benefits of appreciation. Psychiatry (Edgmont). 2010;7(11):18-22.
9. Wood AM, Froh JJ, Geraghty AWA. Gratitude and well-being: a review and theoretical integration. Clin Psychol Rev. 2010;30(7):890-905.
10. Emmons RA, McCullough ME. Counting blessings versus burdens: an experimental investigation of gratitude and subjective well-being in daily life. J Pers Soc Psychol. 2003;84(2):377-89.
11. Grant AM, Gino F. A little thanks goes a long way: explaining why gratitude expressions motivate prosocial behavior. J Pers Soc Psychol. 2010;98(6):946-55.
12. Lambert NM, Fincham FD. Expressing gratitude to a partner leads to more relationship maintenance behavior. Emotion. 2011;11(1):52-60.
13. Lambert NM, Graham SM, Fincham FD. A prototype analysis of gratitude: varieties of gratitude experiences. Pers Soc Psychol Bull. 2009;35(9):1193-207.
14. Roberts RC. The blessings of gratitude: a conceptual analysis. In: Emmons RA, McCullough ME, editors. New York, N.Y.: Oxford University Press; 2004.
15. Fredrickson BL. Gratitude, like other positive emotions, broadens and builds. In: Emmons RA, McCullough ME, editors. New York, N.Y.: Oxford University Press; 2004.
16. Gino F, Schweitzer ME. Blinded by anger or feeling the love: how emotions influence advice taking. J Appl Psychol. 2008;93(5):1165-73.
17. Berkman LF, Kawachi I, Glymour MM. Social epidemiology. Oxford, U.K.: Oxford University Press; 2014.
18. Wood AM, Joseph S, Lloyd J, Atkins S. Gratitude influences sleep through the mechanism of pre-sleep cognitions. J Psychosom Res. 2009;66(1):43-8.
19. Veenhoven R. Healthy happiness: effects of happiness on physical health and the consequences for preventive health care. J Happiness Stud. 2007;9(3):449-69.
20. Myrick JG. The role of emotions in preventative health communication. Lanham,U.S: Lexington Books; 2015.
21. Lazarus RS. Emotion and adaptation. New York, N.Y.: Oxford University Press; 1991.

35. Nomura K, Nakao M, Takeuchi T, Yano E. Associations of insomnia with job strain, control, and support among male Japanese workers. Sleep Med. 2009;10(6):626-9.
36. Rivera-Torres P, Araque-Padilla RA, Montero-Simó MJ. Job stress across gender: the importance of emotional and intellectual demands and social support in women. Int J Environ Res Public Health. 2013;10(1):375-89.
37. Kuper H, Marmot M. Job strain, job demands, decision latitude, and risk of coronary heart disease within the Whitehall II study. J Epidemiol Community Health. 2003;57(2):147-53.
38. Eaker ED, Sullivan LM, Kelly-Hayes M, D'Agostino RB Sr, Benjamin EJ. Does job strain increase the risk for coronary heart disease or death in men and women? The Framingham offspring study. Am J Epidemiol. 2004;159(10):950-8.
39. Chandola T, Kuper H, Singh-Manoux A, Bartley M, Marmot M. The effect of control at home on CHD events in the whitehall II study: gender differences in psychosocial domestic pathways to social inequalities in CHD. Soc Sci Med. 2004;58(8):1501-9.
40. Kivimäki M, Nyberg ST, Batty GD, Fransson EI, Heikkilä K, Alfredsson L, et al. Job strain as a risk factor for coronary heart disease: a collaborative meta-analysis of individual participant data. Lancet. 2012;380(9852):1491-7.
41. Tsutsumi A, Kayaba K, Ishikawa S. Impact of occupational stress on stroke across occupational classes and genders. Soc Sci Med. 2011;72(10):1652-8.
42. Brunner E, Cable N, Iso H. Health in Japan: social epidemiology of Japan since the 1964 Tokyo Olympics. Oxford, U.K.: Oxford University Press; 2020.
43. 総務省統計局. 令和3年社会生活基本調査 生活時間及び生活行動に関する結果 生活行動に関する結果 統計表. 2022
44. 総務省統計局. 令和3年社会生活基本調査 生活時間及び生活行動に関する結果 結果の概要. 2022
45. Seto M, Morimoto K, Maruyama S. Effects of work-related factors and work-family conflict on depression among Japanese working women living with young children. BioMed Central. 2004;9(5):220-7.
46. 矢部 輝夫. 奇跡の職場 新幹線清掃チームの働く誇り. 東京,日本: あさ出版; 2013.
47. Bernstein E, Buell RW. Trouble at Tessei. Harvard Business School Case 615-044. 2015.
48. Melin B, Lundberg U, Söderlund J, Granqvist M. Psychological and physiological stress reactions of male and female assembly workers: a comparison between two different forms of work organization. J Organ Behav. 1999;20(1):47–61.
49. Michielsens E, Bingham C, Clarke L. Managing diversity through flexible work arrangements: management perspectives. Employee Relations. 2013;36(1).
50. Vigoda E. Stress-related aftermaths to workplace politics: the relationships among politics, job distress, and aggressive behavior in organizations. J Organ Behav. 2002;23(5):571 - 91.
51. Landells EM, Albrecht SL. Perceived organizational politics, engagement, and stress: the mediating influence of meaningful work. Front Psychol. 2019;10.
52. Labrague LJ, McEnroe-Petitte DM, Gloe D, Tsaras K, Arteche DL, Maldia F. Organizational politics, nurses' stress, burnout levels, turnover intention and job satisfaction. Int Nurs Rev. 2017;64(1):109-16.
53. Bird CE. Gender, household labor, and psychological distress: the impact of the amount and division of housework. J Health Soc Behav. 1999;40(1):32-45.
54. Eibner C, Sturn R, Gresenz CR. Does relative deprivation predict the need for mental health services? J Ment Health Policy Econ. 2004;7(4).
55. Mendelson T, Thurston RC, Kubzansky LD. Affective and cardiovascular effects of experimentally-induced social status. Health Psychol. 2008;27(4).
56. Goyal M, Singh S, Sibinga EMS, Gould NF, Rowland-Seymour A, Sharma R, et al. Meditation programs for psychological stress and well-being: a systematic review and meta-analysis. JAMA Intern Med. 2014;174(3):357-68.
57. Manzoni GM, Pagnini F, Castelnuovo G, Molinari E. Relaxation training for anxiety: a ten-years systematic review with meta-analysis. BMC Psychiatry. 2008;8:41.
58. Kiecolt-Glaser JK, Bennett JM, Andridge R, Peng J, Shapiro CL, Malarkey WB, et al. Yoga's impact on inflammation, mood, and fatigue in breast cancer survivors: a randomized controlled trial. J Clin Oncol. 2014;32(10):1040-9.

longitudinal study of employed parents. J Occup Organ Psychol. 1997;70(4):325-35.
10. Allen TD, Herst DE, Bruck CS, Sutton M. Consequences associated with work-to-family conflict: a review and agenda for future research. J Occup Health Psychol. 2000;5(2):278-308.
11. Frone MR. Work-family conflict and employee psychiatric disorders: the National Comorbidity Survey. J Appl Psychol. 2000;85(6):888-95.
12. Cooper ML, Russell M, Skinner JB, Frone MR, Mudar P. Stress and alcohol use: moderating effects of gender, coping, and alcohol expectancies. J Abnorm Psychol. 1992;101(1):139-52.
13. Moss M. Salt sugar fat: how the food giants hooked us. New York, N.Y.: Randam House; 2014.
14. Steptoe A, Lipsey Z, Wardle J. Stress, hassles and variations in alcohol consumption, food choice and physical exercise: a diary study. Br J Health Psychol. 2021;3(Part 1):51–63.
15. O'Connor DB, Jones F, Conner M, McMillan B, Ferguson E. Effects of daily hassles and eating style on eating behavior. Health Psychol. 2008;27(1S):S20-31.
16. Zellner DA, Loaiza S, Gonzalez Z, Pita J, Morales J, Pecora D, et al. Food selection changes under stress. Physiol Behav. 2006;87(4):789-93.
17. Mikolajczyk RT, El Ansari W, Maxwell AE. Food consumption frequency and perceived stress and depressive symptoms among students in three European countries. Nutr J. 2009;8.
18. Cartwright M, Wardle J, Steggles N, Simon AE, Croker H, Jarvis MJ. Stress and dietary practices in adolescents. Health Psychol. 2003;22(4):362-9.
19. Harvard Medical School. Stress management: enhance your well-being by reducing stress and building resilience. In: Fricchione G, editor. Boston, M.A.: Harvard Medical School; 2016.
20. Schönfeld P, Brailovskaia J, Bieda A, Zhang XC, Margraf J. The effects of daily stress on positive and negative mental health: mediation through self-efficacy. Int J Clin Health Psychol. 2016;16(1):1-10.
21. Van Rhenen W, Schaufeli WB, van Dijk FJ, Blonk RW. Coping and sickness absence. Int Arch Occup Environ Health. 2008;81(4):461-72.
22. Somerfield MR, McCrae RR. Stress and coping research. Methodological challenges, theoretical advances, and clinical applications. Am Psychol. 2000;55(6):620-5.
23. Ozbay F, Johnson DC, Dimoulas E, Morgan CA, Charney D, Southwick S. Social support and resilience to stress: from neurobiology to clinical practice. Psychiatry (Edgmont). 2007;4(5):35-40.
24. Schwabe L, Wolf OT. Stress and multiple memory systems: from 'thinking' to 'doing'. Trends Cogn Sci. 2013;17(2):60-8.
25. Schwabe L, Wolf OT. Stress-induced modulation of instrumental behavior: from goal-directed to habitual control of action. Behav Brain Res. 2011;219(2):321-8.
26. 大平 英樹. 慢性ストレスと意思決定. ストレス科学研究. 2013;28:8-15.
27. Karasek R, Theorell T. Healthy work : stress, productivity and the reconstruction of working life. New York, N.Y.: Basic books; 1990 1990.
28. Karasek RA. Job demands, job decision latitude, and mental strain : implications for job redesign. Administrative Science Quarterly. 1979;24(2):285-308.
29. Luchman JN, González-Morales MG. Demands, control, and support: a meta-analytic review of work characteristics interrelationships. J Occup Health Psychol. 2013;18(1):37-52.
30. イチロー カワチ. 命の格差は止められるか ――ハーバード日本人教授の、世界が注目する授業――. 東京,日本: 小学館; 2013.
31. Nyberg ST, Fransson EI, Heikkilä K, Alfredsson L, Casini A, Clays E, et al. Job strain and cardiovascular disease risk factors: meta-analysis of individual-participant data from 47,000 men and women. PLoS One. 2013;8(6):e67323.
32. Wang C, Lê-Scherban F, Taylor J, Salmoirago-Blotcher E, Allison M, Gefen D, et al. Associations of job strain, stressful life events, and social strain with coronary heart disease in the women's health initiative observational study. J Am Heart Assoc. 2021;10(5):e017780.
33. Kivimäki M, Nyberg ST, Fransson EI, Heikkilä K, Alfredsson L, Casini A, et al. Associations of job strain and lifestyle risk factors with risk of coronary artery disease: a meta-analysis of individual participant data. CMAJ. 2013;185(9):763-9.
34. Wang J, Schmitz N, Dewa C, Stansfeld S. Changes in perceived job strain and the risk of major depression: results from a population-based longitudinal study. Am J Epidemiol. 2009;169(9):1085-91.

multiple risk factor intervention trial. Psychosom Med. 2000;62(5):608-12.
84. Nawijn J, Marchand MA, Veenhoven R, Vingerhoets AJ. Vacationers happier, but most not happier after a holiday. Appl Res Qual Life. 2010;5(1):35-47.
85. Gorce TL. Digital and home delivery subscriptions. New York Times; 2017. [cited 2021 Dec 17]. Available from: https://www.nytimes.com/subscription/gateway/subcon/variants/variant-5.html.
86. Tomas Chamorro-Premuzic. The health risks of business travel. Harvard Business Review; 2015 [cited 2021 Dec 17]. Available from: https://hbr.org/2015/11/the-health-risks-of-business-travel.
87. Richards CA, Rundle AG. Business travel and self-rated health, obesity, and cardiovascular disease risk factors. J Occup Environ Med. 2011;53(4):358-63.
88. Heistaro S, Jousilahti P, Lahelma E, Vartiainen E. Self rated health and mortality: a long term prospective study in eastern Finland. J Epidemiol Community Health. 2001;55(4):227-32.
89. Waterhouse J, Reilly T, Atkinson G, Edwards B. Jet lag: trends and coping strategies. Lancet. 2007;369(9567):1117-29.
90. Foster RG, Kreitzman L. The rhythms of life: what your body clock means to you! Exp Physiol. 2014;99(4):599-606.
91. Cingi C, Emre IE, Muluk NB. Jetlag related sleep problems and their management: a review. Travel Med Infect Dis. 2018;24:59-64.
92. Wulff K, Gatti S, Wettstein JG, Foster RG. Sleep and circadian rhythm disruption in psychiatric and neurodegenerative disease. Nat Rev Neurosci. 2010;11(8):589-99.
93. Rundle AG, Revenson TA, Friedman M. Business travel and behavioral and mental health. J Occup Environ Med. 2018;60(7):612-6.
94. Herxheimer A, Petrie KJ. The prevention and treatment of jet lag. Cochrane Database Syst Rev. 2003;326(7384):296–7.
95. Wittmann M, Dinich J, Merrow M, Roenneberg T. Social jetlag: misalignment of biological and social time. Chronobiol Int. 2006;23(1-2):497-509.
96. Kalmbach DA, Schneider LD, Cheung J, Bertrand SJ, Kariharan T, Pack AI, et al. Genetic basis of chronotype in humans: insights from three landmark GWAS. Sleep. 2017;40(2):zsw048.
97. Roenneberg T, Allebrandt KV, Merrow M, Vetter C. Social jetlag and obesity. Curr Biol. 2012;22(10):939-43.
98. 三島 和夫. 第 113 回日本内科学会講演会 結実する内科学の挑戦～今, そしてこれから～ 睡眠関連障害と全身性疾患をめぐって 3）社会的ジェットラグがもたらす健康リスク. 日本内科学会; 2016.
99. Vetter C, Fischer D, Matera JL, Roenneberg T. Aligning work and circadian time in shift workers improves sleep and reduces circadian disruption. Curr Biol. 2015;25(7):907-11.
100. Roenneberg T. Internal time: chronotypes, social jet lag, and why you're so tired: Harvard University Press; 2017.

第7章 ストレス

1. Schneiderman N, Ironson G, Siegel SD. Stress and health: psychological, behavioral, and biological determinants. Annu Rev Clin Psychol. 2005;1:607-28.
2. Yaribeygi H, Panahi Y, Sahraei H, Johnston TP, Sahebkar A. The impact of stress on body function: a review. EXCLI J. 2017;16:1057-72.
3. Park CL, Iacocca MO. A stress and coping perspective on health behaviors: theoretical and methodological considerations. Anxiety Stress Coping. 2014;27(2):123-37.
4. Roberto CA, Kawachi I. Behavioral economics and public health. Oxford, U.K.: Oxford University Press; 2015.
5. Kubzansky LD, Winning A, Kawachi I. Affective states and health. Oxford, U.K.: Oxford University Press; 2014.
6. Siegrist J, Rödel A. Work stress and health risk behavior. Scand J Work Environ Health. 2006;32(6):473-81.
7. Nelson CC, Li Y, Sorensen G, Berkman LF. Assessing the relationship between work-family conflict and smoking. Am J Public Health. 2012;102(9):1767-72.
8. Wolff JM, Rospenda KM, Richman JA, Liu L, Milner LA. Work-family conflict and alcohol use: examination of a moderated mediation model. J Addict Dis. 2013;32(1):85-98.
9. Frone MR, Russell M, Cooper ML. Relation of work–family conflict to health outcomes: a four-year

60. Wetter DW, Young TB, Bidwell TR. Smoking as a risk factor for sleep-disordered breathing. Arch Intern Med. 1994;154(19):2219-24.
61. Jaehne A, Unbehaun T, Feige B, Lutz UC, Batra A, Riemann D. How smoking affects sleep: a polysomnographical analysis. Sleep Med. 2012;13(10):1286-92.
62. Liao Y, Xie L, Chen X, Kelly BC, Qi C, Pan C, et al. Sleep quality in cigarette smokers and nonsmokers: findings from the general population in central China. BMC Public Health. 2019;19(1):808.
63 McNamara JPH, Wang J, Holiday DB, Warren JY, Paradoa M, Balkhi AM, et al. Sleep disturbances associated with cigarette smoking. Psychol Health Med. 2014;19(4):410-9.
64. Sabanayagam C, Shankar A. The association between active smoking, smokeless tobacco, second-hand smoke exposure and insufficient sleep. Sleep Med. 2011;12(1):7-11.
65. Spadola CE, Guo N, Johnson DA, Sofer T, Bertisch SM, Jackson CL, et al. Evening intake of alcohol, caffeine, and nicotine: night-to-night associations with sleep duration and continuity among African Americans in the Jackson Heart Sleep Study. Sleep. 2019;42(11):zsz136.
66. Patterson F, Grandner MA, Malone SK, Rizzo A, Davey A, Edwards DG. Sleep as a target for optimized response to smoking cessation treatment. Nicotine Tob Res. 2019;21(2):139-48.
67. Dolezal BA, Neufeld EV, Boland DM, Martin JL, Cooper CB. Interrelationship between sleep and exercise: a systematic review. Adv Prev Med. 2017;2017:1364387.
68. Reid KJ, Baron KG, Lu B, Naylor E, Wolfe L, Zee PC. Aerobic exercise improves self-reported sleep and quality of life in older adults with insomnia. Sleep Med. 2010;11(9):934-40.
69. Wang W-L, Chen K-H, Pan Y-C, Yang S-N, Chan Y-Y. The effect of yoga on sleep quality and insomnia in women with sleep problems: a systematic review and meta-analysis. BMC Psychiatry. 2020;20(1):195.
70. Neuendorf R, Wahbeh H, Chamine I, Yu J, Hutchison K, Oken BS. The effects of mind-body interventions on sleep quality: a systematic review. J Evid Based Complementary Altern Med. 2015;2015:902708.
71. Raman G, Zhang Y, Minichiello VJ, D'Ambrosio CM, Wang C. Tai Chi improves sleep quality in healthy adults and patients with chronic conditions: a systematic review and meta-analysis. J Sleep Disord Ther. 2013;2(6):141.
72. Stutz J, Eiholzer R, Spengler CM. Effects of evening exercise on sleep in Healthy Participants: A systematic review and meta-analysis. Sports Medicine. 2018;49(2):269–87.
73. Miller DJ, Sargent C, Roach GD, Scanlan AT, Vincent GE, Lastella M. Moderate-intensity exercise performed in the evening does not impair sleep in healthy males. European Journal of Sport Science. 2019;20(1):80–9.
74. Black DS, O'Reilly GA, Olmstead R, Breen EC, Irwin MR. Mindfulness meditation and improvement in sleep quality and daytime impairment among older adults with sleep disturbances: a randomized clinical trial. JAMA Intern Med. 2015;175(4):494-501.
75. Corliss J. Mindfulness meditation helps fight insomnia, improves sleep. Boston, M.A.: Harvard Health Publishing; 2015. [cited 2021 Dec 17]. Available from: https://www.health.harvard.edu/blog/mindfulness-meditation-helps-fight-insomnia-improves-sleep-201502187726.
76. Harvard Medical School. Positive psychology: harnessing the power of happiness, mindfulness, and inner strength. Boston, M.A.: Harvard Health Publications; 2016.
77. Mindell JA, Telofski LS, Wiegand B, Kurtz ES. A nightly bedtime routine: impact on sleep in young children and maternal mood. Sleep. 2009;32(5):599-606.
78. Mindell JA, Williamson AA. Benefits of a bedtime routine in young children: sleep, development, and beyond. Sleep Med Rev. 2018;40:93-108.
79. Mindell JA, Li AM, Sadeh A, Kwon R, Goh DYT. Bedtime routines for young children: a dose-dependent association with sleep outcomes. Sleep. 2015;38(5):717-22.
80. Markwald RR, Iftikhar I, Youngstedt SD. Behavioral strategies, including exercise, for addressing insomnia. ACSMs Health Fit J. 2018;22(2):23-9.
81. Zisberg A, Gur-Yaish N, Shochat T. Contribution of routine to sleep quality in community elderly. Sleep. 2010;33(4):509-14.
82. Eaker ED, Pinsky J, Castelli WP. Myocardial infarction and coronary death among women: psychosocial predictors from a 20-year follow-up of women in the Framingham study. Am J Epidemiol. 1992;135(8):854-64.
83. Gump BB, Matthews KA. Are vacations good for your health? The 9-year mortality experience after the

2010;15(3):316-29.
37. McHale SM, Davis KD, Green K, Casper L, Kan ML, Kelly EL, King RB, Okechukwu CA. Effects of a workplace intervention on parent-child relationships. Journal of Child and Family Studies. 2015:1-9.
38. Davis KD, Lawson KM, Almeida DM, Kelly E, King RB, Hammer L, Casper LM, Okechukwu CA, Hanson G, McHale SM. Parents' Daily Time With Their Children: A Workplace Intervention. Pediatrics. 2015;135(5):875-82.
39. Fan W, Lam J, Moen P, Kelly EL, King RL, McHale SM. Constrained Choices? Linking Employees' and Spouses' Work Time to Health Behaviors. Social Science & Medicine. 2015;(126):99-109
40. Carter B, Rees P, Hale L, Bhattacharjee D, Paradkar M. A meta-analysis of the effect of media devices on sleep outcomes. JAMA Pediatr. 2016;170(12):1202-8.
41. Brunborg GS, Mentzoni RA, Molde H, Myrseth H, Skouverøe KJM, Bjorvatn B, et al. The relationship between media use in the bedroom, sleep habits and symptoms of insomnia. J Sleep Res. 2011;20(4):569-75.
42. Levenson JC, Shensa A, Sidani JE, Colditz JB, Primack BA. Social media use before bed and sleep disturbance among young adults in the United States: a nationally representative study. Sleep. 2017;40(9):zsx113.
43. Levenson JC, Shensa A, Sidani JE, Colditz JB, Primack BA. The association between social media use and sleep disturbance among young adults. Prev Med. 2016;85:36-41.
44. Cespedes EM, Gillman MW, Kleinman K, Rifas-Shiman SL, Redline S, Taveras EM. Television viewing, bedroom television, and sleep duration from infancy to mid-childhood. Pediatrics. 2014;133(5):e1163-71.
45. LeBourgeois MK, Hale L, Chang A-M, Akacem LD, Montgomery-Downs HE, Buxton OM. Digital media and sleep in childhood and adolescence. Pediatrics. 2017;140(Suppl 2):S92–S6.
46. Tähkämö L, Partonen T, Pesonen A-K. Systematic review of light exposure impact on human circadian rhythm. Chronobiol Int. 2019;36(2):151-70.
47. World Health Organization. WHO housing and health guidelines [Internet]. [cited 2023Jan13]. Available from: https://www.who.int/publications/i/item/9789241550376
48. Umishio W, Ikaga T, Fujino Y, Ando S, Kubo T, Nakajima Y, et al. Disparities of indoor temperature in winter: A cross‐sectional analysis of the Nationwide Smart Wellness Housing Survey in Japan. Indoor Air. 2020;30(6):1317–28.
49. Ishimaru T, Ando S, Umishio W, Kubo T, Murakami S, Fujino Y, et al. Impact of cold indoor temperatures on overactive bladder: A nationwide epidemiological study in Japan. Urology. 2020;145:60–5.
50. Miyake F, Odgerel C-O, Mine Y, Kubo T, Ikaga T, Fujino Y. A prospective cohort study of bedroom warming with a heating system and its association with common infectious diseases in children during winter in Japan. Journal of Epidemiology. 2021;31(3):165–71.
51. InformedHealth.org, Cologne G. Insomnia: relaxation techniques and sleeping habits. Institute for Quality and Efficiency in Health Care (IQWiG); 2008 [cited 2021 Dec 17]. Available from: https://www.ncbi.nlm.nih.gov/books/NBK279320/.
52. Division of Sleep Medicine at Harvard Medical School. Twelve simple tips to improve your sleep. Healthy Sleep; 2007. [cited 2021 Dec 17]. Available from: http://healthysleep.med.harvard.edu/healthy/getting/overcoming/tips.
53. El-Sheikh M, Kelly R, Rauer A. Quick to berate, slow to sleep: interpartner psychological conflict, mental health, and sleep. Health Psychology. 2013;32(10):1057-66.
54. Grandner MA. Sleep, health, and dociety. Sleep Med Clin. 2017;12(1):1-12.
55. Chen J-H, Waite LJ, Lauderdale DS. Marriage, relationship quality, and sleep among U.S. older adults. J Health Soc Behav. 2015;56(3):356-77.
56. Troxel WM, Robles TF, Hall M, Buysse DJ. Marital quality and the marital bed: examining the covariation between relationship quality and sleep. Sleep Med Rev. 2007;11(5):389-404.
57. Doane LD, Breitenstein RS, Beekman C, Clifford S, Smith TJ, Lemery-Chalfant K. Early life socioeconomic disparities in children's sleep: the mediating role of the current home environment. J Youth Adolesc. 2019;48(1):56-70.
58. Irish LA, Kline CE, Gunn HE, Buysse DJ, Hall MH. The role of sleep hygiene in promoting public health: a review of empirical evidence. Sleep Med Rev. 2015;22:23-36.
59. Epstein L. Improving sleep: a guide to a good night's rest. Boston, M.A.: Harvard Health Publishing; 2015.

study. Sleep. 2007;30(10):1245-53.
13. 国立研究開発法人国立がん研究センター. 睡眠時間と死亡リスクとの関連について. [cited 2021 Dec 17]. Available from: https://epi.ncc.go.jp/jphc/outcome/8490.html.
14. Doyle CY, Ruiz JM, Taylor DJ, Smyth JW, Flores M, Dietch JR, et al. Associations between objective sleep and ambulatory blood pressure in a community sample. Psychosom Med. 2019;81(6):545-56.
15. Gangwisch JE. A review of evidence for the link between sleep duration and hypertension. Am J Hypertens. 2014;27(10):1235-42.
16. Svensson T, Inoue M, Saito E, Sawada N, Iso H, Mizoue T, et al. The association between habitual sleep duration and mortality according to sex and age: the JPHC study. J Epidemiol. 2021;31(2):109-18.
17. Rasch B, Born J. About sleep's role in memory. Physiol Rev. 2013;93(2):681-766.
18. Marcos G Frank. The mystery of sleep function: current perspectives and future directions. Rev Neurosci. 2006;17(4):375-92.
19. McCoy JG, Strecker RE. The cognitive cost of sleep lost. Neurobiol Learn Mem. 2011;96(4):564-82.
20. Poudel GR, Innes CRH, Bones PJ, Watts R, Jones RD. Losing the struggle to stay awake: divergent thalamic and cortical activity during microsleeps. Hum Brain Mapp. 2014;35(1):257-69.
21. Williamson AM, Feyer AM. Moderate sleep deprivation produces impairments in cognitive and motor performance equivalent to legally prescribed levels of alcohol intoxication. Occup Environ Med. 2000;57(10):649-55.
22. Hale L, Emanuele E, James S. Recent updates in the social and environmental determinants of sleep health. Curr Sleep Med Rep. 2015;1(4):212-7.
23. Lydi-Anne Vézina-Im, Jennette P Moreno, Debbe Thompson, Theresa A Nicklas, Tom Baranowski. Individual, social and environmental determinants of sleep among women: protocol for a systematic review and meta-analysis. BMJ Open. 2017;7(6):e016592.
24. Johnson DA, Billings ME, Hale L. Environmental determinants of insufficient sleep and sleep disorders: implications for population health. Curr Epidemiol Rep. 2018;5(2):61-9.
25. Institute of Medicine (US) Committee on Sleep Medicine and Research. Sleep disorders and sleep deprivation: an unmet public health problem. In: Colten HR, Altevogt BM, editors. Washington, D.C.: National Academies Press; 2006.
26. Gradisar M, Wolfson AR, Harvey AG, Hale L, Rosenberg R, Czeisler CA. The sleep and technology use of Americans: findings from the National Sleep Foundation's 2011 Sleep in America poll. J Clin Sleep Med. 2013;9(12):1291-9.
27. Wahl S, Engelhardt M, Schaupp P, Lappe C, Ivanov IV. The inner clock-blue light sets the human rhythm. J Biophotonics. 2019;12(12):e201900102.
28. Vandewalle G, Maquet P, Dijk D-J. Light as a modulator of cognitive brain function. Trends Cogn Sci. 2009;13(10):429-38.
29. Gooley JJ. Treatment of circadian rhythm sleep disorders with light. Ann Acad Med Singap. 2008;37(8):669-76.
30. Lockley SW, Brainard GC, Czeisler CA. High sensitivity of the human circadian melatonin rhythm to resetting by short wavelength light. J Clin Endocrinol Metab. 2003;88(9):4502-5.
31. Jagannath A, Taylor L, Wakaf Z, Vasudevan SR, Foster RG. The genetics of circadian rhythms, sleep and health. Hum Mol Genet. 2017;26(R2):R128-R38.
32. Allen TD, Kiburz KM. Trait mindfulness and work–family balance among working parents: the mediating effects of vitality and sleep quality. J Vocat Behav. 2011;80(2):372–9.
33. Crain TL, Hammer LB, Bodner T, Kossek EE, Moen P, Lilienthal R, et al. Work-family conflict, family-supportive supervisor behaviors (FSSB), and sleep outcomes. J Occup Health Psychol. 2014;19(2):155-67.
34. Jacobsen HB, Reme SE, Sembajwe G, Hopcia K, Stoddard AM, Kenwood C, et al. Work-family conflict, psychological distress, and sleep deficiency among patient care workers. Workplace Health Saf. 2014;62(7):282-91.
35. Barnes CM, Wagner DT, Ghumman S. Borrowing from sleep to pay work and family: expanding time - based conflict to the broader nonwork domain. Pers Psychol. 2012;65(4):789-819.
36. Berkman LF, Buxton O, Ertel K, Okechukwu C. Managers' practices related to work-family balance predict employee cardiovascular risk and sleep duration in extended care settings. J Occup Health Psychol.

in adults: an integrative review of research. Scand J Public Health. 2019;47(8).
53. Kanamori S, Takamiya T, Inoue S, Kai Y, Kawachi I, Kondo K. Exercising alone versus with others and associations with subjective health status in older Japanese: the JAGES cohort study. Sci Rep. 2016;6(1):39151.
54. 金森 悟. 運動で死亡リスク減「一人で」するより、誰かと「一緒に」. 東京医科大学; 2017 [cited 2021 Dec 17]. Available from: https://www.jages.net/library/pressrelease/?action=cabinet_action_main_download&block_id=967&room_id=549&cabinet_id=20&file_id=7599&upload_id=9195.
55. Kanamori S, Takamiya T, Inoue S, Kai Y, Tsuji T, Kondo K. Frequency and pattern of exercise and depression after two years in older Japanese adults: the JAGES longitudinal study. Sci Rep. 2018;8(1):11224.
56. Kanamori S, Kai Y, Kondo K, Hirai H, Ichida Y, Suzuki K, et al. Participation in sports organizations and the prevention of functional disability in older Japanese: the AGES cohort study. PLoS One. 2012;7(11).
57. Hayashi T, Kondo K, Suzuki K, Yamada M, Matsumoto D. Factors associated with falls in community-dwelling older people with focus on participation in sport organizations: the Japan Gerontological Evaluation Study project. Biomed Res Int. 2014;2014:537614.
58. Scanlan TK, Carpenter PJ, Simons JP, Schmidt GW, Keeler B. An introduction to the sport commitment model. J Sport Exerc Psychol. 1993;15(1):1-15.
59. Scanlan TK, Carpenter PJ, Simons JP, Schmidt GW, Keeler B. The sport commitment model: measurement development for the youth-sport domain. J Sport Exerc Psychol. 1993;15(1):16-38.
60. Poitras VJ, Gray CE, Borghese MM, Carson V, Chaput J-P, Janssen I, et al. Systematic review of the relationships between objectively measured physical activity and health indicators in school-aged children and youth. Appl Physiol Nutr Metab. 2016;41(6 Suppl 3):S197-239.
61. Services USDoHaH. 2018 physical activity guidelines advisory committee scientific report. Washington, D.C.: U.S.Department of Health and Human Services; 2018.
62. Xue Y, Yang Y, Huang T. Effects of chronic exercise interventions on executive function among children and adolescents: a systematic review with meta-analysis. Br J Sports Med. 2019;53(22):1397-404.

第6章　睡眠

1. Chaput J-P, Dutil C, Sampasa-Kanyinga H. Sleeping hours: what is the ideal number and how does age impact this? Nat Sci Sleep. 2018;10.
2. 厚生労働省. 令和2年就労条件総合調査の概況. 2020. [cited 2021 Dec 17]. Available from: https://www.mhlw.go.jp/toukei/itiran/roudou/jikan/syurou/20/dl/gaiyou01.pdf.
3. 日本経済新聞. 19年の有給取得率56.3%、過去最高に. 2020. [cited 2021 Dec 17]. Available from: https://www.nikkei.com/article/DGXMZO65671320Q0A031C2EA4000/.
4. OECD. How's life? 2020: measuring well-being. Paris: OECD Publishing; 2020.
5. 厚生労働省. 「働き方改革」の実現に向けて. [cited 2021 Dec 17]. Available from: https://www.mhlw.go.jp/stf/seisakunitsuite/bunya/0000148322.html.
6. OECD. OECD gender data portal. 2021. [cited 2021 Dec 17]. Available from: https://www.oecd.org/gender/data/.
7. 厚生労働省. 健康づくりのための睡眠指針 2014. 厚生労働省健康局; 2014. [cited 2021 Dec 17]. Available from: https://www.mhlw.go.jp/file/06-Seisakujouhou-10900000-Kenkoukyoku/0000047221.pdf.
8. National Heart Lung and Blood Institute. Sleep deprivation and deficiency-why is sleep important? . [cited 2021 Dec 17]. Available from: https://www.nhlbi.nih.gov/health-topics/sleep-deprivation-and-deficiency#:~:text=Sleep%20deficiency%20increases%20the%20risk,level%20of%20leptin%20goes%20down.
9. Medic G, Wille M, Hemels ME. Short- and long-term health consequences of sleep disruption. Nat Sci Sleep. 2017;9:151-61.
10. Cappuccio FP, D'Elia L, Strazzullo P, Miller MA. Sleep duration and all-cause mortality: a systematic review and meta-analysis of prospective studies. Sleep. 2010;33(5):585-92.
11. Yin J, Jin X, Shan Z, Li S, Huang H, Li P, et al. Relationship of sleep duration with all-cause mortality and cardiovascular events: a systematic review and dose-response meta-analysis of prospective cohort studies. J Am Heart Assoc. 2017;6(9):e005947.
12. Hublin C, Partinen M, Koskenvuo M, Kaprio J. Sleep and mortality: a population-based 22-year follow-up

benefits of participation in sport for children and adolescents: informing development of a conceptual model of health through sport. Int J Behav Nutr Phys Act. 2013;10:98.
29. Ehsan A, Klaas HS, Bastianen A, Spini D. Social capital and health: a systematic review of systematic reviews. SSM Popul Health. 2019;8.
30. Patterson R, McNamara E, Tainio M, Sá THd, Smith AD, Sharp SJ, et al. Sedentary behaviour and risk of all-cause, cardiovascular and cancer mortality, and incident type 2 diabetes: a systematic review and dose response meta-analysis. Eur J Epidemiol. 2018;33(9):811-29.
31. Ekelund U, Steene-Johannessen J, Brown WJ, Fagerland MW, Owen N, Powell KE, et al. Does physical activity attenuate, or even eliminate, the detrimental association of sitting time with mortality? A harmonised meta-analysis of data from more than 1 million men and women. Lancet. 2016;388(10051):1302-10.
32. Nelson ME, Rejeski WJ, Blair SN, Duncan PW, Judge JO, King AC, et al. Physical activity and public health in older adults: recommendation from the American College of Sports Medicine and the American Heart Association. Med Sci Sports Exerc. 2007;39(8).
33. Loewenstein G, O'Donoghue T, Rabin M. Projection bias in predicting future utility. Q J Econ. 2003;118(4):1209-48.
34. De-Magistris T, Gracia A. Assessing projection bias in consumers' food preferences. PLoS One. 2016;11(2):e0146308.
35. Roberto CA, Kawachi I. Behavioral economics and public health. Oxford, U.K.: Oxford University Press; 2015.
36. Acland D, Levy MR. Naiveté, projection bias, and habit formation in gym attendance. Manage Sci. 2015;61(1):146-60.
37. Acland, D. and Levy, M.R. (2013) "Naivete, projection bias, and habit formation in gym attendance," SSRN Electronic Journal [Preprint]. Available at: https://doi.org/10.2139/ssrn.2233004.
38. Jenkin CR, Eime RM, Westerbeek H, O'Sullivan G, Van Uffelen JGZ. Sport and ageing: a systematic review of the determinants and trends of participation in sport for older adults. BMC Public Health. 2017;17(1):976.
39. Williams L. Commitment to sport and exercise: re-examining the literature for a practical and parsimonious model. J Prev Med Public Health. 2013;46 Suppl 1(Suppl 1).
40. Stenner BJ, Buckley JD, Mosewich AD. Reasons why older adults play sport: a systematic review. J Sport Health Sci. 2020;9(6).
41. Mitchell MS, Orstad SL, Biswas A, Oh PI, Jay M, Pakosh MT, et al. Financial incentives for physical activity in adults: systematic review and meta-analysis. Br J Sports Med. 2020;54(21).
42. Luong M-LN, Hall M, Bennell KL, Kasza J, Harris A, Hinman RS. The impact of financial incentives on physical activity: a systematic review and meta-analysis. Am J Health Promot. 2021;35(2).
43. Molanorouzi K, Khoo S, Morris T. Motives for adult participation in physical activity: type of activity, age, and gender. BMC Public Health. 2015;15(1):66.
44. パ・リーグ ウォーク. 毎日の歩数で競うパ・リーグファンの ペナントレース！ パ・リーグ6球団公式アプリ. [cited 2021 Dec 17]. Available from: http://app.pacificleague.jp/walk/.
45. 伊藤 歩. 1日1万歩も！ パ・リーグ「歩数計アプリ」の効果 ダウンロード数がファンを中心に5万件突破. 東洋経済新聞社; 2018. [cited 2021 Dec 17]. Available from: https://toyokeizai.net/articles/-/234538.
46. Kamada M, Hayashi H, Shiba K, Taguri M, Kondo N, Lee I-M, et al. Large-scale fandom-based gamification intervention to increase physical activity: a quasi-experimental study. Med Sci Sports Exerc. 2021.
47. Compernolle S, DeSmet A, Poppe L, Crombez G, Bourdeaudhuij ID, Cardon G, et al. Effectiveness of interventions using self-monitoring to reduce sedentary behavior in adults: a systematic review and meta-analysis. Int J Behav Nutr Phys Act. 2019;16(1):63.
48. Peterson ND, Middleton KR, Nackers LM, Medina KE, Milsom VA, Perri MG. Dietary self-monitoring and long-term success with weight management. Obesity (Silver Spring). 2014;22(9):1962-4.
49. Burke LE, Wang J, Sevick MA. Self-monitoring in weight loss: a systematic review of the literature. J Am Diet Assoc. 2011;111(1):92-102.
50. Locke EA, Latham GP. A theory of goal setting and task performance. Acad Manage Rev. 1991;16(2):480-3.
51. Strecher VJ, Seijts GH, Kok GJ, Latham GP, Glasgow R, DeVellis B, et al. Goal setting as a strategy for health behavior change. Health Educ Q. 1995;22(2):190-200.
52. Andersen MH, Ottesen L, Thing LF. The social and psychological health outcomes of team sport participation

3. Lee I-M, Shiroma EJ, Lobelo F, Puska P, Blair SN, Katzmarzyk PT. Effect of physical inactivity on major non-communicable diseases worldwide: an analysis of burden of disease and life expectancy. Lancet. 2012;380(9838):219-29.
4. 厚生労働省. アクティブガイド ――健康づくりのための身体活動指針――. 2013. [cited 2021 Dec 17]. Available from: https://www.mhlw.go.jp/stf/houdou/2r9852000002xple-att/2r9852000002xpr1.pdf.
5. 厚生労働省. 健康づくりのための身体活動基準. 2013. [cited 2021 Dec 17]. Available from: https://www.mhlw.go.jp/stf/houdou/2r9852000002xple-att/2r9852000002xpqt.pdf.
6. 特定保健指導の実践的指導実施者育成プログラムの開発に関する研究班. 食生活改善指導担当者研修「食生活改善指導担当者テキスト」(5)運動の基礎科学 健康局健康課保健指導室; 2008. [cited 2021 Dec 17]. Available from: https://www.mhlw.go.jp/bunya/shakaihosho/iryouseido01/pdf/info03k-06.pdf.
7. 厚生労働省. e-ヘルスネット エクササイズ. 生活習慣病予防のための健康情報サイト. [cited 2021 Dec 17]. Available from: https://www.e-healthnet.mhlw.go.jp/information/dictionary/exercise/ys-015.html.
8. 文部科学省. 日本食品標準成分表 七訂2015年版. 2015. [cited 2021 Dec 17]. Available from: https://www.mext.go.jp/a_menu/syokuhinseibun/1365297.htm.
9. 鎌田 真光. 運動と健康 現代高等保健体育改訂版 保体 304. 東京,日本: 大修館書店.
10. 厚生労働省. e-ヘルスネット 間食のエネルギー(カロリー). 生活習慣病予防のための健康情報サイト. [cited 2021 Dec 17]. Available from: https://www.e-healthnet.mhlw.go.jp/information/food/e-03-013.html.
11. 厚生労働省. e-ヘルスネット ファストフードのエネルギー(カロリー). 生活習慣病予防のための健康情報サイト [cited 2021 Dec 17]. Available from: https://www.e-healthnet.mhlw.go.jp/information/food/e-03-012.html.
12. American Cancer Society. Eating at fast food, full service restaurants linked to more calories, poorer nutrition ScienceDaily. 2014. [cited 2021 Dec 17]. Available from: https://www.sciencedaily.com/releases/2014/08/140807105211.htm.
13. Nguyen BT, Powell LM. The impact of restaurant consumption among US adults: effects on energy and nutrient intakes. Public Health Nutr. 2014;17(11):2445-52.
14. Lieberman D. The story of the human body: evolution, health and disease. U.K.: Vintage; 2014.
15. Pontzer H. 特集:運動と健康 運動のパラドックス なぜやせられないのか. 日経サイエンス. 2017.
16. Pontzer H, Durazo-Arvizu R, Dugas R, Lara, Plange-Rhule J, Bovet P, Forrester E, Terrence, et al. Constrained total energy expenditure and metabolic adaptation to physical activity in adult humans. Curr Biol. 2016;26(3):410-7.
17. Pontzer H, Raichlen DA, Wood BM, Mabulla AZP, Racette SB, Marlowe FW. Hunter-gatherer energetics and human obesity. PLoS One. 2012;7(7):e40503.
18. Arem H, Moore SC, Patel A, Hartge P, Berrington De Gonzalez A, Visvanathan K, et al. Leisure time physical activity and mortality. JAMA Intern Med. 2015;175(6):959-67.
19. McTiernan A, Friedenreich CM, Katzmarzyk PT, Powell KE, Macko R, Buchner D, et al. Physical activity in cancer prevention and survival: a systematic review. Med Sci Sports Exerc. 2019;51(6).
20. World Health Organization. WHO guidelines on physical activity and sedentary behaviour. More Physical activity; 2020.
21. Westerterp KR, Feingold KR, Anawalt B, Boyce A, Chrousos G, Herder WWd, et al. Control of energy expenditure in humans. South Dartmouth: MDText.com; 2019 2000-.
22. 「運動器の10年」日本委員会. 大人も知らないからだの本:運動器のおはなし:マンガ. 東京:「運動器の10年」日本委員会; 2005.
23. 厚生労働省. e-ヘルスネット 加齢とエネルギー代謝. 生活習慣病予防のための健康情報サイト. [cited 2021 Dec 17]. Available from: https://www.e-healthnet.mhlw.go.jp/information/exercise/s-02-004.html.
24. Schuch FB, Vancampfort D, Richards J, Rosenbaum S, Ward PB, Stubbs B. Exercise as a treatment for depression: a meta-analysis adjusting for publication bias. J Psychiatr Res. 2016;77.
25. Livingston G, Sommerlad A, Orgeta V, Costafreda SG, Huntley J, Ames D, et al. Dementia prevention, intervention, and care. Lancet. 2017;390(10113):2673-734.
26. Gomez-Pinilla F, Hillman C. The influence of exercise on cognitive abilities. Compr Physiol. 2013;3(1).
27. Brinke LFt, Bolandzadeh N, Nagamatsu LS, Hsu CL, Davis JC, Miran-Khan K, et al. Aerobic exercise increases hippocampal volume in older women with probable mild cognitive impairment: a 6-month randomised controlled trial. Br J Sports Med. 2015;49(4):248-54.
28. Eime RM, Young JA, Harvey JT, Charity MJ, Payne WR. A systematic review of the psychological and social

Japan, the United Kingdom, and the United States, women and men aged 40 to 59 years: the INTERMAP study. J Am Diet Assoc. 2010;110(5):736-45.

24. 医薬基盤・健康・栄養研究所. 日本人はどんな食品から食塩をとっているか? ――国民健康・栄養調査での摂取実態の解析から――. 2017.
25. He FJ, Pombo-Rodrigues S, Macgregor GA. Salt reduction in England from 2003 to 2011: its relationship to blood pressure, stroke and ischaemic heart disease mortality. BMJ Open. 2014;4(4):e004549.
26. Brinsden HC, He FJ, Jenner KH, Macgregor GA. Surveys of the salt content in UK bread: progress made and further reductions possible. BMJ Open. 2013;3(6):e002936.
27. He FJ, Brinsden HC, MacGregor GA. Salt reduction in the United Kingdom: a successful experiment in public health. J Hum Hypertens. 2014;28(6):345-52.
28. Naitonal Institute for Health and Care Excellence. Cardiovascular disease prevention: NICE; 2010. [cited 2021 Dec 17]. Available from: https://www.nice.org.uk/guidance/ph25/chapter/3-Considerations.
29. Public Health England. Salt reduction targets for 2024. 2020. [cited 2021 Dec 17]. Available from: https://assets.publishing.service.gov.uk/government/uploads/system/uploads/attachment_data/file/915406/2024_salt_reduction_targets_070920-FINAL-1.pdf.
30. Dunford EK, Eyles H, Mhurchu CN, Webster JL, Neal BC. Changes in the sodium content of bread in Australia and New Zealand between 2007 and 2010: implications for policy. Med J Aust. 2011;195(6):346-9.
31. Neal B, Wu Y, Feng X, Zhang R, Zhang Y, Shi J, et al. Effect of salt substitution on cardiovascular events and death. New England Journal of Medicine. 2021;385(12):1067–77.
32. Greenfield H, Maples J, Wills RB. Salting of food――a function of hole size and location of shakers. Nature. 1983;301(5898):331-2.
33. Goffe L, Wrieden W, Penn L, Hillier-Brown F, Lake AA, Araujo-Soares V, et al. Reducing the salt added to takeaway food: within-subjects comparison of salt delivered by five and 17 holed salt shakers in controlled conditions. PLoS One. 2016;11(9):e0163093.
34. 消費者庁. 栄養成分表示を活用しよう④減塩社会への道. 2019. [cited 2021 Dec 17]. Available from: https://www.caa.go.jp/policies/policy/food_labeling/health_promotion/pdf/food_labeling_cms206_20191126_09.pdf.
35. 津野 貞子. 薬味の効用について. 調理科学. 1972;5(3):119-22.
36. 石田 眞弓, 手塚 宏幸, 長谷川 智美, 曹 利麗, 今田 敏文, 木村 英一郎他. うま味を利用した減塩料理の提案とその官能評価. 日本栄養・食糧学会誌. 2011;64(5):305-11.
37. 日田 安寿美, 重富 陽菜, 多田 由紀, 川野 因. 卓上しょうゆの容器形状の違いによるしょうゆ摂取量の比較. 日本栄養士会雑誌. 2017;60(2):93-101.
38. Hyseni L, Elliot-Green A, Lloyd-Williams F, Kypridemos C, O'Flaherty M, McGill R, et al. Systematic review of dietary salt reduction policies: evidence for an effectiveness hierarchy? PLoS One. 2017;12(5):e0177535.
39. 村山 伸子. 自治体レベルのアドボカシー:自治体との協働による 減塩政策立案のためのデータ分析とPDCA. 日本健康教育学会誌. 2015;23(3):231-6.

第4章コラム

1. Al-Khudairy L, Uthman OA, Walmsley R, Johnson S, Oyebode O. Choice architecture interventions to improve diet and/or dietary behaviour by healthcare staff in high-income countries: a systematic review. BMJ Open. 2019;9(1):e023687.
2. 足立 己幸. 栄養・食教育の枠組み「料理選択型栄養・食教育」、主教材「食事の核料理(主食・主菜・副菜)を組み合わせる」・「3・1・2 弁当箱法」による食事法:1970年代からの食生態学研究・理論・実践の環をふりかえり、現在の栄養・食問題解決の課題を問う. 名古屋学芸大学健康・栄養研究所年報. 2017;9:49-83.

第5章 運動

1. 厚生労働省. 令和元年 国民健康・栄養調査結果の概要. 健康局健康課; 2020. [cited 2021 Dec 17]. Available from: https://www.mhlw.go.jp/content/10900000/000687163.pdf.
2. Ikeda N, Inoue M, Iso H, Ikeda S, Satoh T, Noda M, et al. Adult mortality attributable to preventable risk factors for non-communicable diseases and injuries in Japan: a comparative risk assessment. PLoS Med. 2012;9(1):e1001160.

23. Harvey NC, Biver E, Kaufman JM, Bauer J, Branco J, Brandi ML, et al. The role of calcium supplementation in healthy musculoskeletal ageing : an expert consensus meeting of the European Society for Clinical and Economic Aspects of Osteoporosis, Osteoarthritis and Musculoskeletal Diseases (ESCEO) and the International Foundation for Osteoporosis (IOF). Osteoporos Int. 2017;28(2):447-62.
24. Eussen SJ, Groot LC, Clarke R, Schneede J, Ueland PM, Hoefnagels WH, et al. Oral cyanocobalamin supplementation in older people with vitamin B12 deficiency: a dose-finding trial. Arch Intern Med. 2005;165(10):1167-72.

塩

1. Ikeda N, Inoue M, Iso H, Ikeda S, Satoh T, Noda M, et al. Adult mortality attributable to preventable risk factors for non-communicable diseases and injuries in Japan: a comparative risk assessment. PLoS Med. 2012;9(1):e1001160.
2. GBD 2017 Diet Collaborators. Health effects of dietary risks in 195 countries,1990-2017: a systematic analysis for the global burden of disease study 2017. Lancet. 2019;393(10184).
3. 厚生労働省.「日本人の食事摂取基準(2005年版)」. 健康局総務課生活習慣病対策室; 2005. [cited 2021 Dec 17]. Available from: https://www.mhlw.go.jp/houdou/2004/11/h1122-2.html.
4. Weinberger MH. Salt sensitivity of blood pressure in humans. Hypertension. 1996;27(3 Pt 2):481-90.
5. 厚生労働省.「日本人の食事摂取基準(2020年版)」策定検討会報告書. 健康局健康課栄養指導室; 2020. [cited 2021 Dec 17]. Available from: https://www.mhlw.go.jp/content/10904750/000586553.pdf.
6. World Health Organization. Salt reduction. 2020. [cited 2021 Dec 17]. Available from: https://www.who.int/news-room/fact-sheets/detail/salt-reduction.
7. 厚生労働省. 平成30年 国民健康・栄養調査. 2018. [cited 2021 Dec 17]. Available from: https://www.mhlw.go.jp/content/10900000/000688863.pdf.
8. He FJ, Burnier M, Macgregor GA. Nutrition in cardiovascular disease: salt in hypertension and heart failure. Eur Heart J. 2011;32(24):3073-80.
9. MacGregor GA, Wardener HEd. Salt, diet and health. J Nutr. 2007;81(2):173-4.
10. Frisoli TM, Schmieder RE, Grodzicki T, Messerli FH. Salt and hypertension: is salt dietary reduction worth the effort? Am J Med. 2012;125(5):433-9.
11. Smyth A, O'Donnell MJ, Yusuf S, Clase CM, Teo KK, Canavan M, et al. Sodium intake and renal outcomes: a systematic review. Am J Hypertens. 2014;27(10):1277-84.
12. Kalantar-Zadeh K, Fouque D. Nutritional management of chronic kidney disease. N Engl J Med. 2017;377(18):1765-76.
13. Zhu Y, Zhang J, Li Z, YL, Fan X, Zhang Y, et al. Association of sodium intake and major cardiovascular outcomes: a dose-response meta-analysis of prospective cohort studies. BMC Cardiovasc Disord. 2018;18(1):192.
14. Aburto NJ, Ziolkovska A, Hooper L, Elliott P, Cappuccio FP, Meerpohl JJ. Effect of lower sodium intake on health: systematic review and meta-analyses. BMJ. 2013;346:f1326.
15. Filippini T, Malavolti M, Whelton PK, Naska A, Orsini N, Vinceti M. Blood pressure effects of sodium reduction: dose-response meta-analysis of experimental studies. Circulation. 2021;143(16):1542-67.
16. Devine A CR, Dick IM, Kerr DA, Prince RL. A longitudinal study of the effect of sodium and calcium intakes on regional bone density in postmenopausal women. Am J Clin Nutr. 1995;62(4):740-5.
17. Heaney RP. Role of dietary sodium in osteoporosis. J Am Coll Nutr. 2006;25(3 Suppl):271S-6S.
18. Wang X-Q, Terry P-D, Yan H. Review of salt consumption and stomach cancer risk: epidemiological and biological evidence. World J Gastroenterol. 2009;15(18):2204-13.
19. Tsugane S. Salt, salted food intake, and risk of gastric cancer: epidemiologic evidence. Cancer Sci. 2005;96(1):1-6.
20. Hirohata T, Kono S. Diet/nutrition and stomach cancer in Japan. Int J Cancer. 1997;Suppl 10:34-6.
21. World Cancer Research Fund International. Salt: shaking up the link with stomach cancer. 2016. [cited 2021 Dec 17]. Available from: https://www.wcrf.org/salt-shaking-up-the-link-with-stomach-cancer/.
22. World Cancer Research Fund International. Stomach cancer. [cited 2021 Dec 17]. Available from: https://www.wcrf.org/dietandcancer/stomach-cancer/.
23. Anderson CAM, Appel LJ, Okuda N, Brown IJ, Chan Q, Zhao L, et al. Dietary sources of sodium in China,

サプリメント

1. 新國 翔大. 年々ブランドが増加。なぜ、世界でサプリメントD2Cが注目されているのか？ Forbes JAPAN; 2020. [cited 2021 Dec 17]. Available from: https://forbesjapan.com/articles/detail/34306.
2. 株式会社インテージ.『健食サプリ・ヘルスケアフーズレポート2020』発刊 日本の健康食品・サプリメントの市場規模は1兆4,095億円に. 株式会社インテージ セルフヘルスケア・マーケティング担当; 2020. [cited 2021 Dec 17]. Available from: https://www.intage.co.jp/news_events/news/2020/20201216.html.
3. Omenn GS, Goodman GE, Thornquist MD, Balmes J, Cullen MR, Glass A, et al. Risk factors for lung cancer and for intervention effects in CARET, the beta-carotene and retinol efficacy trial. J Natl Cancer Inst. 1996;88(21):1550-9.
4. Druesne-Pecollo N, Latino-Martel P, Norat T, Barrandon E, Bertrais S, Galan P, et al. Beta-carotene supplementation and cancer risk: a systematic review and metaanalysis of randomized controlled trials. Int J Cancer. 2010;127(1):172-84.
5. Bjelakovic G, Nikolova D, Simonetti RG, Gluud C. Antioxidant supplements for prevention of gastrointestinal cancers: a systematic review and meta-analysis. Lancet. 2004;364(9441):1219-28.
6. Schwingshackl L, Boeing H, Stelmach-Mardas M, Gottschald M, Dietrich S, Hoffmann G, et al. Dietary supplements and risk of cause-specific death, cardiovascular disease, and cancer: a systematic review and meta-analysis of primary prevention trials. Adv Nutr. 2017;8(1):27-39.
7. Ma J-L, Zhang L, Brown LM, Li J-Y, Shen L, Pan K-F, et al. Fifteen-year effects of Helicobacter pylori, garlic, and vitamin treatments on gastric cancer incidence and mortality. J Natl Cancer Inst. 2012;104(6):488-92.
8. Myung S-K, Ju W, Cho B, Oh S-W, Park SM, Koo B-K, et al. Efficacy of vitamin and antioxidant supplements in prevention of cardiovascular disease: systematic review and meta-analysis of randomised controlled trials. BMJ. 2013;346:f10.
9. Low MSY, Speedy J, Styles CE, De-Regil LM, Pasricha S-R. Daily iron supplementation for improving anaemia, iron status and health in menstruating women. Cochrane Database Syst Rev. 2016;4:CD009747.
10. Fernández-Gaxiola AC, De-Regil LM. Intermittent iron supplementation for reducing anaemia and its associated impairments in adolescent and adult menstruating women. Cochrane Database Syst Rev. 2019;1(1):CD009218.
11. Mursu J, Robien K, Harnack LJ, Park K, Jr DRJ. Dietary supplements and mortality rate in older women: the Iowa Women's Health Study. Arch Intern Med. 2011;171(18):1625-33.
12. Jacobs DR, Gross MD, Tapsell LC. Food synergy: an operational concept for understanding nutrition. Am J Clin Nutr. 2009;89(5):1543S-8S.
13. 厚生労働省. 健康食品の正しい利用法. 国立健康・栄養研究所; 2013. [cited 2021 Dec 17]. Available from: https://www.mhlw.go.jp/topics/bukyoku/iyaku/syoku-anzen/dl/kenkou_shokuhin00.pdf.
14. Chen F, Du M, Blumberg JB, Chui KKH, Ruan M, Rogers G, et al. Association among dietary supplement use, nutrient intake, and mortality among U.S. adults: a cohort study. Ann Intern Med. 2019;170(9):604-13.
15. ヘルスケアマーケティング実践講座事務局. 知っておくべき健康・美容関連の規制と広告表現の注意点. 宣伝会議; 2015. [cited 2021 Dec 17]. Available from: http://www.advertimes.com/20150209/article180817/.
16. 消費者庁. 特定保健用食品について. 食品表示企画課. [cited 2021 Dec 17]. Available from: https://www.caa.go.jp/policies/policy/food_labeling/foods_for_specified_health_uses/.
17. 消費者庁. 栄養機能食品について. 食品表示企画課. [cited 2021 Dec 17]. Available from: https://www.caa.go.jp/policies/policy/food_labeling/foods_with_nutrient_function_claims/.
18. Wu W-Y, Linn CT, Fu C-S, Sukoco BM. The role of endorsers, framing, and rewards on the effectiveness of dietary supplement advertisements. J Health Commun. 2012;17(1):54-75.
19. Volpp KG, Asch DA. Make the healthy choice the easy choice: using behavioral economics to advance a culture of health. QJM. 2017;110(5):271-5.
20. Perlovsky L. A challenge to human evolution-cognitive dissonance. Front Psychol. 2013;4:179.
21. 厚生労働省. e-ヘルスネット 葉酸とサプリメント 神経管閉鎖障害のリスク低減に対する効果. 生活習慣病予防のための健康情報サイト. [cited 2021 Dec 17]. Available from: https://www.e-healthnet.mhlw.go.jp/information/food/e-05-002.html.
22. Chitayat D, Matsui D, Amitai Y, Kennedy D, Vohra S, Rieder M, et al. Folic acid supplementation for pregnant women and those planning pregnancy: 2015 update. J Clin Pharmacol. 2016;56(2):170-5.

aged men and women. Addiction. 2004;99(3):323-30.
37. Rehm J, Greenfield TK, Rogers JD. Average volume of alcohol consumption, patterns of drinking, and all-cause mortality: results from the US National Alcohol Survey. Am J Epidemiol. 2001;153(1):64-71.
38. Trevisan M, Schisterman E, Mennotti A, Farchi G, Conti S. Drinking pattern and mortality: the Italian Risk Factor and Life Expectancy pooling project. Ann Epidemiol. 2001;11(5):312-9.
39. Malyutina S, Bobak M, Kurilovitch S, Gafarov V, Simonova G, Nikitin Y, et al. Relation between heavy and binge drinking and all-cause and cardiovascular mortality in Novosibirsk, Russia: a prospective cohort study. Lancet. 2002;360(9344).
40. Laatikainen T, Manninen L, Poikolainen K, Vartiainen E. Increased mortality related to heavy alcohol intake pattern. J Epidemiol Community Health. 2003;57(5):379-84.
41. 国立研究開発法人国立がん研究センター. 飲酒および飲酒パターンと全死亡・主要死因死亡との関連について. [cited 2021 Dec 17]. Available from: https://epi.ncc.go.jp/jphc/outcome/8045.html.
42. Anderson P, Bruijn Ad, Angus K, Gordon R, Hastings G. Impact of alcohol advertising and media exposure on adolescent alcohol use: a systematic review of longitudinal studies. Alcohol Alcohol. 2009;44(3):229-43.
43. Agostinelli G, Grube JW. Alcohol counter-advertising and the media. a review of recent research. Alcohol Res Health. 2002;26(1):15-21.
44. Snyder LB, Milici FF, Slater M, Sun H, Strizhakova Y. Effects of alcohol advertising exposure on drinking among youth. Arch Pediatr Adolesc Med. 2006;160(1):18-24.
45. Smith SW, Atkin CK, Roznowski J. Are "drink responsibly" alcohol campaigns strategically ambiguous? Health Commun. 2006;20(1):1-11.
46. Savell E, Fooks G, Gilmore AB. How does the alcohol industry attempt to influence marketing regulations? A systematic review. Addiction. 2016;111(1):18-32.
47. Jernigan DH. The global alcohol industry: an overview. Addiction. 2009;104 Suppl 1:6-12.
48. Mialon M, McCambridge J. Alcohol industry corporate social responsibility initiatives and harmful drinking: a systematic review. Eur J Public Health. 2018;28(4):664-73.
49. Yoon S, Lam T-H. The illusion of righteousness: corporate social responsibility practices of the alcohol industry. BMC Public Health. 2013;13:630.
50. Ross CS, Maple E, Siegel M, DeJong W, Naimi TS, Ostroff J, et al. The relationship between brand-specific alcohol advertising on television and brand-specific consumption among underage youth. Alcohol Clin Exp Res. 2014;38(8):2234-42.
51. Tanski SE, McClure AC, Jernigan DH, Sargent JD. Alcohol brand preference and binge drinking among adolescents. Arch Pediatr Adolesc Med. 2011;165(7):675-6.
52. Siegfried N, Pienaar DC, Ataguba JE, Volmink J, Kredo T, Jere M, et al. Restricting or banning alcohol advertising to reduce alcohol consumption in adults and adolescents. Cochrane Database Syst Rev. 2014(11).
53. 赤嶺 大輔. 好感度が高い企業・ブランド「トップ200」. 東洋経済新聞社; 2016. [cited 2021 Dec 17]. Available from: https://toyokeizai.net/articles/-/141280.
54. Fontinelle A. Sin stocks are shares in companies whose business can be considered unethical — here's why they're so enticing and who the major players are. Insider; 2020. [cited 2021 Dec 17]. Available from: https://www.businessinsider.com/what-are-sin-stocks.
55. Kersbergen I, Oldham M, Jones A, Field M, Angus C, Robinson E. Reducing the standard serving size of alcoholic beverages prompts reductions in alcohol consumption. Addiction. 2018;113(9).
56. Hollands GJ, Shemilt I, Marteau TM, Jebb SA, Lewis HB, Wei Y, et al. Portion, package or tableware size for changing selection and consumption of food, alcohol and tobacco. Cochrane Database Syst Rev. 2015;2015(9):CD011045.
57. Wansink B, Ittersum Kv. Shape of glass and amount of alcohol poured: comparative study of effect of practice and concentration. BMJ. 2005;331(7531):1512-4.
58. Piaget J. The Mechanisms of Perception. Oxfordshire, England, U.K.: Routledge; 2006.
59. Raghubir P, Krishna A. Vital dimensions in volume perception: can the eye fool the stomach? J Mark Res. 1999;36(3).
60. Wansink B, Ittersum Kv. Bottoms up! The influence of elongation on pouring and consumption volume. J Consum Res. 2003;30(3):455-63.

11. Smith-Warner SA, Spiegelman D, Yaun SS, Brandt PAvd, Folsom AR, Goldbohm RA, et al. Alcohol and breast cancer in women: a pooled analysis of cohort studies. JAMA. 1998;279(7):535-40.
12. Hamajima N, Hirose K, Tajima K, Rohan T, Calle EE, Heath CW, et al. Alcohol, tobacco and breast cancer——collaborative reanalysis of individual data from 53 epidemiological studies, including 58,515 women with breast cancer and 95,067 women without the disease. Br J Cancer. 2002;87(11):1234-45.
13. Scoccianti C, Lauby-Secretan B, Bello P-Y, Chajes V, Romieu I. Female breast cancer and alcohol consumption: a review of the literature. Am J Prev Med. 2014;46(3 Suppl 1):S16-25.
14. Allen NE, Beral V, Casabonne D, Kan SW, Reeves GK, Brown A, et al. Moderate alcohol intake and cancer incidence in women. J Natl Cancer Inst. 2009;101(5):296-305.
15. Kim HJ, Jung S, Eliassen AH, Chen WY, Willett WC, Cho E. Alcohol consumption and breast cancer risk in younger women according to family history of breast cancer and folate intake. Am J Epidemiol. 2017;186(5):524-31.
16. Iso H, Baba S, Mannami T, Sasaki S, Okada K, Konishi M, et al. Alcohol consumption and risk of stroke among middle-aged men: the JPHC study Cohort I. Stroke. 2004;35(5):1124-9.
17. 国立研究開発法人国立がん研究センター. 飲酒と脳卒中発症との関連について. [cited 2021 Dec 17]. Available from: https://epi.ncc.go.jp/jphc/outcome/261.html.
18. Chen L, Smith GD, Harbord RM, Lewis SJ. Alcohol intake and blood pressure: a systematic review implementing a Mendelian randomization approach. PLoS Med. 2008;5(3):e52.
19. 厚生労働省. e-ヘルスネット 飲酒とJカーブ. 生活習慣病予防のための健康情報サイト. [cited 2021 Dec 17]. Available from: https://www.e-healthnet.mhlw.go.jp/information/alcohol/a-03-001.html.
20. Plunk AD, Syed-Mohammed H, Cavazos-Rehg P, Bierut LJ, Grucza RA. Alcohol consumption, heavy drinking, and mortality: rethinking the j-shaped curve. Alcohol Clin Exp Res. 2014;38(2):471-8.
21. Connor J. The life and times of the J-shaped curve. Alcohol Alcohol. 2006;41(6):583-4.
22. 厚生労働省. e-ヘルスネット 飲酒のガイドライン. 生活習慣病予防のための健康情報サイト. [cited 2021 Dec 17]. Available from: https://www.e-healthnet.mhlw.go.jp/information/alcohol/a-03-003.html.
23. Hines LM, Stampfer MJ, Ma J, Gaziano JM, Ridker PM, Hankinson SE, et al. Genetic variation in alcohol dehydrogenase and the beneficial effect of moderate alcohol consumption on myocardial infarction. N Engl J Med. 2001;344(8):549-55.
24. Mayfield RD, Harris RA, Schuckit MA. Genetic factors influencing alcohol dependence. Br J Pharmacol. 2008;154(2):275-87.
25. National Institute on Alcohol Abuse and Alcoholism. 10th special report to the U.S. congress on alcohol and health. 2000. [cited 2021 Dec 17]. Available from: https://pubs.niaaa.nih.gov/publications/10report/10thspecialreport.pdf.
26. Lindberg ML, Amsterdam EA. Alcohol, wine, and cardiovascular health. Clin Cardiol. 2008;31(8):347-51.
27. Haseeb S, Alexander B, Baranchuk A. Wine and cardiovascular health: a comprehensive review. Circulation. 2017;136(15):1434-48.
28. 日本痛風・核酸代謝学会ガイドライン改訂委員会. 高尿酸血症・痛風の治療ガイドライン 第2版 付録表 食品中のプリン体含有量. 東京,日本: メディカルレビュー社; 2010.
29. 佐々木 敏. 佐々木敏の栄養データはこう読む！ 第2版. 東京,日本: 女子栄養大学出版部; 2020.
30. Nakamura K, Sakurai M, Miura K, Morikawa Y, Yoshita K, Ishizaki M, et al. Alcohol intake and the risk of hyperuricaemia: a 6-year prospective study in Japanese men. Nutr Metab Cardiovasc Dis. 2012;22(11):989-96.
31. Barefoot JC, Grønbaek M, Feaganes JR, McPherson RS, Williams RB, Siegler IC. Alcoholic beverage preference, diet, and health habits in the UNC Alumni Heart study. Am J Clin Nutr. 2002;76(2):466-72.
32. Sluik D, Bezemer R, Sierksma A, Feskens E. Alcoholic beverage preference and dietary habits: a systematic literature review. Crit Rev Food Sci Nutr. 2016;56(14):2370-82.
33. Johansen D, Friis K, Skovenborg E, Grønbaek M. Food buying habits of people who buy wine or beer: cross sectional study. BMJ. 2006;332(7540):519-22.
34. Roberto CA, Kawachi I. Behavioral economics and public health. Oxford, U.K.: Oxford University Press; 2015.
35. Rosenquist JN, Murabito J, Fowler JH, Christakis NA. The spread of alcohol consumption behavior in a large social network. Ann Intern Med. 2010;152(7):426-33, W141.
36. Tolstrup JS, Jensen MK, Tjønneland A, Overvad K, Grønbaek M. Drinking pattern and mortality in middle-

29. Oliveira D, Reis F, Deliza R, Rosenthal A, Ana Giménez 4 GA. Difference thresholds for added sugar in chocolate-flavoured milk: recommendations for gradual sugar reduction. Food Res Int. 2016;89(Pt 1):448-53.
30. Pineli LdLdO, Aguiar LAd, Fiusa A, Botelho RBdA, Zandonadi RP, Melo L. Sensory impact of lowering sugar content in orange nectars to design healthier, low-sugar industrialized beverages. Appetite. 2016;96:239-44.
31. Steenhuis I, Poelman M. Portion size: latest developments and interventions. Curr Obes Rep. 2017;6(1):10-7.
32. Arno A, Thomas S. The efficacy of nudge theory strategies in influencing adult dietary behaviour: a systematic review and meta-analysis. BMC Public Health. 2016;16:676.
33. Gibson S, Ashwell M, Arthur J, Bagley L, Lennox A, Rogers PJ, et al. What can the food and drink industry do to help achieve the 5% free sugars goal? Perspect Public Health. 2017;137(4):237-47.
34. Kirkpatrick SI, Raffoul A, Maynard M, Lee KM, Stapleton J. Gaps in the evidence on population interventions to reduce consumption of sugars: a review of reviews. Nutrients. 2018;10(8):1036.
35. Bes-Rastrollo M, Sayon-Orea C, Ruiz-Canela M, Martinez-Gonzalez MA. Impact of sugars and sugar taxation on body weight control: a comprehensive literature review. Obesity. 2016;24(7):1410-26.
36. Kearns CE, Schmidt LA, Glantz SA. Sugar industry and coronary heart disease research: a historical analysis of internal industry documents. JAMA Intern Med. 2016;176(11):1680-5.
37. McGandy RB, Hegsted DM, Stare FJ. Dietary fats, carbohydrates and atherosclerotic vascular disease. N Engl J Med. 1967;277(4):186-92.
38. New England Journal of Medicine. Integrity safeguards. [cited 2021 Dec 17]. Available from: https://www.nejm.org/media-center/integrity-safeguards.
39. Lesser LI, Ebbeling CB, Goozner M, Wypij D, Ludwig DS. Relationship between funding source and conclusion among nutrition-related scientific articles. PLoS Med. 2007;4(1):e5.
40. Bes-Rastrollo M, Schulze M, Ruiz-Canela M, Martínez-González MÁ. Financial conflicts of interest and reporting bias regarding the association between sugar-sweetened beverages and weight gain: a systematic review of systematic reviews. PLoS Med. 2013;10(12):e1001578.

酒

1. GBD 2016 Alcohol Collaborators. Alcohol use and burden for 195 countries and territories, 1990-2016: a systematic analysis for the Global Burden of Disease study 2016. Lancet. 2018;392(10152):1015-35.
2. AFPBB News. 飲酒が原因、年間300万人死亡 飲酒量の伸びアジアで顕著 WHO. 2018. [cited 2021 Dec 17]. Available from: https://www.afpbb.com/articles/-/3190577.
3. Ikeda N, Inoue M, Iso H, Ikeda S, Satoh T, Noda M, et al. Adult mortality attributable to preventable risk factors for non-communicable diseases and injuries in Japan: a comparative risk assessment. PLoS Med. 2012;9(1):e1001160.
4. Ronksley PE, Brien SE, Turner BJ, Mukamal KJ, Ghali WA. Association of alcohol consumption with selected cardiovascular disease outcomes: a systematic review and meta-analysis. BMJ. 2011;342:d671.
5. Saito E, Inoue M, Sawada N, Charvat H, Shimazu T, Yamaji T, et al. Impact of alcohol intake and drinking patterns on mortality from all causes and major causes of death in a Japanese population. J Epidemiol. 2018;28(3):140-8.
6. Ikehara S, Iso H, Yamagishi K, Yamamoto S, Inoue M, Tsugane S. Alcohol consumption, social support, and risk of stroke and coronary heart disease among Japanese men: the JPHC study. Alcohol Clin Exp Res. 2009;33(6):1025-32.
7. Inoue M, Nagata C, Tsuji I, Sugawara Y, Wakai K, Tamakoshi A, et al. Impact of alcohol intake on total mortality and mortality from major causes in Japan: a pooled analysis of six large-scale cohort studies. J Epidemiol Community Health. 2012;66(5):448-56.
8. Tsugane S, Fahey MT, Sasaki S, Baba S. Alcohol consumption and all-cause and cancer mortality among middle-aged Japanese men: seven-year follow-up of the JPHC study Cohort I. Japan Public Health Center. Am J Epidemiol. 1999;150(11):1201-7.
9. Marugame T, Yamamoto S, Yoshimi I, Sobue T, Inoue M, Tsugane S. Patterns of alcohol drinking and all-cause mortality: results from a large-scale population-based cohort study in Japan. Am J Epidemiol. 2007;165(9):1039-46.
10. Suzuki R, Iwasaki M, Inoue M, Sasazuki S, Sawada N, Yamaji T, et al. Alcohol consumption-associated breast cancer incidence and potential effect modifiers: the JPHC study. Int J Cancer. 2010;127(3):685-95.

from: https://www.theglobeandmail.com/life/health-and-fitness/health-advisor/sugar-is-the-new-tobacco-heres-why/article16571374/.

4. World Health Organization. Guideline: sugars intake for adults and children. Nutrition and Food Safety; 2015.
5. 日本経済新聞. 1日の糖類は小さじ6杯分まで WHOが新指針. 2015. [cited 2021 Dec 17]. Available from: https://www.nikkei.com/article/DGXLASFK05H07_V00C15A3000000/.
6. Mela DJ, Woolner EM. Perspective: total, added, or free? What kind of sugars should we be talking about? Adv Nutr. 2018;9(2):63-9.
7. Ludwig DS, Hu FB, Tappy L, Brand-Miller J. Dietary carbohydrates: role of quality and quantity in chronic disease. BMJ. 2018;361:k2340.
8. World Health Organization. Reducing free sugars intake in children and adults. [cited 2021 Dec 17]. Available from: https://www.who.int/elena/titles/guidance_summaries/sugars_intake/en/.
9. Swan GE, Powell NA, Knowles BL, Bush MT, Levy LB. A definition of free sugars for the UK. Public Health Nutr. 2018;21(9):1636-8.
10. Cummings JH, Stephen AM. Carbohydrate terminology and classification. Eur J Clin Nutr. 2007;61 Suppl 1:S5-18.
11. 厚生労働省.「日本人の食事摂取基準(2020年版)」策定検討会報告書. 健康局健康課栄養指導室; 2020. [cited 2021 Dec 17]. Available from: https://www.mhlw.go.jp/content/10904750/000586559.pdf.
12. Reedy J, Krebs-Smith SM. Dietary sources of energy, solid fats, and added sugars among children and adolescents in the United States. J Am Diet Assoc. 2010;110(10):1477-84.
13. Fujiwara A, Murakami K, Asakura K, Uechi K, Sugimoto M, Wang H-C, et al. Estimation of starch and sugar intake in a Japanese population based on a newly developed food composition database. Nutrients. 2018;10(10):1474.
14. Toews I, Lohner S, Gaudry DKd, Sommer H, Meerpohl JJ. Association between intake of non-sugar sweeteners and health outcomes: systematic review and meta-analyses of randomised and non-randomised controlled trials and observational studies. BMJ. 2019;364:k4718.
15. Malik VS. Non-sugar sweeteners and health. BMJ. 2019;364(k5005).
16. 文部科学省. 日本食品標準成分表2015年版 砂糖及び甘味類. 2015. [cited 2021 Dec 17]. Available from: https://www.mext.go.jp/component/a_menu/science/detail/__icsFiles/afieldfile/2017/12/26/1365343_1-0203r12.pdf.
17. 文部科学省. 日本食品標準成分表2015年版 一般成分 砂糖及び甘味料 留意点. 2015. [cited 2021 Dec 17]. Available from: https://www.mext.go.jp/component/a_menu/science/detail/__icsFiles/afieldfile/2015/12/24/1365346_1-0303.pdf.
18. 独立行政法人農畜産業振興機構. 砂糖以外の甘味料について. 農畜産業振興機構 調査情報部; 2007. [cited 2021 Dec 17]. Available from: https://sugar.alic.go.jp/japan/fromalic/fa_0707c.htm.
19. 独立行政法人農畜産業振興機構. 砂糖の種類. 農畜産業振興機構 企画調整部; 2010. [cited 2021 Dec 17]. Available from: https://www.alic.go.jp/consumer/sugar/variety.html.
20. 三木 健. 砂糖の種類と特性. 応用糖質科学. 1994;41(3):343-50.
21. 東京都福祉保健局. 東京都食品安全FAQ. [cited 2021 Dec 17]. Available from: https://www.fukushihoken.metro.tokyo.lg.jp/kenkou/anzen/food_faq/index.html.
22. Nguyen PK, Lin S HP. A systematic comparison of sugar content in low-fat vs regular versions of food. Nutr Diabetes. 2016;6(1):e193.
23. National Health Service. Top sources of added sugar in our diet. 2019. [cited 2021 Dec 17]. Available from: https://www.nhs.uk/live-well/eat-well/top-sources-of-added-sugar/.
24. 瓦家 千代子. 砂糖の調理. 調理と科学. 1985;29(4):221-4.
25. 松本 美鈴. 江戸時代の料理書にみる煮物料理における調味料の変化. 一般社団法人日本家政学会研究発表要旨集. 2007.
26. Hagmann D, Siegrist M, Hartmann C. Taxes, labels, or nudges? Public acceptance of various interventions designed to reduce sugar intake. Food Policy. 2018;79:156-65.
27. Markey O, Lovegrove JA, Methven L. Sensory profiles and consumer acceptability of a range of sugar-reduced products on the UK market. Food Research International. 2015;72:133-9.
28. Chollet M, Gille D, Schmid A, Walther B. Acceptance of sugar reduction in flavored yogurt. J Dairy Sci. 2013;96(9):5501-11.

modelling study. BMJ. 2015;351:h4583.
23. Mozaffarian D, Katan MB, Ascherio A, Stampfer MJ, Willett WC. Trans fatty acids and cardiovascular disease. N Engl J Med. 2006;354(15):1601-13.
24. Food and Drug Administration. Final determination regarding partially hydrogenated oils (removing trans fat). [cited 2021 Dec 18]. Available from: https://www.fda.gov/food/food-additives-petitions/final-determination-regarding-partially-hydrogenated-oils-removing-trans-fat.
25. World Health Organization. REPLACE trans fat-free: an action package to eliminate industrially-produced trans fat from the global food supply. 2021. [cited 2021 Dec 18]. Available from: https://www.who.int/teams/nutrition-and-food-safety/replace-trans-fat.
26. 農林水産省. 各国・地域における脂質・トランス脂肪酸の摂取量. 消費・安全局食品安全政策課; 2019. [cited 2021 Dec 18]. Available from: https://www.maff.go.jp/j/syouan/seisaku/trans_fat/intake/intake.html.
27. 厚生労働省. トランス脂肪酸に関するQ&A. [cited 2021 Dec 18]. Available from: https://www.mhlw.go.jp/stf/seisakunitsuite/bunya/0000091319.html.
28. Yamada M, Sasaki S, Murakami K, Takahashi Y, Okubo H, Hirota N, et al. Estimation of trans fatty acid intake in Japanese adults using 16-day diet records based on a food composition database developed for the Japanese population. J Epidemiol. 2010;20(2):119-27.
29. 佐々木 敏. 佐々木敏の栄養データはこう読む! 第2版. 東京,日本: 女子栄養大学出版部; 2020.
30. 内閣府. トランス脂肪酸のリスク評価について. 食品安全委員会; 2014. [cited 2021 Dec 18]. Available from: https://www.fsc.go.jp/fsciis/attachedFile/download?retrievalId=kai20141128ik1&fileId=030.
31. 消費者庁. トランス脂肪酸の情報開示に関する指針について. 2011. [cited 2021 Dec 18]. Available from: https://www.caa.go.jp/policies/policy/food_labeling/health_promotion/trans_fatty_acid/pdf/syokuhin505.pdf.
32. 農林水産省. 平成28年度神奈川県消費者団体との意見交換会 食品中のトランス脂肪酸について. 消費・安全局食品安全政策課; 2016. [cited 2021 Dec 18]. Available from: https://www.maff.go.jp/kanto/syo_an/seikatsu/iken/pdf/20160901_2.pdf.
33. 農林水産省. 食品に含まれるトランス脂肪酸の由来. 消費・安全局食品安全政策課; 2018. [cited 2021 Dec 18]. Available from: https://www.maff.go.jp/j/syouan/seisaku/trans_fat/t_kihon/trans_katei.html.
34. Hollands GJ, Carter P, Anwer S, King SE, Jebb SA, Ogilvie D, et al. Altering the availability or proximity of food, alcohol, and tobacco products to change their selection and consumption. Cochrane Database Syst Rev. 2019;9(9):CD012573.
35. Maas J, Ridder DTDd, Vet Ed, Wit JBFd. Do distant foods decrease intake? The effect of food accessibility on consumption. Psychol Health. 2012;27 Suppl 2:59-73.
36. Kerr JA, Jansen PW, Mensah FK, Gibbons K, Olds TS, Carlin JB, et al. Child and adult snack food intake in response to manipulated pre-packaged snack item quantity/variety and snack box size: a population-based randomized trial. Int J Obes. 2019;43(10):1891-902.
37. Thornton LE, Jeffery RW, Crawford DA. Barriers to avoiding fast-food consumption in an environment supportive of unhealthy eating. Public Health Nutr. 2013;16(12):2105-13.
38. Cheung TTL, Gillebaart M, Kroese FM, Marchiori D, Fennis BM, Ridder DTDD. Cueing healthier alternatives for take-away: a field experiment on the effects of (disclosing) three nudges on food choices. BMC Public Health. 2019;19(1):974.
39. Sasaki S, Kobayashi M, Tsugane S. Development of substituted fatty acid food composition table for the use in nutritional epidemiologic studies for Japanese populations: its methodological backgrounds and the evaluation. J Epidemiol. 1999;9(3):190-207.
40. 生活協同組合ユーコープ. 佐々木先生のためになる栄養学 食DE健康「脂質(あぶら)」. [cited 2021 Dec 18]. Available from: https://www.ucoop.or.jp/shoku_de_kenkou/column/abura/.

糖類

1. Ecenbarger W, Aikins MS. Sugar, the new tobacco: reader's digest Canada; 2016. [cited 2021 Dec 17]. Available from: https://www.readersdigest.ca/health/healthy-living/sugar-new-tobacco/.
2. Ravichandran B. Sugar is the new tobacco. BMJ Opinion; 2013 [cited 2021 Dec 17]. Available from: https://blogs.bmj.com/bmj/2013/03/15/balaji-ravichandran-sugar-is-the-new-tobacco/.
3. Albert T. Sugar is the new tobacco. Here's why. The Globe And Mail; 2014 [cited 2021 Dec 17]. Available

2. 農林水産省. すぐにわかるトランス脂肪酸. 消費・安全局食品安全政策課; 2007. [cited 2021 Dec 18]. Available from: https://www.maff.go.jp/j/syouan/seisaku/trans_fat/t_wakaru/#1.
3. National Research Council (US) Committee on Diet and Health. Diet and health: implications for reducing chronic disease risk. fats and other lipids. Washington, D.C.: National Academies Press; 1989 1989.
4. Liu AG, Ford NA, Hu FB, Zelman KM, Mozaffarian D, Kris-Etherton PM. A healthy approach to dietary fats: understanding the science and taking action to reduce consumer confusion. Nutr J. 2017;16(1):53.
5. Lawrence GD. Dietary fats and health: dietary recommendations in the context of scientific evidence. Adv Nutr. 2013;4(3):294-302.
6. 厚生労働省.「日本人の食事摂取基準(2020年版)」策定検討会報告書. 健康局健康課栄養指導; 2020. [cited 2021 Dec 18]. Available from: https://www.mhlw.go.jp/content/10904750/000586553.pdf.
7. Sacks FM, Lichtenstein AH, Wu JHY, Appel LJ, Creager MA, Kris-Etherton PM, et al. Dietary fats and cardiovascular disease: a presidential advisory from the American heart association. Circulation. 2017;136(3):e1-e23.
8. Muto M, Ezaki O. High dietary saturated fat is associated with a low risk of intracerebral hemorrhage and ischemic stroke in Japanese but not in non-Japanese: a review and meta-analysis of prospective cohort studies. J Atheroscler Thromb. 2018;25(5):375-92.
9. Yamagishi K, Iso H, Kokubo Y, Saito I, Yatsuya H, Ishihara J, et al. Dietary intake of saturated fatty acids and incident stroke and coronary heart disease in Japanese communities: the JPHC study. Eur Heart J. 2013;34(16):1225-32.
10. 国立研究開発法人国立がん研究センター. 飽和脂肪酸摂取と循環器疾患発症の関連について. [cited 2021 Dec 18]. Available from: https://epi.ncc.go.jp/jphc/outcome/3273.html.
11. Souza RJd, Mente A, Maroleanu A, Cozma AI, Ha V, Kishibe T, et al. Intake of saturated and trans unsaturated fatty acids and risk of all cause mortality, cardiovascular disease, and type 2 diabetes: systematic review and meta-analysis of observational studies. BMJ. 2015;351:h3978.
12. Hooper L, Martin N, Abdelhamid A, Smith GD. Reduction in saturated fat intake for cardiovascular disease. Cochrane Database Syst Rev. 2015(6):CD011737.
13. Pérez-Jiménez F, López-Miranda J, Mata P. Protective effect of dietary monounsaturated fat on arteriosclerosis: beyond cholesterol. Atherosclerosis. 2002;163(2):385-98.
14. Li Y, Hruby A, Bernstein AM, Ley SH, Wang DD, Chiuve SE, et al. Saturated fats compared with unsaturated fats and sources of carbohydrates in relation to risk of coronary heart disease: a prospective cohort study. J Am Coll Cardiol. 2015;66(14):1538-48.
15. Imamura F, Micha R, Wu JHY, Otto MCdO, Otite FO, Abioye AI, et al. Effects of saturated fat, polyunsaturated fat, monounsaturated fat, and carbohydrate on glucose-insulin homeostasis: a systematic review and meta-analysis of randomised controlled feeding trials. PLoS Med. 2016;13(7):e1002087.
16. Quealy K, Sanger-Katz M. Is Sushi 'healthy'? What about granola? Where Americans and Nutritionists Disagree. New York Times; 2015. [cited 2021 Dec 18]. Available from: https://www.nytimes.com/interactive/2016/07/05/upshot/is-sushi-healthy-what-about-granola-where-americans-and-nutritionists-disagree.html.
17. Dewey C. The sudden collapse of coconut oil, 2015's favorite superfood. Washington Post; 2018 [cited 2021 Dec 18]. Available from: https://www.washingtonpost.com/news/wonk/wp/2018/03/07/the-sudden-collapse-of-coconut-oil-2015s-favorite-superfood/.
18. 宮本 さおり. ココナッツオイルブームはここから始まった. 東洋経済新聞社; 2016. [cited 2021 Dec 18]. Available from: https://toyokeizai.net/articles/-/103046.
19. Neelakantan N, Seah JYH, Dam RMv. The effect of coconut oil consumption on cardiovascular risk factors: a systematic review and meta-analysis of clinical trials. Circulation. 2020;141(10):803-14.
20. Eyres L, Eyres MF, Chisholm A, Brown RC. Coconut oil consumption and cardiovascular risk factors in humans. Nutr Rev. 2016;74(4):267-80.
21. Valente FX, Cândido FG, Lopes LL, Dias DM, Carvalho SDL, Pereira PF, et al. Effects of coconut oil consumption on energy metabolism, cardiometabolic risk markers, and appetitive responses in women with excess body fat. Eur J Nutr. 2018;57(4):1627-37.
22. Allen K, Pearson-Stuttard J, Hooton W, Diggle P, Capewell S, O'Flaherty M. Potential of trans fats policies to reduce socioeconomic inequalities in mortality from coronary heart disease in England: cost effectiveness

Proc Soc Exp Biol Med. 1992;200(2):149-52.

7. Umesawa M, Iso H, Ishihara J, Saito I, Kokubo Y, Inoue M, et al. Dietary calcium intake and risks of stroke, its subtypes, and coronary heart disease in Japanese: the JPHC study cohort I. Stroke. 2008;39(9):2449-56.
8. Ding M, Li J, Qi L, Ellervik C, Zhang X, Manson JE, et al. Associations of dairy intake with risk of mortality in women and men: three prospective cohort studies. BMJ. 2019;367:l6204.
9. Guo J, Astrup A, Lovegrove JA, Gijsbers L, Givens DI, Soedamah-Muthu SS. Milk and dairy consumption and risk of cardiovascular diseases and all-cause mortality: dose-response meta-analysis of prospective cohort studies. Eur J Epidemiol. 2017;32(4):269-87.
10. López-Plaza B, Bermejo LM, Santurino C, Cavero-Redondo I, Álvarez-Bueno C, Gómez-Candela C. Milk and dairy product consumption and prostate cancer risk and mortality: an overview of systematic reviews and meta-analyses. Adv Nutr. 2019;10(suppl_2):S212-S23.
11. Gijsbers L, Ding EL, Malik VS, Goede Jd, Geleijnse JM, Soedamah-Muthu SS. Consumption of dairy foods and diabetes incidence: a dose-response meta-analysis of observational studies. Am J Clin Nutr. 2016;103(4):1111-24.
12. Kirii K, Mizoue T, Iso H, Takahashi Y, Kato M, Inoue M, et al. Calcium, vitamin D and dairy intake in relation to type 2 diabetes risk in a Japanese cohort. Diabetologia. 2009;52(12):2542-50.
13. World Cancer Research Fund, American Institute of Cancer Research. Diet, nutrition, physical activity and prostate cancer. 2014. [cited 2021 Dec 18]. Available from: https://www.wcrf.org/wp-content/uploads/2021/02/prostate-cancer-report.pdf.
14. Genkinger JM, Hunter DJ, Spiegelman D, Anderson KE, Arslan A, Beeson WL, et al. Dairy products and ovarian cancer: a pooled analysis of 12 cohort studies. Cancer Epidemiol Biomarkers Prev. 2006;15(2):364-72.
15. Larsson SC, Orsini N, Wolk A. Milk, milk products and lactose intake and ovarian cancer risk: a meta-analysis of epidemiological studies. Int J Cancer. 2006;118(2):431-41.
16. Ganmaa D, Cui X, Feskanich D, Hankinson SE, Willett WC. Milk, dairy intake and risk of endometrial cancer: a 26-year follow-up. Int J Cancer. 2012;130(11):2664-71.
17. Song Y, Chavarro JE, Cao Y, Qiu W, Mucci L, Sesso HD, et al. Whole milk intake is associated with prostate cancer-specific mortality among U.S. male physicians. J Nutr. 2013;143(2):189-96.
18. Qin L-Q, Xu J-Y, Wang P-Y, Tong J, Hoshi K. Milk consumption is a risk factor for prostate cancer in Western countries: evidence from cohort studies. Asia Pac J Clin Nutr. 2007;16(3):467-76.
19. Wang C, Yatsuya H, Tamakoshi K, Iso H, Tamakoshi A. Milk drinking and mortality: findings from the Japan collaborative cohort study. J Epidemiol. 2015;25(1):66-73.
20. FAOSTAT. Countries by consumptions per capita. Food and Agriculture Organization. 2013. [cited 2021 Dec 18]. Available from: http://faostat3.fao.org/faostat-gateway/go/to/home/E.
21. 農林水産省.「食事バランスガイド」について. 消費・安全局消費者行政・食育課. [cited 2021 Dec 18]. Available from: https://www.maff.go.jp/j/balance_guide/.
22. Dror DK, Allen LH. Dairy product intake in children and adolescents in developed countries: trends, nutritional contribution, and a review of association with health outcomes. Nutr Rev. 2014;72(2):68-81.
23. Nikniaz Z, Tabrizi JS, Ghojazadeh M, Farhangi MA, Hosseini M-S, Allameh M, et al. Community-based interventions to increase dairy intake in healthy populations: a systematic review. Public Health Rev. 2020;41:18.
24. Foster GD, Karpyn A, Wojtanowski AC, Davis E, Weiss S, Brensinger C, et al. Placement and promotion strategies to increase sales of healthier products in supermarkets in low-income, ethnically diverse neighborhoods: a randomized controlled trial. Am J Clin Nutr. 2014;99(6):1359-68.
25. 文部科学省. 食品成分データベース 食品成分ランキング. [cited 2021 Dec 18]. Available from: https://fooddb.mext.go.jp/ranking/ranking.html.
26. Storhaug CL, Fosse SK, Fadnes LT. Country, regional, and global estimates for lactose malabsorption in adults: a systematic review and meta-analysis. Lancet Gastroenterol Hepatol. 2017;2(10):738-46.

油

1. Diekman C, Malcolm K. Consumer perception and insights on fats and fatty acids: knowledge on the quality of diet fat. Ann Nutr Metab. 2009;54 Suppl 1:25-32.

48. Khawaja O, Singh H, Luni F, Kabour A, Ali SS, Taleb M, et al. Egg consumption and incidence of heart failure: a meta-analysis of prospective cohort studies. Front Nutr. 2017;4:10.
49. Djoussé L, Khawaja OA, Gaziano JM. Egg consumption and risk of type 2 diabetes: a meta-analysis of prospective studies. Am J Clin Nutr. 2016;103(2):474-80.
50. Nakamura Y, Okamura T, Kita Y, Okuda N, Kadota A, Miura K, et al. Re-evaluation of the associations of egg intake with serum total cholesterol and cause-specific and total mortality in Japanese women. Eur J Clin Nutr. 2018;72(6):841-7.
51. Kurotani K, Nanri A, Goto A, Mizoue T, Noda M, Oba S, et al. Cholesterol and egg intakes and the risk of type 2 diabetes: the JPHC study. Br J Nutr. 2014;112(10):1636-43.
52. 農林水産省. 鶏卵関係資料の集計表. 農林水産省生産局食肉鶏卵課; 2020. [cited 2021 Dec 18]. Available from: http://www.nichirankyo.or.jp/kaiin/month202004-1.htm.
53. Food and Agriculture Organization. Animal production and health world egg day 2012. Agriculture and Consumer Protection Department; 2013. [cited 2021 Dec 18]. Available from: http://www.fao.org/ag/againfo/home/en/news_archive/2012_World_Egg_Day_2012.html.
54. Nakamura Y, Iso H, Kita Y, Ueshima H, Okada K, Konishi M, et al. Egg consumption, serum total cholesterol concentrations and coronary heart disease incidence: JPHC study. Br J Nutr. 2006;96(5):921-8.
55. Drouin-Chartier J-P, Chen S, Li Y, Schwab AL, Stampfer MJ, Sacks FM, et al. Egg consumption and risk of cardiovascular disease: three large prospective US cohort studies, systematic review, and updated meta-analysis. BMJ. 2020;368:m513.
56. Hu FB, Rimm E, Smith-Warner SA, Feskanich D, Stampfer MJ, Ascherio A, et al. Reproducibility and validity of dietary patterns assessed with a food-frequency questionnaire. Am J Clin Nutr. 1999;69(2):243-9.
57. Allen MW, Baines S. Manipulating the symbolic meaning of meat to encourage greater acceptance of fruits and vegetables and less proclivity for red and white meat. Appetite. 2002;38(2):118-30.
58. Harguess JM, Crespo NC, Hong MY. Strategies to reduce meat consumption: a systematic literature review of experimental studies. Appetite. 2020;144:104478.
59. Sparkman G, Walton GM. Dynamic norms promote sustainable behavior, even if it is counternormative. Psychol Sci. 2017:1663-74.
60. Campbell-Arvai V, Arvai J, Kalof L. Motivating sustainable food choices: the role of nudges, value orientation, and information provision. Environ Behav. 2012;46(4):453-75.
61. Neff RA, Edwards D, Palmer A, Ramsing R, Righter A, Wolfson J. Reducing meat consumption in the USA: a nationally representative survey of attitudes and behaviours. Public Health Nutr. 2018;21(10):1835-44.
62. Roberto CA, Kawachi I. Behavioral economics and public health. Oxford, U.K.: Oxford University Press; 2015.
63. Benson T, Lavelle F, Bucher T, McCloat A, Mooney E, Egan B, et al. The impact of nutrition and health claims on consumer perceptions and portion size selection: results from a nationally representative survey. Nutrients. 2018;10(5):656.
64. Fernan C, Schuldt JP, Niederdeppe J. Health halo effects from product titles and nutrient content claims in the context of "Protein" bars. Health Commun. 2018;33(12):1425-33.
65. Chernev A. The dieter's paradox. J Consum Psychol. 2011;21(2):178-83.
66. イチロー カワチ. 命の格差は止められるか ――ハーバード日本人教授の、世界が注目する授業――. 東京,日本: 小学館; 2013.

牛乳・乳製品

1. 独立行政法人農畜産業振興機構. 平成28年度　牛乳・乳製品の消費動向に関する調査. 調査情報部; 2016. [cited 2021 Dec 18]. Available from: https://www.alic.go.jp/content/000144394.pdf.
2. 農林水産省. 平成21年度第2回部会 資料5-3 酪農をめぐる情勢. 食料・農業・農村政策審議会; 2009. [cited 2021 Dec 18]. Available from: https://www.maff.go.jp/j/council/seisaku/tikusan/bukai/h2102/pdf/data5-3.pdf.
3. 佐々木 敏. 佐々木敏のデータ栄養学のすすめ. 東京,日本: 女子栄養大学出版部; 2018.
4. Hegsted DM. Calcium and osteoporosis. J Nutr. 1986;116(11):2316-9.
5. Malmir H, Larijani B, Esmaillzadeh A. Consumption of milk and dairy products and risk of osteoporosis and hip fracture: a systematic review and meta-analysis. Crit Rev Food Sci Nutr. 2020;60(10).
6. Fujita T, Fukase M. Comparison of osteoporosis and calcium intake between Japan and the United States.

23. 国立研究開発法人国立がん研究センター．赤肉・加工肉のがんリスクについて．[cited 2021 Dec 18]. Available from: https://www.ncc.go.jp/jp/information/pr_release/2015/1029/index.html.
24. Takachi R, Tsubono Y, Baba K, Inoue M, Sasazuki S, Iwasaki M, et al. Red meat intake may increase the risk of colon cancer in Japanese, a population with relatively low red meat consumption. Asia Pac J Clin Nutr. 2011;20(4):603-12.
25. 国立研究開発法人国立がん研究センター．最新がん統計 がん登録・統計大腸がんの死亡及び罹患. [cited 2021 Dec 18]. Available from: https://ganjoho.jp/reg_stat/statistics/stat/summary.html.
26. 国立研究開発法人国立がん研究センター．赤肉・加工肉摂取量と大腸がん罹患リスクについて. [cited 2021 Dec 18]. Available from: https://epi.ncc.go.jp/jphc/584/2870.html.
27. 国立研究開発法人国立がん研究センター. 2011/11/28 赤肉・加工肉摂取量と大腸がん罹患リスクについて. [cited 2021 Dec 18]. Available from: https://epi.ncc.go.jp/jphc/584/2870.html.
28. Song M, Fung TT, Hu FB, Willett WC, Longo VD, Chan AT, et al. Association of animal and plant protein intake with all-cause and cause-specific mortality. JAMA Intern Med. 2016;176(10):1453-63.
29. Xun P, Qin B, Song Y, Nakamura Y. Fish consumption and risk of stroke and its subtypes: accumulative evidence from a meta-analysis of prospective cohort studies. Eur J Clin Nutr. 2012;66(11):1199-207.
30. Mohan D, Mente A, Dehghan M, Rangarajan S, O'Donnell M, Hu W, et al. Associations of fish consumption with risk of cardiovascular disease and mortality among individuals with or without vascular disease from 58 countries. JAMA Intern Med. 2021;181(5):631-49.
31. Wallin A, Orsini N, Forouhi NG, Wolk A. Fish consumption in relation to myocardial infarction, stroke and mortality among women and men with type 2 diabetes: a prospective cohort study. Clin Nutr. 2018;37(2):590-6.
32. Nanri A, Mizoue T, Noda M, Takahashi Y, Matsushita Y, Poudel-Tandukar K, et al. Fish intake and type 2 diabetes in Japanese men and women: the JPHC study. Am J Clin Nutr. 2011;94(3):884-91.
33. Takachi R, Inoue M, Shimazu T, Sasazuki S, Ishihara J, Sawada N, et al. Consumption of sodium and salted foods in relation to cancer and cardiovascular disease: the JPHC study. Am J Clin Nutr. 2010;91(2):456-64.
34. Yoo JY, Cho HJ, Moon S, Choi J, Lee S, Ahn C, et al. Pickled vegetable and salted fish intake and the risk of gastric cancer: two prospective cohort studies and a meta-analysis. Cancers (Basel). 2020;12(4):996.
35. Tsugane S, Sasazuki S, Kobayashi M, Sasaki S. Salt and salted food intake and subsequent risk of gastric cancer among middle-aged Japanese men and women. Br J Cancer. 2004;90(1):128-34.
36. 厚生労働省. これからママになるあなたへ. [cited 2021 Dec 18]. Available from: https://www.mhlw.go.jp/topics/bukyoku/iyaku/syoku-anzen/suigin/dl/100601-1.pdf.
37. Rice KM, Jr EMW, Wu M, Gillette C, Blough ER. Environmental mercury and its toxic effects. J Prev Med Public Health. 2014;47(2):74-83.
38. Bradley MA, Barst BD, Basu N. A review of mercury bioavailability in humans and fish. Int J Environ Res Public Health. 2017;14(2):169.
39. Storelli MM, Barone G, Piscitelli G, Marcotrigiano GO. Mercury in fish: concentration vs. fish size and estimates of mercury intake. Food Addit Contam. 2007;24(12):1353-7.
40. 厚生労働省. 魚介類に含まれる水銀について. [cited 2021 Dec 18]. Available from: https://www.mhlw.go.jp/topics/bukyoku/iyaku/syoku-anzen/suigin/.
41. Mozaffarian D, Rimm EB. Fish intake, contaminants, and human health: evaluating the risks and the benefits. JAMA. 2006;296(15):1885-99.
42. Shin JY, Xun P, Nakamura Y, He K. Egg consumption in relation to risk of cardiovascular disease and diabetes: a systematic review and meta-analysis. Am J Clin Nutr. 2013;98(1):146-59.
43. Zhong VW, Horn LV, Cornelis MC, Wilkins JT, Ning H, Carnethon MR, et al. Associations of dietary cholesterol or egg consumption with incident cardiovascular disease and mortality. JAMA. 2019;321(11):1081-95.
44. Dehghan M, Mente A, Rangarajan S, Mohan V, Lear S, Swaminathan S, et al. Association of egg intake with blood lipids, cardiovascular disease, and mortality in 177,000 people in 50 countries. Am J Clin Nutr. 2020;111(4):795-803.
45. 佐々木 敏. 佐々木敏の栄養データはこう読む！ 第２版. 東京,日本: 女子栄養大学出版部; 2020.
46. 佐々木 敏. 佐々木敏のデータ栄養学のすすめ. 東京,日本: 女子栄養大学出版部; 2018.
47. Fernandez ML. Dietary cholesterol provided by eggs and plasma lipoproteins in healthy populations. Curr Opin Clin Nutr Metab Care. 2006;9(1):8-12.

肉類と魚

1. Wu G. Dietary protein intake and human health. Food Funct. 2016;7(3):1251-65.
2. World Health Organization. Q&A on the carcinogenicity of the consumption of red meat and processed meat International Agency for Research on Cancer (IARC); 2015. [cited 2021 Dec 18]. Available from: https://www.iarc.who.int/wp-content/uploads/2018/07/Monographs-QA_Vol114.pdf.
3. 農林水産省. 国際がん研究機関(IARC)による加工肉及びレッドミートの発がん性分類評価について. 消費・安全局食品安全政策課; 2015. [cited 2021 Dec 18]. Available from: https://www.maff.go.jp/j/syouan/seisaku/risk_analysis/priority/hazard_chem/meat.html.
4. World Health Organization. IARC Monographs evaluate consumption of red meat and processed meat. Lyon, France,: International Agency for Research on Cancer (IARC); 2015.
5. Bouvard V, Loomis D, Guyton KZ, Grosse Y, Ghissassi FE, Benbrahim-Tallaa L, et al. Carcinogenicity of consumption of red and processed meat. Lancet Oncol. 2015;16(16):1599-600.
6. World Cancer Research Fund International. Meat, fish and dairy and the risk of cancer. [cited 2021 Dec 18]. Available from: https://www.wcrf.org/dietandcancer/meat-fish-and-dairy/.
7. Schwingshackl L, Schwedhelm C, Hoffmann G, Lampousi A-M, Knüppel S, Iqbal K, et al. Food groups and risk of all-cause mortality: a systematic review and meta-analysis of prospective studies. Am J Clin Nutr. 2017;105(6):1462-73.
8. Papier K, Fensom GK, Knuppel A, Appleby PN, Tong TYN, Schmidt JA, et al. Meat consumption and risk of 25 common conditions: outcome-wide analyses in 475,000 men and women in the UK Biobank study. BMC Med. 2021;19(1):53.
9. World Health Organization. IARC monographs on the evaluation of carcinogenic risks to humans. 2018.
10. Li F, Hou L-n, Chen W, Chen P-l, Lei C-y, Wei Q, et al. Associations of dietary patterns with the risk of all-cause, CVD and stroke mortality: a meta-analysis of prospective cohort studies. Br J Nutr. 2015;113(1):16-24.
11. Fung TT, Schulze M, Manson JE, Willett WC, Hu FB. Dietary patterns, meat intake, and the risk of type 2 diabetes in women. Arch Intern Med. 2004;164(20):2235-40.
12. Dam RMv, Rimm EB, Willett WC, Stampfer MJ, Hu FB. Dietary patterns and risk for type 2 diabetes mellitus in U.S. men. Ann Intern Med. 2002;136(3):201-9.
13. Fung TT, Willett WC, Stampfer MJ, Manson JE, Hu FB. Dietary patterns and the risk of coronary heart disease in women. Arch Intern Med. 2001;161(15):1857-62.
14. Hu FB, Rimm EB, Stampfer MJ, Ascherio A, Spiegelman D, Willett WC. Prospective study of major dietary patterns and risk of coronary heart disease in men. Am J Clin Nutr. 2000;72(4):912-21.
15. Heidemann C, Schulze MB, Franco OH, Dam RMv, Mantzoros CS, Hu FB. Dietary patterns and risk of mortality from cardiovascular disease, cancer, and all causes in a prospective cohort of women. Circulation. 2008;118(3):230-7.
16. Shimazu T, Kuriyama S, Hozawa A, Ohmori K, Sato Y, Nakaya N, et al. Dietary patterns and cardiovascular disease mortality in Japan: a prospective cohort study. Int J Epidemiol. 2007;36(3):600-9.
17. Nanri A, Mizoue T, Shimazu T, Ishihara J, Takachi R, Noda M, et al. Dietary patterns and all-cause, cancer, and cardiovascular disease mortality in Japanese men and women: the JPHC study. PLoS One. 2017;12(4):e0174848.
18. Wada K, Oba S, Tsuji M, Tamura T, Konishi K, Goto Y, et al. Meat consumption and colorectal cancer risk in Japan: the Takayama study. Cancer Sci. 2017;108(5):1065-70.
19. Iqbal R, Dehghan M, Mente A, Rangarajan S, Wielgosz A, Avezum A, et al. Associations of unprocessed and processed meat intake with mortality and cardiovascular disease in 21 countries Prospective Urban Rural Epidemiology (PURE) study: a prospective cohort study. Am J Clin Nutr. 2021:nqaa448.
20. Lee JE, McLerran DF, Rolland B, Chen Y, Grant EJ, Vedanthan R, et al. Meat intake and cause-specific mortality: a pooled analysis of Asian prospective cohort studies. Am J Clin Nutr. 2013;98(4):1032-41.
21. Zhang H, Greenwood DC, Risch HA, Bunce D, Hardie LJ, Cade JE. Meat consumption and risk of incident dementia: cohort study of 493,888 UK Biobank participants. Am J Clin Nutr. 2021;114(1):175-84.
22. Du H, Guo Y, Bennett DA, Bragg F, Bian Z, Chadni M, et al. Red meat, poultry and fish consumption and risk of diabetes: a 9 year prospective cohort study of the China Kadoorie Biobank. Diabetologia. 2020;63(4):767-79.

with low-to-moderate pesticide residues is positively associated with semen-quality parameters among young healthy men. J Nutr. 2016;146(5):1084-92.
36. Baudry J, Assmann KE, Touvier M, Allès B, Seconda L, Latino-Martel P, et al. Association of frequency of organic food consumption with cancer risk: findings from the NutriNet-Santé prospective cohort study. JAMA Intern Med. 2018;178(12):1597-606.
37. Hemler EC, Chavarro JE, Hu FB. Organic foods for cancer prevention-worth the investment? JAMA Intern Med. 2018;178(12):1606-7.
38. 永山 敏廣. 食品中の残留農薬―― 残留農薬は調理加工により減少するか――. 日本調理科学会誌. 2009;42(2):135-40.
39. The Lancet Planetary Health. Sustainable food for a sustainable planet. Lancet Planet Health. 2017;1(4):e123.
40. Ashaolu TJ, Ashaolu JO. Perspectives on the trends, challenges and benefits of green, smart and organic (GSO) foods. Int J Gastron Food Sci. 2020;22:100273.
41. Strassner C, Cavoski I, Cagno RD, Kahl J, Kesse-Guyot E, Lairon D, et al. How the organic food system supports sustainable diets and translates these into practice. Front Nutr. 2015;2.
42. Muller A, Schader C, Scialabba NE-H, Brüggemann J, Isensee A, Erb K-H, et al. Strategies for feeding the world more sustainably with organic agriculture. Nat Commun. 2017;8(1):1-13.
43. EAT Foundation. The science-based global platform for food system transformation. [cited 2021 Dec 18]. Available from: https://eatforum.org/.
44. Willett W, Rockström J, Loken B, Springmann M, Lang T, Vermeulen S, et al. Food in the anthropocene: the EAT-lancet commission on healthy diets from sustainable food systems. Lancet. 2019;393(10170):447-92.
45. 日本生活協同組合連合会. 生協のサービスと取り組み. [cited 2021 Dec 18]. Available from: https://jccu.coop/.
46. Environmental Working Group. EWG's 2021 Shopper's Guide to Pesticides in Produce. [cited 2021 Dec 18]. Available from: https://www.ewg.org/foodnews/.
47. Barnes D. These 12 fruits and vegetables contain more pesticide residue than others, 'Dirty Dozen' study says. USA TODAY; 2021. [cited 2021 Dec 18]. Available from: https://www.usatoday.com/story/news/nation/2021/03/17/pesticides-these-fruits-and-vegetables-put-them-dirty-dozen-list/4707708001/.
48. Horton H. Cocktail of pesticides in almost all oranges and grapes, UK study finds. Support the Guardian; 2021. [cited 2021 Dec 18]. Available from: https://www.theguardian.com/environment/2021/sep/29/cocktail-pesticides-almost-all-oranges-grapes-uk-study.
49. 福井 次矢. エビデンスに基づく診療ガイドライン. 日本内科学会雑誌. 2010;第99巻(第12号).
50. Ho PM, Peterson PN, Masoudi FA. Evaluating the evidence: is there a rigid hierarchy? Circulation. 2008;118(16):1675-84.
51. Baudry J, Péneau S, Allès B, Touvier M, Hercberg S, Galan P, et al. Food choice motives when purchasing in organic and conventional consumer clusters: focus on sustainable concerns (the NutriNet-Santé cohort study). Nutrients. 2017;9(2):88.
52. Lee W-cJ, Shimizu M, M.Kniffin K, Wansink B. You taste what you see: do organic labels bias taste perceptions? Food Quality and Preference. 2013;29(1):33–9.
53. イチロー カワチ. 命の格差は止められるか ――ハーバード日本人教授の、世界が注目する授業――. 東京,日本: 小学館; 2013.
54. Benson T, Lavelle F, Bucher T, McCloat A, Mooney E, Egan B, et al. The impact of nutrition and health claims on consumer perceptions and portion size selection: results from a nationally representative survey. Nutrients. 2018;10(5):656.
55. Andrews JC, Netemeyer RG, Burton S. Consumer generalization of nutrient content claims in advertising. J Mark. 1998;62:62–75.
56. Abrams L. Study: 'organic' labels make food taste healthier. The Atlantic; 2013. [cited 2021 Dec 18]. Available from: https://www.theatlantic.com/health/archive/2013/04/study-organic-labels-make-food-taste-healthier/274683/.
57. Sörqvist P, Haga A, Langeborg L, Holmgren M, Wallinder M, Nöstl A, et al. The green halo: mechanisms and limits of the eco-label effect. Food Quality and Preference. 2015;43:1-9.

producing animals and human beings: a systematic review and meta-analysis. Lancet Planet Health. 2017;1(8):e316-e27.
16. Średnicka-Tober D, Barański M, Seal C, Sanderson R, Benbrook C, Steinshamn H, et al. Composition differences between organic and conventional meat: a systematic literature review and meta-analysis. Br J Nutr. 2016;115(6):994-1011.
17. Vigar V, Myers S, Oliver C, Arellano J, Robinson S, Leifert C. A systematic review of organic versus conventional food consumption: is there a measurable benefit on human health? Nutrients. 2019;12(1):7.
18. Alfvén T, Braun-Fahrländer C, Brunekreef B, von Mutius E, Riedler J, Scheynius A, et al. Allergic diseases and atopic sensitization in children related to farming and anthroposophic lifestyle——the PARSIFAL study. Allergy. 2006;61(4):414-21.
19. Kummeling I, Thijs C, Huber M, Vijver LPLvd, Snijders BEP, Penders J, et al. Consumption of organic foods and risk of atopic disease during the first 2 years of life in the Netherlands. Br J Nutr. 2008;99(3):598-605.
20. Rist L, Mueller A, Barthel C, Snijders B, Jansen M, Simões-Wüst AP, et al. Influence of organic diet on the amount of conjugated linoleic acids in breast milk of lactating women in the Netherlands. Br J Nutr. 2007;97(4):735-43.
21. Stenius F, Swartz J, Lilja G, Borres M, Bottai M, Pershagen G, et al. Lifestyle factors and sensitization in children - the ALADDIN birth cohort. Allergy. 2011;66(10):1330-8.
22. Young JG, Eskenazi B, Gladstone EA, Bradman A, Pedersen L, Johnson C, et al. Association between in utero organophosphate pesticide exposure and abnormal reflexes in neonates. Neurotoxicology. 2005;26(2):199-209.
23. Eskenazi B, Marks AR, Bradman A, Harley K, Barr DB, Johnson C, et al. Organophosphate pesticide exposure and neurodevelopment in young Mexican-American children. Environ Health Perspect. 2007;115(5):792-8.
24. Marks AR, Harley K, Bradman A, Kogut K, Barr DB, Johnson C, et al. Organophosphate pesticide exposure and attention in young Mexican-American children: the CHAMACOS study. Environ Health Perspect. 2010;118(12):1768-74.
25. Bouchard MF, Chevrier J, Harley KG, Kogut K, Vedar M, Calderon N, et al. Prenatal exposure to organophosphate pesticides and IQ in 7-year-old children. Environ Health Perspect. 2011;119(8):1189-95.
26. Engel SM, Wetmur J, Chen J, Zhu C, Barr DB, Canfield RL, et al. Prenatal exposure to organophosphates, paraoxonase 1, and cognitive development in childhood. Environ Health Perspect. 2011;119(8):1182-8.
27. Rauh VA, Garfinkel R, Perera FP, Andrews HF, Hoepner L, Barr DB, et al. Impact of prenatal chlorpyrifos exposure on neurodevelopment in the first 3 years of life among inner-city children. Pediatrics. 2006;118(6):e1845-59.
28. Rauh V, Arunajadai S, Horton M, Perera F, Hoepner L, Barr DB, et al. Seven-year neurodevelopmental scores and prenatal exposure to chlorpyrifos, a common agricultural pesticide. Environ Health Perspect. 2011;119(8):1196-201.
29. Rauh VA, Perera FP, Horton MK, Whyatt RM, Bansal R, Hao X, et al. Brain anomalies in children exposed prenatally to a common organophosphate pesticide. Proc Natl Acad Sci U S A. 2012;109(20):7871-6.
30. Rauh VA, Garcia WE, Whyatt RM, Horton MK, Barr DB, Louis ED. Prenatal exposure to the organophosphate pesticide chlorpyrifos and childhood tremor. Neurotoxicology. 2015;51:80-6.
31. Grandjean P, Landrigan PJ. Neurobehavioural effects of developmental toxicity. Lancet Neurol. 2014;13(3):330-8.
32. González-Alzaga B, Lacasaña M, Aguilar-Garduño C, Rodríguez-Barranco M, Ballester F, Rebagliato M, et al. A systematic review of neurodevelopmental effects of prenatal and postnatal organophosphate pesticide exposure. Toxicol Lett. 2014;230(2):104-21.
33. Torjusen H, Brantsæter AL, Haugen M, Alexander J, Bakketeig LS, Lieblein G, et al. Reduced risk of pre-eclampsia with organic vegetable consumption: results from the prospective Norwegian Mother and Child Cohort study. BMJ Open. 2014;4(9):e006143.
34. Chiu Y-H, Williams PL, Gillman MW, Gaskins AJ, Mínguez-Alarcón L, Souter I, et al. Association between pesticide residue intake from consumption of fruits and vegetables and pregnancy outcomes among women undergoing infertility treatment with assisted reproductive technology. JAMA Intern Med. 2018;178(1):17-26.
35. Chiu Y-H, Gaskins AJ, Williams PL, Mendiola J, Jørgensen N, Levine H, et al. Intake of fruits and vegetables

51. Chu R, Tang T, Hetherington MM. The impact of food packaging on measured food intake: A systematic review of experimental, field and naturalistic studies. Appetite. 2021;166:105579.
52. Roberto CA, Kawachi I. Behavioral economics and public health. Oxford, U.K.: Oxford University Press; 2015.
53. Arno A, Thomas S. The efficacy of nudge theory strategies in influencing adult dietary behaviour: A systematic review and meta-analysis. BMC Public Health. 2016;16(1).
54. Deng X, Srinivasan R. When do transparent packages increase (or decrease) food consumption? J Mark. 2013;77(4):104–17.
55. Community Preventive Services Task Force. Nutrition: gardening interventions to increase vegetable consumption among children. 2017. [cited 2021 Dec 18]. Available from: https://www.thecommunityguide.org/findings/nutrition-gardening-interventions-increase-vegetable-consumption-among-children.
56. Savoie-Roskos MR, Wengreen H, Durward C. Increasing fruit and vegetable intake among children and youth through gardening-based interventions: a systematic review. J Acad Nutr Diet. 2017;117(2):240-50.
57. Poelman AAM, Delahunty CM, de Graaf C. Vegetable preparation practices for 5-6 years old Australian children as reported by their parents; relationships with liking and consumption. Food Qual Prefer. 2015;42:20-6.
58. Sweetman C, McGowan L, Cooke HCL. Characteristics of family mealtimes affecting children's vegetable consumption and liking. J Am Diet Assoc. 2011;111(2):269-73.
59. Zeinstra GG, Koelen MA, Kok FJ, Laan Nvd, Graaf Cd. Parental child-feeding strategies in relation to Dutch children's fruit and vegetable intake. Public Health Nutr. 2010;13(6):787-96.

オーガニック食品

1. 農林水産省. JASについて. 大臣官房新事業・食品産業部食品製造課基準認証室. [cited 2021 Dec 18]. Available from: https://www.maff.go.jp/j/jas/jas_kikaku/index.html.
2. 農林水産省. 有機食品の検査認証制度. 大臣官房新事業・食品産業部食品製造課基準認証室規格第1班. [cited 2021 Dec 18]. Available from: https://www.maff.go.jp/j/jas/jas_kikaku/yuuki.html.
3. 農林水産省. 農業環境対策課; 2017
4. 農林水産省. 有機農業を巡る事情. 生産局農業環境対策課; 2018 [cited 2021 Dec 18]. Available from: https://www.maff.go.jp/j/council/seisaku/kazyu/h30_12/attach/pdf/index-16.pdf.
5. The Lancet. Organic food: panacea for health? Lancet. 2017;389(10070):672.
6. European Parliamentary Research Service. Human health implications of organic food and organic agriculture. Scientific Foresight Unit(STOA); 2016.
7. Mie A, Andersen HR, Gunnarsson S, Kahl J, Kesse-Guyot E, Rembiałkowska E, et al. Human health implications of organic food and organic agriculture: a comprehensive review. Environ Health. 2017;16(1):111.
8. Smith-Spangler C, Brandeau ML, Hunter GE, Bavinger JC, Pearson M, Eschbach PJ, et al. Are organic foods safer or healthier than conventional alternatives? A systematic review. Ann Intern Med. 2012;157(5):348-66.
9. 農林水産省. 農薬の基礎知識 詳細. 消費・安全局農産安全管理課農薬対策室. [cited 2021 Dec 18]. Available from: https://www.maff.go.jp/j/nouyaku/n_tisiki/tisiki.html.
10. Food and Agriculture Organization of the United Nations. Joint FAO/WHO meeting on pesticide residues. [cited 2021 Dec 18]. Available from: http://www.fao.org/agriculture/crops/thematic-sitemap/theme/pests/jmpr/en/.
11. 農林水産省. 農薬の各種基準. 消費・安全局農産安全管理課農薬対策室 [cited 2021 Dec 18]. Available from: https://www.maff.go.jp/j/nouyaku/n_info/kizyun.html.
12. 農林水産省. 諸外国における残留農薬基準値に関する情報. 輸出・国際局 輸出支援課 [cited 2021 Dec 18]. Available from: https://www.maff.go.jp/j/shokusan/export/zannou_kisei.html.
13. Barański M, Srednicka-Tober D, Volakakis N, Seal C, Sanderson R, Stewart GB, et al. Higher antioxidant and lower cadmium concentrations and lower incidence of pesticide residues in organically grown crops: a systematic literature review and meta-analyses. Br J Nutr. 2014;112(5).
14. Barański M, Rempelos L, Iversen PO, Leifert C. Effects of organic food consumption on human health; the jury is still out! Food Nutr Res. 2017;61(1):1287333.
15. Tang KL, Caffrey NP, Nóbrega DB, Cork SC, Ronksley PE, Barkema HW, et al. Restricting the use of antibiotics in food-producing animals and its associations with antibiotic resistance in food-

2014;112(12):2010-7.

29. Farhadnejad H, Teymoori F, Asghari G, Mirmiran P, Azizi F. The association of potato intake with risk for incident type 2 diabetes in adults. Can J Diabetes. 2018;42(6):613-8.
30. Schwingshackl L, Schwedhelm C, Hoffmann G, Boeing H. Potatoes and risk of chronic disease: a systematic review and dose-response meta-analysis. Eur J Nutr. 2019;58(6):2243-51.
31. Food and Agriculture Organization of the United Nations. Food Balance Sheet. FAOSTAT. 2013
32. Eshak ES, Iso H, Mizoue T, Inoue M, Noda M, Tsugane S. Soft drink, 100% fruit juice, and vegetable juice intakes and risk of diabetes mellitus. Clin Nutr. 2013;32(2):300-8.
33. 国立研究開発法人国立がん研究センター. 清涼飲料水(ソフトドリンク)と糖尿病発症との関連について. [cited 2021 Dec 18]. Available from: https://epi.ncc.go.jp/jphc/outcome/3119.html.
34. Imamura F, O'Connor L, Ye Z, Mursu J, Hayashino Y, Bhupathiraju SN, et al. Consumption of sugar sweetened beverages, artificially sweetened beverages, and fruit juice and incidence of type 2 diabetes: systematic review, meta-analysis, and estimation of population attributable fraction. BMJ. 2015;351:h3576.
35. D'Elia L, Dinu M, Sofi F, Volpe M, Strazzullo P, SINU Working Group EbS. 100% Fruit juice intake and cardiovascular risk: a systematic review and meta-analysis of prospective and randomised controlled studies. Eur J Nutr. 2021;60(5):2449-67.
36. Murphy MM, Barrett EC, Bresnahan KA, Barraj LM. 100 % Fruit juice and measures of glucose control and insulin sensitivity: a systematic review and meta-analysis of randomised controlled trials. J Nutr Sci. 2017;6:e59.
37. Muraki I, Imamura F, Manson JE, Hu FB, Willett WC, Dam RMv, et al. Fruit consumption and risk of type 2 diabetes: results from three prospective longitudinal cohort studies. BMJ. 2013;347:f5001.
38. 農林水産省.「食事バランスガイド」について. 消費・安全局消費者行政・食育課. [cited 2021 Dec 18]. Available from: https://www.maff.go.jp/j/balance_guide/.
39. 厚生労働省. 令和元年国民健康・栄養調査. 健康局健康課; 2019. [cited 2023 Jan 13]. Available from: https://www.mhlw.go.jp/stf/seisakunitsuite/bunya/kenkou_iryou/kenkou/eiyou/r1-houkoku_00002.html
40. 農林水産省. 果物の1日の摂取量200gとは. [cited 2021 Dec 18]. Available from: https://www.maff.go.jp/kyusyu/seiryuu/yasaikudamono/pdf/200gundo_1.pdf.
41. Appleton KM, Hemingway A, Saulais L, Dinnella C, Monteleone E, Depezay L, et al. Increasing vegetable intakes: rationale and systematic review of published interventions. Eur J Nutr. 2016;55(3):869-96.
42. Appleton KM. Increases in fruit intakes in older low consumers of fruit following two community-based repeated exposure interventions. Br J Nutr. 2013;109(5):795-801.
43. Correia DCS, O'Connell M, Irwin ML, Henderson KE. Pairing vegetables with a liked food and visually appealing presentation: promising strategies for increasing vegetable consumption among preschoolers. Child Obes. 2014;10(1):72-6.
44. Redden JP, Mann T, Vickers Z, Mykerezi E, Reicks M, Elsbernd S. Serving first in isolation increases vegetable intake among elementary schoolchildren. PLoS One. 2015;10(4):e0121283.
45. Elsbernd SL, Reicks MM, Mann TL, Redden JP, Mykerezi E, Vickers ZM. Serving vegetables first: a strategy to increase vegetable consumption in elementary school cafeterias. Appetite. 2016;96:111-5.
46. Flego A, Herbert J, Waters E, Gibbs L, Swinburn B, Reynolds J, et al. Jamie's ministry of food: quasi-experimental evaluation of immediate and sustained impacts of a cooking skills program in Australia. PLoS One. 2014;9(12).
47. Reicks M, Kocher M, Reeder J. Impact of cooking and home food preparation interventions among adults: a systematic review (2011-2016). J Nutr Educ Behav. 2018;50(2):148-72.
48. Mills S, Brown H, Wrieden W, White M, Adams J. Frequency of eating home cooked meals and potential benefits for diet and health: cross-sectional analysis of a population-based cohort study. Int J Behav Nutr Phys Act. 2017;14(1):109.
49. Tani Y, Fujiwara T, Kondo K. Cooking skills related to potential benefits for dietary behaviors and weight status among older Japanese men and women: a cross-sectional study from the JAGES. Int J Behav Nutr Phys Act. 2020;17(1):82.
50. World Health Organization. Food and nutrition tips during self-quarantine. [cited 2021 Dec 18]. Available from: https://www.euro.who.int/en/health-topics/health-emergencies/coronavirus-covid-19/publications-and-technical-guidance/food-and-nutrition-tips-during-self-quarantine.

6. Hung H-C, Joshipura KJ, Jiang R, Hu FB, Hunter D, Smith-Warner SA, et al. Fruit and vegetable intake and risk of major chronic disease. J Natl Cancer Inst. 2004;96(21):1577-84.
7. Sasazuki S, Inoue M, Shimazu T, Wakai K, Naito M, Nagata C, et al. Evidence-based cancer prevention recommendations for Japanese. Jpn J Clin Oncol. 2018;48(6):576-86.
8. Appel LJ, Moore TJ, Obarzanek E, Vollmer WM, Svetkey LP, Sacks FM, et al. A clinical trial of the effects of dietary patterns on blood pressure. DASH collaborative research group. N Engl J Med. 1997;336(16):1117-24.
9. Appel LJ, Sacks FM, Carey VJ, Obarzanek E, Swain JF, 3rd ERM, et al. Effects of protein, monounsaturated fat, and carbohydrate intake on blood pressure and serum lipids: results of the OmniHeart randomized trial. JAMA. 2005;294(19):2455-64.
10. Yokoyama Y, Nishimura K, Barnard ND, Takegami M, Watanabe M, Sekikawa A, et al. Vegetarian diets and blood pressure: a meta-analysis. JAMA Intern Med. 2014;174(4):577-87.
11. Hartley L, Igbinedion E, Holmes J, Flowers N, Thorogood M, Clarke A, et al. Increased consumption of fruit and vegetables for the primary prevention of cardiovascular diseases. Cochrane Database Syst Rev. 2013;2013(6):CD009874.
12. Brown L, Rimm EB, Seddon JM, Giovannucci EL, Chasan-Taber L, Spiegelman D, et al. A prospective study of carotenoid intake and risk of cataract extraction in US men. Am J Clin Nutr. 1999;70(4):517-24.
13. Christen WG, Liu S, Schaumberg DA, Buring JE. Fruit and vegetable intake and the risk of cataract in women. Am J Clin Nutr. 2005;81(6):1417-22.
14. Cho E, Seddon JM, Rosner B, Willett WC, Hankinson SE. Prospective study of intake of fruits, vegetables, vitamins, and carotenoids and risk of age-related maculopathy. Arch Ophthalmol. 2004;122(6):883-92.
15. Lembo A, Camilleri M. Chronic constipation. N Engl J Med. 2003;349(14):1360-8.
16. Lee WT, Ip KS, Chan JS, Lui NW, Young BW. Increased prevalence of constipation in pre-school children is attributable to under-consumption of plant foods: a community-based study. J Paediatr Child Health. 2008;44(4):170-5.
17. Slavin JL, Lloyd B. Health benefits of fruits and vegetables. Adv Nutr. 2012;3(4):506-
18. de Oliveira Otto MC, Anderson CAM, Dearborn JL, Ferranti EP, Mozaffarian D, Rao G, et al. Dietary diversity: implications for obesity prevention in adult populations: a science advisory from the American Heart Association. Circulation. 2018;138(11):e160-e8.
19. Cooper AJ, Sharp SJ, Lentjes MAH, Luben RN, Khaw K-T, Wareham NJ, et al. A prospective study of the association between quantity and variety of fruit and vegetable intake and incident type 2 diabetes. Diabetes Care. 2012;35(6):1293-300.
20. Simon PW. Plant pigments for color and nutrition. 1997;32(1):12-3.
21. Kahn BE, Wansink B. The influence of assortment structure on perceived variety and consumption quantities. J Consum Res. 2004;30(4):519-33.
22. Wadhera D, Capaldi-Phillips ED. A review of visual cues associated with food on food acceptance and consumption. Eat Behav. 2014;15(1):132-43.
23. Public Health England. The Eat Well Guide. 2018. [cited 2021 Dec 18]. Available from: https://assets.publishing.service.gov.uk/government/uploads/system/uploads/attachment_data/file/742750/Eatwell_Guide_booklet_2018v4.pdf.
24. Harvard T.H. Chan School of Public Health. Healthy eating plate. The Nutrition Source; 2012. [cited 2021 Dec 18]. Available from: https://www.hsph.harvard.edu/nutritionsource/healthy-eating-plate/.
25. Halton TL, Willett WC, Liu S, Manson JE, Stampfer MJ, Hu FB. Potato and french fry consumption and risk of type 2 diabetes in women. Am J Clin Nutr. 2006;83(2):284-90.
26. Bhupathiraju SN, Tobias DK, Malik VS, Pan A, Hruby A, Manson JE, et al. Glycemic index, glycemic load, and risk of type 2 diabetes: results from 3 large US cohorts and an updated meta-analysis. Am J Clin Nutr. 2014;100(1):218-32.
27. Shahdadian F, Saneei P, Milajerdi A, Esmaillzadeh A. Dietary glycemic index, glycemic load, and risk of mortality from all causes and cardiovascular diseases: a systematic review and dose-response meta-analysis of prospective cohort studies. Am J Clin Nutr. 2019;110(4):921-37.
28. Nagata C, Wada K, Tsuji M, Kawachi T, Nakamura K. Dietary glycaemic index and glycaemic load in relation to all-cause and cause-specific mortality in a Japanese community: the Takayama study. Br J Nutr.

women. Int J Cancer. 2016;138(3):555-64.
17. Eshak ES, Iso H, Yamagishi K, Kokubo Y, Saito I, Yatsuya H, et al. Rice consumption is not associated with risk of cardiovascular disease morbidity or mortality in Japanese men and women: a large population-based, prospective cohort study. Am J Clin Nutr. 2014;100(1):199-207.
18. Muraki I, Wu H, Imamura F, Laden F, Rimm EB, Hu FB, et al. Rice consumption and risk of cardiovascular disease: results from a pooled analysis of 3 U.S. cohorts. Am J Clin Nutr. 2015;101(1):164-72.
19. Saneei P, Larijani B, Esmaillzadeh A. Rice consumption, incidence of chronic diseases and risk of mortality: meta-analysis of cohort studies. Public Health Nutr. 2017;20(2):233-44.
20. Swaminathan S, Dehghan M, Raj JM, Thomas T, Rangarajan S, Jenkins D, et al. Associations of cereal grains intake with cardiovascular disease and mortality across 21 countries in Prospective Urban and Rural Epidemiology study: prospective cohort study. BMJ. 2021;372:m4948.
21. Nagata C, Wada K, Yamakawa M, Konishi K, Goto Y, Koda S, et al. Intake of starch and sugars and total and cause-specific mortality in a Japanese community: the Takayama study. Br J Nutr. 2019;122(7):820-8.
22. Nagata C, Wada K, Tsuji M, Kawachi T, Nakamura K. Dietary glycaemic index and glycaemic load in relation to all-cause and cause-specific mortality in a Japanese community: the Takayama study. Br J Nutr. 2014;112(12):2010-7.
23. Schwingshackl L, Hoffmann G, Lampousi A-M, Knüppel S, Iqbal K, Schwedhelm C, et al. Food groups and risk of type 2 diabetes mellitus: a systematic review and meta-analysis of prospective studies. Eur J Epidemiol. 2017;32(5):363-75.
24. Schwingshackl L, Schwedhelm C, Hoffmann G, Lampousi A-M, Knüppel S, Iqbal K, et al. Food groups and risk of all-cause mortality: a systematic review and meta-analysis of prospective studies. Am J Clin Nutr. 2017;105(6):1462-73.
25. Narukawa T, Matsumoto E, Nishimura T, Hioki A. Determination of sixteen elements and arsenic species in brown, polished and milled rice. Anal Sci. 2014;30(2):245-50.
26. Kurotani K, Akter S, Kashino I, Goto A, Mizoue T, Noda M, et al. Quality of diet and mortality among Japanese men and women: JPHC study. BMJ. 2016;352:i1209.
27. Zhang G, Malik VS, Pan A, Kumar S, Holmes MD, Spiegelman D, et al. Substituting brown rice for white rice to lower diabetes risk: a focus-group study in Chinese adults. J Am Diet Assoc. 2010;110(8):1216-21.
28. Roberto CA, Kawachi I. Behavioral economics and public health. Oxford, U.K.: Oxford University Press; 2015.
29. Kahneman D. Thinking, fast and slow. New York, N.Y.: Farrar, Straus and Giroux; 2013.
30. Kahneman D. A perspective on judgment and choice: mapping bounded rationality. Am Psychol. 2003;58(9):697-720.
31. 公益社団法人 米穀安定供給確保支援機構. 奈良時代の貴族は白米を食べていた. [cited 2021 Dec 18]. Available from: http://www.komenet.jp.
32. 治部 祐里, 寺本 あい, 安川 景子, 佐々木 敦子, 渕上 倫子. 炊飯方法の異なる玄米飯(ひのひかり、ミルキークイーン)の物性比較. 日本調理科学会大会研究発表要旨集. 2006;18:124-.

野菜と果物

1. Wang X, Ouyang Y, Liu J, Zhu M, Zhao G, Bao W, et al. Fruit and vegetable consumption and mortality from all causes, cardiovascular disease, and cancer: systematic review and dose-response meta-analysis of prospective cohort studies. BMJ. 2014;349:g4490.
2. Wang DD, Li Y, Bhupathiraju SN, Rosner BA, Sun Q, Giovannucci EL, et al. Fruit and vegetable intake and mortality: Results from 2 prospective cohort studies of US men and women and a meta-analysis of 26 cohort studies. Circulation. 2021;143(17):1642-54.
3. Nagura J, Iso H, Watanabe Y, Maruyama K, Date C, Toyoshima H, et al. Fruit, vegetable and bean intake and mortality from cardiovascular disease among Japanese men and women: the JACC study. Br J Nutr. 2009;102(2):285-92.
4. Sahashi Y, Goto A, Takachi R, Ishihara J, Kito K, Kanehara R, et al. Inverse association between fruit and vegetable intake and all-cause mortality: Japan Public Health Center-based prospective study. The Journal of Nutrition. 2022;152(10):2245–54.
5, 国立がん研究センター.果物・野菜摂取と死亡リスクとの関連について. [cited 2023 Jan 13]. Available from: https://www.ncc.go.jp/jp/information/pr_release/2022/0908/index.html

mortality over 18 y of follow-up: results from the whitehall II cohort. Am J Clin Nutr. 2011;94(1).
13. Jacobs DR Jr, Orlich MJ. Diet pattern and longevity: do simple rules suffice? A commentary. Am J Clin Nutr. 2014;100(1):313S–9S.
14. Harmon BE, Boushey CJ, Shvetsov YB, Ettienne R, Reedy J, Wilkens LR, et al. Associations of key diet-quality indexes with mortality in the multiethnic cohort: the dietary patterns methods project. Am J Clin Nutr. 2015;101(3):587-97.
15. World Health Organization. Constitution of the World Health Organization. [cited 2021 Dec 18]. Available from: https://www.who.int/about/governance/constitution.
16. 日本WHO協会. 世界保健機関(WHO)憲章とは. [cited 2021 Dec 18]. Available from: https://japan-who.or.jp/about/who-what/charter/.
17. Evans WJ, Cyr-Campbell D. Nutrition, exercise, and healthy aging. J Am Diet Assoc. 1997;97(6):632-8.
18. Burke GL, Arnold AM, Bild DE, Cushman M, Fried LP, Newman A, et al. Factors associated with healthy aging: the cardiovascular health study. J Am Geriatr Soc. 2001;49(3):254-62.
19. Lai HT, de Oliveira Otto MC, Lemaitre RN, McKnight B, Song X, King IB, et al. Serial circulating omega 3 polyunsaturated fatty acids and healthy ageing among older adults in the cardiovascular health study: prospective cohort study. BMJ. 2018;363:k4067.
20. 佐々木 敏. 佐々木敏のデータ栄養学のすすめ. 東京,日本: 女子栄養大学出版部; 2018.

穀物

1. Björck IM, Granfeldt Y, Liljeberg H, Tovar J. Food properties affecting the digestion and absorption of carbohydrates. Am J Clin Nutr. 1994;59(3 Suppl):699S-705S.
2. Slavin JL, Martini MC, Jr DRJ, Marquart L. Plausible mechanisms for the protectiveness of whole grains. Am J Clin Nutr. 1999;70(3 Suppl):459S-63S.
3. de Munters JS, et al. Whole grain, bran, and germ intake and risk of type 2 diabetes: a prospective cohot study and systematic review. PLOS Med. 2007; Aug; 4(8):e261
4. Reynolds A, Mann J, Cummings J, Winter N, Mete E, Morenga LT. Carbohydrate quality and human health: a series of systematic reviews and meta-analyses. Lancet. 2019;393(10170):434-45.
5. Kashino I, Eguchi M, Miki T, Kochi T, Nanri A, Kabe I, et al. Prospective association between whole grain consumption and hypertension: the Furukawa nutrition and health study. Nutrients. 2020;12(4):902.
6. Mann KD, Pearce MS, McKevith B, Thielecke F, Seal CJ. Whole grain intake and its association with intakes of other foods, nutrients and markers of health in the National Diet and Nutrition Survey rolling programme 2008-11. Br J Nutr. 2015;113(10):1595-602.
7. O'Neil CE, Nicklas TA, Michael Zanovec SC. Whole-grain consumption is associated with diet quality and nutrient intake in adults: the National Health and Nutrition Examination survey, 1999-2004. J Am Diet Assoc. 2010;110(10):1461-8.
8. 佐々木 敏. 佐々木敏のデータ栄養学のすすめ. 東京,日本: 女子栄養大学出版部; 2018.
9. Villegas R, Liu S, Gao Y-T, Yang G, Li H, Zheng W, et al. Prospective study of dietary carbohydrates, glycemic index, glycemic load, and incidence of type 2 diabetes mellitus in middle-aged Chinese women. Arch Intern Med. 2007;167(21):2310-6.
10. Nanri A, Mizoue T, Noda M, Takahashi Y, Kato M, Inoue M, et al. Rice intake and type 2 diabetes in Japanese men and women: the JPHC study. Am J Clin Nutr. 2010;92(6):1468-77.
11. Bhavadharini B, Mohan V, Dehghan M, Rangarajan S, Swaminathan S, Rosengren A, et al. White rice intake and incident diabetes: a study of 132,373 participants in 21 countries. Diabetes Care. 2020;43(11):2643-50.
12. Sun Q, Spiegelman D, Dam RMv, Holmes MD, Malik VS, Willett WC, et al. White rice, brown rice, and risk of type 2 diabetes in US men and women. Arch Intern Med. 2010;170(11):961-9.
13. Hu EA, Pan A, Malik V, Sun Q. White rice consumption and risk of type 2 diabetes: meta-analysis and systematic review. BMJ. 2012;344:e1454.
14. 今村 文昭. 医学界新聞 お米にまつわる疫学の一端. 医学書院; 2018. [cited 2021 Dec 18]. Available from: https://www.igaku-shoin.co.jp/paper/archive/y2018/PA03275_05.
15. 今村 文昭. 医学界新聞 食に関する報道のゆがみ. 医学書院; 2018. [cited 2021 Dec 18]. Available from: https://www.igaku-shoin.co.jp/paper/archive/y2018/PA03279_05.
16. Zhang R, Zhang X, Wu K, Wu H, Sun Q, Hu FB, et al. Rice consumption and cancer incidence in US men and

controlled trial. Int J Obes (Lond). 2017;41(2):246–54.
112. Zheng Y, Klem ML, Sereika SM, Danford CA, Ewing LJ, Burke LE. Self-weighing in weight management: a systematic literature review. Obesity (Silver Spring). 2015;23(2):256-65.
113. Louro MJ, Pieters R, Zeelenberg M. Dynamics of multiple-goal pursuit. J Pers Soc Psychol. 2007;93(2):174-93.
114. Rothman AJ. Toward a theory-based analysis of behavioral maintenance. Health Psychol. 2000;19(1S):64-9.
115. Baldwin AS, Rothman AJ, Jeffery RW. Satisfaction with weight loss: examining the longitudinal covariation between people's weight-loss-related outcomes and experiences and their satisfaction. Ann Behav Med. 2009;38(3):213-24.
116. Bandura A. Social cognitive theory: an agentic perspective. Annu Rev Psychol. 2003;52:1-26.
117. Bandura A. Social foundations of thought and action: a social cognitive theory. Prentice-Hall, Inc; 1986.
118. Chartrand TL, Bargh JA. The chameleon effect: the perception-behavior link and social interaction. J Pers Soc Psychol. 1999;76(6):893-910.
119. イチロー カワチ. 命の格差は止められるか ――ハーバード日本人教授の、世界が注目する授業――. 東京,日本: 小学館; 2013.
120. Eng PM, Kawachi I, Fitzmaurice G, Rimm EB. Effects of marital transitions on changes in dietary and other health behaviours in US male health professionals. J Epidemiol Community Health. 2005;59(1):56-62.
121. Adams MA, Hovell MF, Irvin V, Sallis JF, Coleman KJ, Liles S. Promoting stair use by modeling: an experimental application of the behavioral ecological model. Am J Health Promot. 2006;21(2):101-9.
122. Webb OJ, Eves FF, Smith L. Investigating behavioural mimicry in the context of stair/escalator choice. Br J Health Psychol. 2011;16(Pt 2):373-85.
123. Salmon SJ, Fennis BM, de Ridder DT, Adriaanse MA, de Vet E. Health on impulse: when low self-control promotes healthy food choices. Health Psychol. 2014;33(2):103-9.

第4章 食事

1. GBD 2017 Diet Collaborators. Health effects of dietary risks in 195 countries,1990-2017: a systematic analysis for the global burden of disease study 2017. Lancet. 2019;393(10184).
2. Ikeda N, Inoue M, Iso H, Ikeda S, Satoh T, Noda M, et al. Adult mortality attributable to preventable risk factors for non-communicable diseases and injuries in Japan: a comparative risk assessment. PLoS Med. 2012;9(1):e1001160.
3. 厚生労働省. 令和元年国民健康・栄養調査. 健康局健康課; 2020. [cited 2023 Jan 24]. Available from: https://www.mhlw.go.jp/stf/seisakunitsuite/bunya/kenkou_iryou/kenkou/eiyou/h29-houkoku.html.
4. Viswanath K. Public health and mass communication. [unpublished lecture notes]. SHH 211: health promotion through mass media. Harvard T.H. Chan School of public Health.
5. 松永 和紀. 栄養学から考える「食と健康」 栄養情報も流行には要注意、話は単純化され盛ってある. WEDGE_Infinity; 2018. [cited 2021 Dec 18]. Available from: https://wedge.ismedia.jp/articles/-/13802.
6. 松永 和紀. 栄養学から考える「食と健康」「良い食品、悪い食品」という単純化は勧められない. WEDGE_Infinity; 2018. [cited 2021 Dec 18]. Available from: https://wedge.ismedia.jp/articles/-/13855.
7. Messina M, Lampe JW, Birt DF, Appel LJ, Pivonka E, Berry B, et al. Reductionism and the narrowing nutrition perspective: time for reevaluation and emphasis on food synergy. J Am Diet Assoc. 2001;101(12):1416-9.
8. Jacobs DR, Steffen LM. Nutrients, foods, and dietary patterns as exposures in research: a framework for food synergy. Am J Clin Nutr. 2003;78(3 Suppl):508S-13S.
9. 農林水産省. 「食事バランスガイド」について. 消費・安全局消費者行政・食育課. [cited 2021 Dec 18]. Available from: https://www.maff.go.jp/j/balance_guide/.
10. Kurotani K, Akter S, Kashino I, Goto A, Mizoue T, Noda M, et al. Quality of diet and mortality among Japanese men and women: JPHC study. BMJ. 2016;352:i1209.
11. Yu D, Zhang X, Xiang Y-B, Yang G, Zheng W, Gao Y-T, et al. Adherence to dietary guidelines and mortality: a report from prospective cohort studies of 134,000 Chinese adults in urban Shanghai. Am J Clin Nutr. 2014;100(2):693-700.
12. Akbaraly TN, Ferrie JE, Berr C, Brunner EJ, Head J, Marmot MG, et al. Alternative healthy eating index and

87. Muraven M, Collins RL, Shiffman S, Paty JA. Daily fluctuations in self-control demands and alcohol intake. Psychol Addict Behav. 2005;19(2):140-7.
88. Shmueli D, Prochaska JJ. Resisting tempting foods and smoking behavior: implications from a self-control theory perspective. Health Psychol. 2009;28(3):300-6.
89. Schwabe L, Tegenthoff M, Höffken O, Wolf OT. Simultaneous glucocorticoid and noradrenergic activity disrupts the neural basis of goal-directed action in the human brain. J Neurosci. 2012;32(30):10146-55.
90. Cunningham MR, Baumeister RF. How to make nothing out of something: analyses of the impact of study sampling and statistical interpretation in misleading meta-analytic conclusions. Front Psychol. 2016;7:1639.
91. Hagger MS, Chatzisarantis NLD, Alberts H, Anggono CO, Batailler C, Birt AR, et al. A multilab preregistered replication of the ego-depletion effect. Perspect Psychol Sci. 2016;11(4).
92. Inzlicht M, Gutsell JN. Running on empty: neural signals for self-control failure. Psychol Sci. 2007;18(11):933-7.
93. Ma J-L, Zhang L, Brown LM, Li J-Y, Shen L, Pan K-F, et al. Fifteen-year effects of helicobacter pylori, garlic, and vitamin treatments on gastric cancer incidence and mortality. J Natl Cancer Inst. 2012;104(6):488-92.
94. Osch Lv, Lechner L, Reubsaet A, Wigger S, Vries Hd. Relapse prevention in a national smoking cessation contest: effects of coping planning. Br J Health Psychol. 2008;13(Pt 3):525-35.
95. Weiden Avd, Benjamins J, Gillebaart M, Ybema JF, Ridder Dd. How to form good habits? A longitudinal field study on the role of self-control in habit formation. Front Psychol. 2020;11:560.
96. Webb TL, Sheeran P. How do implementation intentions promote goal attainment? A test of component processes. J Exp Soc Psychol. 2007;43(2):295-302.
97. Sniehotta FF. Towards a theory of intentional behaviour change: plans, planning, and self-regulation. Br J Health Psychol. 2009;14(Pt 2):261-73.
98. Sniehotta FF, Scholz U, Schwarzer R. Action plans and coping plans for physical exercise: a longitudinal intervention study in cardiac rehabilitation. Br J Health Psychol. 2006;11(Pt 1):23-37.
99. Curhan KB, Levine CS, Markus HR, Kitayama S, Park J, Karasawa M, et al. Subjective and objective hierarchies and their relations to psychological well-being: a U.S/Japan comparison. Soc Psychol Personal Sci. 2014;5(8):855-64.
100. Scholz U, Schüz B, Ziegelmann JP, Lippke S, Schwarzer R. Beyond behavioural intentions: planning mediates between intentions and physical activity. Br J Health Psychol. 2008;13(Pt 3):479-94.
101. Lee, K. K.,et al. Promoting routine stair use: Evaluating the impact of a stair use: Evaluating the impact of a stair prompt across bulidings. Am J Prev Med. 2012;Feb;42(2):136-41.
102. Prestwich A, Perugini M, Hurling R. Can the effects of implementation intentions on exercise be enhanced using text messages? Psychol Health. 2009;24(6):677-87.
103. Prestwich A, Perugini M, Hurling R. Can implementation intentions and text messages promote brisk walking? A randomized trial. Health Psychol. 2010;29(1):40-9.
104. Webb TL, Joseph J, Yardley L, Michie S. Using the internet to promote health behavior change: a systematic review and meta-analysis of the impact of theoretical basis, use of behavior change techniques, and mode of delivery on efficacy. J Med Internet Res. 2010;12(1):e4.
105. Hall AK, Cole-Lewis H, Bernhardt JM. Mobile text messaging for health: a systematic review of reviews. Annu Rev Public Health. 2015;36:393-415.
106. Michie S, Abraham C, Whittington C, McAteer J, Gupta S. Effective techniques in healthy eating and physical activity interventions: a meta-regression. Health Psychol. 2009;28(6):690-701.
107. Harkin B, Webb TL, Chang BPI, Prestwich A, Conner M, Kellar I, et al. Does monitoring goal progress promote goal attainment? A meta-analysis of the experimental evidence. Psychol Bull. 2016;142(2):198-229.
108. Abraham C, Michie S. A taxonomy of behavior change techniques used in interventions. Health Psychol. 2008;27(3):379-87.
109. Burke LE, Swigart V, Turk MW, Derro N, Ewing LJ. Experiences of self-monitoring: successes and struggles during treatment for weight loss. Qual Health Res. 2009;19(6):815-28.
110. Burke LE, Wang J, Sevick MA. Self-monitoring in weight loss: a systematic review of the literature. J Am Diet Assoc. 2011;111(1):92-102.
111. Beeken RJ, Leurent B, Vickerstaff V, Wilson R, Croker H, Morris S, et al. A brief intervention for weight control based on habit-formation theory delivered through primary care: results from a randomised

63. Caspi CE, Sorensen G, Subramanian SV, Kawachi I. The local food environment and diet: a systematic review. Health Place. 2012;18(5):1172-87.
64. Cerin E, Nathan A, Cauwenberg Jv, Barnett DW, Barnett A, Council on Environment and Physical Activity (CEPA) – Older Adults working group. The neighbourhood physical environment and active travel in older adults: a systematic review and meta-analysis. Int J Behav Nutr Phys Act. 2017;14(1):15.
65. Ding D, Sallis JF, Kerr J, Lee S, Rosenberg DE. Neighborhood environment and physical activity among youth a review. Am J Prev Med. 2011;41(4):442-55.
66. Smith M, Hosking J, Woodward A, Witten K, MacMillan A, Field A, et al. Systematic literature review of built environment effects on physical activity and active transport - an update and new findings on health equity. Int J Behav Nutr Phys Act. 2017;14(1):158.
67. Moore LV, Roux AVD, Nettleton JA, Jr DRJ. Associations of the local food environment with diet quality——a comparison of assessments based on surveys and geographic information systems: the multi-ethnic study of atherosclerosis. Am J Epidemiol. 2008;167(8):917-24.
68. Momosaki R, Wakabayashi H, Maeda K, Shamoto H, Nishioka S, Kojima K, et al. Association between food store availability and the incidence of functional disability among community-dwelling older adults: results from the Japanese gerontological evaluation cohort study. Nutrients. 2019;11(10):2369.
69. 百崎 良. 近隣に食料品店がないと 要介護になるリスクが1.2倍高い. 帝京大学; 2019. [cited 2021 Dec 19]. Available from: https://www.jages.net/project/opera/?action=common_download_main&upload_id=10558.
70. Tani Y, Suzuki N, Fujiwara T, Hanazato M, Kondo N, Miyaguni Y, et al. Neighborhood food environment and mortality among older Japanese adults: results from the JAGES cohort study. Int J Behav Nutr Phys Act. 2018;15(1):101.
71. 谷 友香子. 近隣に食料品店が少ないと死亡リスク1.6倍. 東京医科歯科大学; 2019. [cited 2021 Dec 19]. Available from: https://www.jages.net/library/pressrelease/?action=cabinet_action_main_download&block_id=1900&room_id=549&cabinet_id=155&file_id=7580&upload_id=9176.
72. Hamamatsu Y, Goto C, Nishitani M, Shimadate R, Ueno J, Kusakari Y, et al. Associations between neighborhood food environments and deficient protein intake among elderly people in a metropolitan suburb: a case study in Kisarazu city, Japan. Am J Hum Biol. 2017;29(6).
73. Suka M YT, Yanagisawa H,. Changes in health status, workload, and lifestyle after starting the COVID-19 pandemic: a web-based survey of Japanese men and women. Environ Health Prev Med. 2021;26(1):37.
74. Shimpo M, Akamatsu R, Kojima Y, Yokoyama T, Okuhara T, Chiba T. Factors associated with dietary change since the outbreak of COVID-19 in Japan. Nutrients. 2021;13(6):2039.
75. Milkman KL, Minson JA, Volpp KG. Holding the hunger games hostage at the gym: an evaluation of temptation bundling. Manage Sci. 2014;60(2):283-99.
76. Kullgren JT, Troxel AB, Loewenstein G, Asch DA, Norton LA, Wesby L, et al. Individual- versus group-based financial incentives for weight loss: a randomized, controlled trial. Ann Intern Med. 2013;158(7):505–14.
77. Izuma K, Saito DN, Sadato N. Processing of the incentive for social approval in the ventral striatum during charitable donation. J Cogn Neurosci. 2010;22(4):621-31.
78. Mortimer D, Ghijben P, Harris A, Hollingsworth B. Incentive-based and non-incentive-based interventions for increasing blood donation. Cochrane Database Syst Rev. 2013(1).
79. Yin HH, Knowlton BJ. The role of the basal ganglia in habit formation. Nat Rev Neurosci. 2006;7(6):464-76.
80. Tolman EC. Purposive behavior in animals and men. New York, N.Y.: Century; 1932.
81. Colwill RM, Rescorla RA. Postconditioning devaluation of a reinforcer affects instrumental responding. J Exp Psychol Gen. 1985;11(1):120–32.
82. Deci EL, Koestner R, Ryan RM. A meta-analytic review of experiments examining the effects of extrinsic rewards on intrinsic motivation. Psychol Bull. 1999;125(6):692-700.
83. Ryan RM, Deci EL. Self-determination theory and the facilitation of intrinsic motivation, social development, and well-being. Am J Psychol. 2000;55(1):68-78.
84. Schwabe L, Wolf OT. Stress and multiple memory systems: from 'thinking' to 'doing'. Trends Cogn Sci. 2013;17(2):60-8.
85. Muraven M, Collins RL, Nienhaus K. Self-control and alcohol restraint: an initial application of the self-control strength model. Psychol Addict Behav. 2002;16(2):113-20.
86. Moss M. Salt sugar fat: how the food giants hooked us. New York, N.Y.: Randam House; 2014.

Am J Clin Nutr. 2013;98(3):769-77.
36. Kruglanski AW, Shah JY, Fishbach A, Friedman R, Chun WY, Sleeth-Keppler D. A theory of goal systems. Adv Exp Soc Psychol. 2002;34:331-78.
37. Neal DT, Wood W, Drolet A. How do people adhere to goals when willpower is low? The profits (and pitfalls) of strong habits. J Pers Soc Psychol. 2013;104(6):959-75.
38. Verplanken B, Wood W. Interventions to break and create consumer habits. J Public Policy Mark. 2006;25:90-103.
39. Wood W, Tam L, Witt MG. Changing circumstances, disrupting habits. J Pers Soc Psychol. 2005;88(6):918-33.
40. Orbell S, Verplanken B. The automatic component of habit in health behavior: habit as cue-contingent automaticity. Health Psychol. 2010;29(4):374-83.
41. Norman DA. Categorization of action slips. Psychol Rev. 1981;88(1):1-15.
42. Achtziger A, Gollwitzer PM, Sheeran P. Implementation intentions and shielding goal striving from unwanted thoughts and feelings. Pers Soc Psychol Bull. 2008;34(3):381-93.
43. Gardner B, Bruijn G-Jd, Lally P. A systematic review and meta-analysis of applications of the self-report habit index to nutrition and physical activity behaviours. Ann Behav Med. 2011;42(2):174-87.
44. Webb TL, Sheeran P, Luszczynska A. Planning to break unwanted habits: habit strength moderates implementation intention effects on behaviour change. Br J Soc Psychol. 2009;48(Pt 3):507-23.
45. Ji MF. Purchase and consumption habits: not necessarily what you intend. J Consum Psychol. 2007;17(4):261-76.
46. Danner UN, Aarts H, Vries NKd. Habit vs. intention in the prediction of future behaviour: the role of frequency, context stability and mental accessibility of past behaviour. Br J Soc Psychol. 2008;47(Pt 2):245-65.
47. Bruijn G-Jd, Kremers SPJ, Singh A, Putte Bvd, Mechelen Wv. Adult active transportation: adding habit strength to the theory of planned behavior. Am J Prev Med. 2009;36(3):189-94.
48. Dezfouli A, Balleine BW. Habits, action sequences and reinforcement learning. Eur J Neurosci. 2012;35(7):1036-51.
49. Hofmann W, Friese M, Wiers RW. Impulsive versus reflective influences on health behavior: a theoretical framework and empirical review. Health Psychol Rev. 2008;2:111-37.
50. Verplanken B, Faes S. Good intentions, bad habits, and effects of forming implementation intentions on healthy eating. Eur J Soc Psychol. 1999;29(5-6):591–604.
51. Loewenstein G. Out of control: visceral influences on behavior. Organ Behav Hum Decis Process. 1996;65(3):272-92.
52. Quinn JM, Pascoe A, Wood W, Neal DT. Can't control yourself? Monitor those bad habits. Pers Soc Psychol Bull. 2010;36(4):499-511.
53. Reichelt AC, Westbrook RF, Morris MJ. Integration of reward signalling and appetite regulating peptide systems in the control of food-cue responses. Br J Pharmacol. 2015;172(22):5225–38.
54. Boswell RG, Kober H. Food cue reactivity and craving predict eating and weight gain: a meta-analytic review. Obes Rev. 2016;17(2):159-77.
55. Hughes JR, Keely J, Naud S. Shape of the relapse curve and long-term abstinence among untreated smokers. Addiction. 2004;99(1):29-38.
56. Wenzlaff RM, Wegner DM. Thought suppression. Annu Rev Psychol. 2000;51:59-91.
57. Sutton S. The past predicts the future: interpreting behaviour–behaviour relationships in social psychological models of health behaviour. Farnham, U.K.: Avebury/Ashgate Publishing Co.; 1994.
58. Bouton ME. A learning theory perspective on lapse, relapse, and the maintenance of behavior change. Health Psychol. 2000;19(1S):57-63.
59. Hagger MS, Chantelle Wood CS, Chatzisarantis NLD. The strength model of self-regulation failure and health-related behaviour. Health Psychol Rev. 2009;3(2):208-38.
60. Verplanken B, Walker I, Davis A, Jurasek M. Context change and travel mode choice: combining the habit discontinuity and self-activation hypotheses. J Environ Psychol. 2008;28(2):121-7.
61. Thomas GO, Poortinga W, Sautkina E. Habit discontinuity, self-activation, and the diminishing influence of context change: evidence from the UK understanding society survey. PLoS One. 2016;11(4):e0153490.
62. Kawachi I, Berkman LF. Neighborhoods and Health. Oxford, U.K.: Oxford University Press; 2003.

8. Maltz M. Psycho-cybernetics. New York, N.Y.: Simon & Schuster; 1960.『自分を動かす ――あなたを成功型人間に変える』(知道出版)
9. Gardner B, Lally P, Wardle J. Making health habitual: the psychology of 'habit-formation' and general practice. Br J Gen Pract. 2012;62(605):664-6.
10. Fjeldsoe B, Neuhaus M, Winkler E, Eakin E. Systematic review of maintenance of behavior change following physical activity and dietary interventions. Health Psychol. 2011;30(1):99-109.
11. Armitage CJ. Can the theory of planned behavior predict the maintenance of physical activity? Health Psychol. 2005;24(3):235-45.
12. Ouellette J, Wood W. Habit and intention in everyday life: the multiple processes by which past behavior predicts future behavior. Psychol Bull. 1998;124(1):54-74.
13. Aarts H, Dijksterhuis A. Habits as knowledge structures: automaticity in goal-directed behavior. J Pers Soc Psychol. 2000;78(1):53-63.
14. Neal DT, Wood W, Labrecque JS, Lally P. How do habits guide behavior? Perceived and actual triggers of habits in daily life. J Exp Soc Psychol. 2012;48(2):492–8.
15. Noar SM, Benac CN, Harris MS. Does tailoring matter? Meta-analytic review of tailored print health behavior change interventions. Psychol Bull. 2007;133(4):673-93.
16. Viswanath K. Public health and mass communication [unpublished lecture notes]. SHH 211: Health promotion through mass media. Harvard T.H. Chan School of Public Health.
17. Wood W, Neal DT. A new look at habits and the habit-goal interface. Psychol Rev. 2007;114(4):843-63.
18. Steindl C, Jonas E, Sittenthaler S, Traut-Mattausch E, Greenberg J. Understanding psychological reactance: new developments and findings. Z Psychol. 2015;223(4):205-14.
19. Brehm JW. A theory of psychological reactance. New York, N.Y.: Academic Press; 1966.
20. Ajzen I. The theory of planned behavior. Organ Behav Hum Decis Process. 1991;50(2):179–211.
21. Bandura A. Self-efficacy : the exercise of control. New York, N.Y.: W.H. Freeman and Company; 1997.
22. Fife-Schaw C, Sheeran P, Norman P. Simulating behaviour change interventions based on the theory of planned behaviour: impacts on intention and action. Br J Soc Psychol. 2007;46(Pt 1):43-68.
23. Gollwitzer PM, Sheeran P. Implementation intentions and goal achievement: a meta-analysis of effects and processes. Adv Exp Soc Psychol. 2006;38:69-119.
24. Webb TL, Sheeran P. Mechanisms of implementation intention effects: the role of goal intentions, self-efficacy, and accessibility of plan components. Br J Soc Psychol. 2008;47(Pt 3):373-95.
25. Sheeran P. Intention—behavior relations: a conceptual and empirical review. Eur Rev Soc Psychol. 2011;12(1):1-36.
26. Carels RA, Young KM, Koball A, Gumble A, Darby LA, Oehlhof MW, et al. Transforming your life: an environmental modification approach to weight loss. J Health Psychol. 2010;16(3):430-8.
27. Carels RA, Burmeister JM, Koball AM, Oehlhof MW, Hinman N, LeRoy M, et al. A randomized trial comparing two approaches to weight loss: differences in weight loss maintenance. J Health Psychol. 2014;19(2):296-311.
28. Judah G, Gardner B, Aunger R. Forming a flossing habit: an exploratory study of the psychological determinants of habit formation. Br J Health Psychol. 2013;18(2):338-53.
29. Stawarz K, Cox A, Blandford A. Personalized routine support for tackling medication non-adherence. 2014.
30. McDaniel MA, Einstein GO. Strategic and automatic processes in prospective memory retrieval: a multiprocess framework. Appl Cogn Psychol. 2000;14:S127-S44.
31. Graybiel AM. The basal ganglia and chunking of action repertoires. Neurobiol Learn Mem. 1998;70(1-2):119-36.
32. Cooper R, Shallice T. Contention scheduling and the control of routine activities. Cogn Neuropsychol. 2000;17(4):297-338.
33. Verplanken B, Melkevik O. Predicting habit: the case of physical exercise. Psychol Sport Exerc. 2008;9(1):15-26.
34. Glanz K, Rimer BK, Viswanath K. Health behavior: theory, research, and practice, 5th edition. San Francisco, California: Jossey-Bass; 2015.
35. McGowan L, Cooke LJ, Gardner B, Beeken RJ, Croker H, Wardle J. Healthy feeding habits: efficacy results from a cluster-randomized, controlled exploratory trial of a novel, habit-based intervention with parents.

theoretical approach. Health Commun. 2003;15(3):349-66.
58. Hornik R, Jacobsohn L, Orwin R, Piesse A, Kalton G. Effects of the national youth anti-drug media campaign on youths. Am J Public Health. 2008;98(12):2229-36.
59. Finkelstein SR, Fishbach A. When healthy food makes you hungry. J Consum Res. 2010;37(3):357-67.
60. Latkin CA, Dayton L, Yi G, Konstantopoulos A, Boodram B. Trust in a COVID-19 vaccine in the U.S.: a social-ecological perspective. Soc Sci Med. 2021;270:113684.
61. Okubo R, Yoshioka T, Ohfuji S, Matsuo T, Tabuchi T. COVID-19 vaccine hesitancy and its associated factors in Japan. Vaccines (Basel). 2021;9(6):662.
62. Murphy J, Vallières F, Bentall RP, Shevlin M, McBride O, Hartman TK, et al. Psychological characteristics associated with COVID-19 vaccine hesitancy and resistance in Ireland and the United Kingdom. Nat Commun. 2021;12(1):29.
63. Edwards B, Biddle N, Gray M, Sollis K. COVID-19 vaccine hesitancy and resistance: correlates in a nationally representative longitudinal survey of the Australian population. PLoS One. 2021;16(3):e0248892.
64. Fisher KA, Bloomstone SJ, Walder J, Crawford S, Fouayzi H, Mazor KM. Attitudes toward a potential SARS-CoV-2 vaccine : a survey of U.S. adults. Ann Intern Med. 2020;173(12):964-73.
65. Kreps S, Prasad S, Brownstein JS, Hswen Y, Garibaldi BT, Zhang B, et al. Factors associated with US adults' likelihood of accepting COVID-19 vaccination. JAMA Netw Open. 2020;3(10):e2025594.
66. Slovic P, Peters E, Finucane ML, Macgregor DG. Affect, risk, and decision making. Health Psychol. 2005;24(4S):S35-40.
67. Finucane ML, Alhakami A, Slovic P, Johnson SM. The affect heuristic in judgments of risks and benefits. J Behav Decis Mak. 2000;13(1):1-17.
68. Peters E, Evans AT, Hemmerich N, Berman M. Emotion in the law and the lab: the case of graphic cigarette warnings. Tob Regul Sci. 2016;2(4):404-13.
69. Jamieson P, Romer D. A profile of smokers and smoking. In: Slovic P, editor. Smoking: risk perception, & policy. Thousand Oaks: SAGE Publications; 2001.
70. Weinstein ND, Marcus SE, Moser RP. Smokers' unrealistic optimism about their risk. Tob Control. 2005;14(1):55-9.
71. Slovic P. Cigarette smokers: rational actors or rational fools? In: Slovic P, editor. Smoking: risk perception, & policy. Thousand Oaks: SAGE Publications, Inc; 2001.
72. Weinstein ND, Slovic P, Waters E, Gibson G. Public understanding of the illnesses caused by cigarette smoking. Nicotine Tob Res. 2004;6(2):349-55.
73. Weinstein ND, Slovic P, Gibson G. Accuracy and optimism in smokers' beliefs about quitting. Nicotine Tob Res. 2004;6 Suppl 3:S375-80.
74. Slovic P, Finucane ML, Peters E, MacGregor DG. Risk as analysis and risk as feelings: some thoughts about affect, reason, risk, and rationality. Risk Anal. 2004;24(2):311-22.
75. Slovic P, Finucane ML, Peters E, MacGregor DG. The affect heuristic. Eur J Oper Res. 2007;177(3):1333-52.
76. 溝田 友里, 藤野 雅弘, 山本 精一郎. コミュニケーション戦略としての科学的根拠に基づくがん予防・がん検診受診の推進. 医療と社会. 2020;30(3):321-38.

第3章 習慣

1. Roberto CA, Kawachi I. Behavioral economics and public health. Oxford, U.K.: Oxford University Press; 2015.
2. Wood W, Quinn JM, Kashy DA. Habits in everyday life: thought, emotion, and action. J Pers Soc Psychol. 2002;83(6):1281-97.
3. Job V, Dweck CS, Walton GM. Ego depletion——is it all in your head? Implicit theories about willpower affect self-regulation. Psychol Sci. 2010;21(11):1686-93.
4. Webb TL, Sheeran P. Does changing behavioral intentions engender behavior change? A meta-analysis of the experimental evidence. Psychol Bull. 2006;132(2):249-68.
5. Gollwitzer PM. Implementation intentions: strong effects of simple plans. Am Psychol. 1999;54(7):493–503.
6. Lally P, Jaarsveld CHMv, Potts HWW, Wardle J. How are habits formed: modelling habit formation in the real world. Eur J Soc Psychol. 2010;40(6):998-1009.
7. Lally P, Gardner B. Promoting habit formation. Health Psychol Rev. 2013;7(S1):S137-58.

2008;358(21):2249-58.
31. Mackie G, Moneti F, Shakya H, Denny E. What are social norms? How are they measured? 2015.
32. Chung A, Rimal RN. Social norms: a review. Commun Res Rep. 2016:1-28.
33. Brennan G, Eriksson L, Goodin RE, Southwood N. Explaining Norms. Oxford, U.K.: Oxford University Press; 2013.
34. Elsenbroich C, Gilbert N. Modelling Norms. Dordrecht: Springer; 2014.
35. Emery S, Kim Y, Choi YK, Szczypka G, Wakefield M, Chaloupka FJ. The effects of smoking-related television advertising on smoking and intentions to quit among adults in the United States: 1999-2007. Am J Public Health. 2012;102(4):751-7.
36. Smith LA, Foxcroft DR. The effect of alcohol advertising, marketing and portrayal on drinking behaviour in young people: systematic review of prospective cohort studies. BMC Public Health. 2009;9:51.
37. Harris JL, Bargh JA, Brownell KD. Priming effects of television food advertising on eating behavior. Health Psychol. 2009;28(4):404-13.
38. Boyland EJ, Nolan S, Kelly B, Tudur-Smith C, Jones A, Halford JC, et al. Advertising as a cue to consume: a systematic review and meta-analysis of the effects of acute exposure to unhealthy food and nonalcoholic beverage advertising on intake in children and adults. Am J Clin Nutr. 2016;103(2):519-33.
39. Vukmirovic M. The effects of food advertising on food-related behaviours and perceptions in adults: a review. Food Res Int. 2015;75:13-9.
40. Tynan MA, Polansky JR, Driscoll D, Garcia C, Glantz SA. Tobacco use in top-grossing movies - United States, 2010-2018. MMWR Morb Mortal Wkly Rep. 2019;68(1):974-8.
41. Naimi TS, Ross CS, Siegel MB, DeJong W, Jernigan DH. Amount of televised alcohol advertising exposure and the quantity of alcohol consumed by youth. J Stud Alcohol Drugs. 2016;77(5):723-9.
42. Wallace K. The more alcohol ads kids see, the more alcohol they consume. CNN; 2016. [cited 2021 Dec 12]. Available from: https://www.cnn.com/2016/09/07/health/kids-alcohol-ads-impact-underage-drinking/index.html.
43. Schwartz J, Riis J, Elbel B, Ariely D. Inviting consumers to downsize fast-food portions significantly reduces calorie consumption. Health Aff (Millwood). 2012;31(2):399-407.
44. Wansink B, Kim J. Bad popcorn in big buckets: portion size can influence intake as much as taste. J Nutr Educ Behav. 2005;37(5):242-5.
45. Wansink B, Ittersum Kv, Painter JE. Ice cream illusions bowls, spoons, and self-served portion sizes. Am J Prev Med. 2006;31(3):240-3.
46. Arumugam N. How size and color of plates and tablecloths trick us into eating too much. Forbes; 2012 [cited 2021 Dec 12]. Available from: https://www.forbes.com/sites/nadiaarumugam/2012/01/26/how-size-and-color-of-plates-and-tablecloths-trick-us-into-eating-too-much/.
47. Leonhardt D. Your plate is bigger than your stomach. The New York Times; 2007. [cited 2021 Dec 12]. Available from: https://www.nytimes.com/2007/05/02/business/02leonhardt.html.
48. Young LR, Nestle M. The contribution of expanding portion sizes to the US obesity epidemic. Am J Public Health. 2002;92(2):246-9.
49. Mullainathan S, Shafir E. Scarcity: why having too little means so much. New York, N.Y.: Times Books; 2013 2013-09-12.
50. Chapman S, Wong WL, Smith W. Self-exempting beliefs about smoking and health: differences between smokers and ex-smokers. Am J Public Health. 1993;83(2):215-9.
51. Brown JH, D'Emidio-Caston M, Pollard JA. Students and substances: social power in drug education. Educ Eval Policy Anal. 1997;19:65-82.
52. Festinger L. A theory of cognitive dissonance. Redwood, California: Stanford University Press; 1962.
53. Schane RE, Glantz SA, Pamela M Ling. Social smoking implications for public health, clinical practice, and intervention research. Am J Prev Med. 2009;37(2):124-31.
54. Sayette MA. The effects of alcohol on emotion in social drinkers. Behav Res Ther. 2017;88:76-89.
55. Brehm JW. A theory of psychological reactance. New York, N.Y: Academic Press; 1966.
56. Steindl C, Jonas E, Sittenthaler S, Traut-Mattausch E, Greenberg J. Understanding psychological reactance: new developments and findings. Z Psychol. 2015;223(4):205-14.
57. Grandpre J, Alvaro EM, Burgoon M, Miller CH, Hall JR. Adolescent reactance and anti-smoking campaigns: a

5. Schroeder SA. Shattuck lecture. We can do better——improving the health of the American people. N Engl J Med. 2007;357(12):1221-8.
6. McGinnis JM, Williams-Russo P, Knickman JR. The case for more active policy attention to health promotion. Health Aff (Millwood). 2002;21(2):78-93.
7. World Health Organization. Prevalence of tobacco smoking. [cited 2021 Dec 12]. Available from: http://gamapserver.who.int/gho/interactive_charts/tobacco/use/atlas.html.
8. Tabuchi T, Kondo N. Educational inequalities in smoking among Japanese adults aged 25-94 years: nationally representative sex- and age-specific statistics. J Epidemiol. 2017;27(4):186-92.
9. Berkman LF, Kawachi I, Glymour MM. Social epidemiology. Oxford, U.K.: Oxford University Press; 2014.
10. Kondo N. Socioeconomic disparities and health: impacts and pathways. J Epidemiol. 2012;22(1):2-6.
11. Gilman SE, Martin LT, Abrams DB, Kawachi I, Kubzansky L, Loucks EB, et al. Educational attainment and cigarette smoking: a causal association? Int J Epidemiol. 2008;37(3):165-24.
12. Roberto CA, Kawachi I. Behavioral economics and public health. Oxford, U.K.: Oxford University Press; 2015.
13. Hanibuchi T, Kondo K, Nakaya T, Nakade M, Ojima T, Hirai H, et al. Neighborhood food environment and body mass index among Japanese older adults: results from the Aichi Gerontological Evaluation Study (AGES). Int J Health Geogr. 2011;10(1):1-9.
14. Kawachi I, Berkman LF. Neighborhoods and Health. Oxford, U.K.: Oxford University Press; 2003.
15. Sudhinaraset M, Wigglesworth C, Takeuchi DT. Social and cultural contexts of alcohol use: Influences in a social–ecological framework. Alcohol Res. 2016;38(1):35-45.
16. Ahern J, Margerison-Zilko C, Hubbard A, Galea S. Alcohol outlets and binge drinking in urban neighborhoods: the implications of nonlinearity for intervention and policy. Am J Public Health. 2013;103(4):e81-7.
17. Campbell CA, Hahn RA, Elder R, Brewer R, Chattopadhyay S, Fielding J, et al. The effectiveness of limiting alcohol outlet density as a means of reducing excessive alcohol consumption and alcohol-related harms. Am J Prev Med. 2009;37(6).
18. Popova S, Giesbrecht N, Bekmuradov D, Patra J. Hours and days of sale and density of alcohol outlets: impacts on alcohol consumption and damage: a systematic review. Alcohol Alcohol. 2009;44(5):500-16.
19. Tani Y, Suzuki N, Fujiwara T, Hanazato M, Kondo N, Miyaguni Y, et al. Neighborhood food environment and mortality among older Japanese adults: results from the JAGES cohort study. Int J Behav Nutr Phys Act. 2018;15(1):101.
20. 鎌田 真光. 身体活動量の地域間格差——地方でアクティブ人口を増やす取り組み——. 笹川スポーツ財団; 2017 [cited 2021 Dec 12]. Available from: https://www.ssf.or.jp/ssf_eyes/international/usa/20170202.html.
21. Robles TF, Slatcher RB, Trombello JM, McGinn MM. Marital quality and health: a meta-analytic review. Psychol Bull. 2014;140(1):140-87.
22. Robles TF. Marital quality and health: implications for marriage in the 21st century. Curr Dir Psychol Sci. 2014;23(6):427-32.
23. Kiecolt-Glaser JK, Wilson SJ. Lovesick: how couples' relationships influence health. Annu Rev Clin Psychol. 2017;13:421-43.
24. Lee S, Cho E, Grodstein F, Kawachi I, Hu FB, Colditz GA. Effects of marital transitions on changes in dietary and other health behaviours in US women. Int J Epidemiol. 2005;34(1):69-78.
25. Markey CN, Markey PM, Birch LL. Interpersonal predictors of dieting practices among married couples. J Fam Psychol. 2001;15(3):464-75.
26. Reczek C, Pudrovska T, Carr D, Thomeer MB, Umberson D. Marital histories and heavy alcohol use among older adults. J Health Soc Behav. 2016;57(1):77-96.
27. Christakis NA, Fowler JH. Connected: the surprising power of our social networks and how they shape our lives —— how your friends' friends' friends affect everything you feel, think, and do. New York, N.Y.: Little, Brown Spark; 2011.
28. Christakis NA, Fowler JH. The spread of obesity in a large social network over 32 years. N Engl J Med. 2007;357(4):370-9.
29. Rosenquist JN, Murabito J, Fowler JH, Christakis NA. The spread of alcohol consumption behavior in a large social network. Ann Intern Med. 2010;152(7):426-33, W141.
30. Christakis NA, Fowler JH. The collective dynamics of smoking in a large social network. N Engl J Med.

参考文献

はじめに

1. Sackett DL, Rosenberg WM, Gray JA, Haynes RB, Richardson WS. Evidence based medicine: what it is and what it isn't. BMJ. 1996;312(7023):71-2.
2. eHealth NSW. History of evidence-based practice CIAP Clinical Information Access Portal. [cited 2021 Dec 12]. Available from: https://www.ciap.health.nsw.gov.au/training/ebp-learning-modules/module1/history-of-evidence-based-practice.html.
3. The Cochrane Collaboration. The difference we make. [cited 2021 Dec 12]. Available from: https://www.cochrane.org/about-us/difference-we-make.
4. Sur RL, Dahm P. History of evidence-based medicine. Indian J Urol. 2011;27(4):487–9.
5. Guyatt GH. Evidence-based medicine. ACP J club. 1991;A-16:114.
6. Zimerman AL. Evidence-based medicine: a short history of a modern medical movement. Virtual Mentor. 2013;15(1):71-6.

第１章　エビデンス

1. 福井 次矢. エビデンスに基づく診療ガイドライン. 日本内科学会雑誌. 2010;第99巻(第12号).
2. Ho PM, Peterson PN, Masoudi FA. Evaluating the evidence: is there a rigid hierarchy? Circulation. 2008;118(16):1675-84.
3. 厚生労働省. 令和３年簡易生命表の概況. 政策統括官付参事官付人口動態・保健社会統計; 2021. [cited 2023 Jan 11]. Available from: https://www.mhlw.go.jp/toukei/saikin/hw/life/life21/index.html
4. 厚生労働省. e-ヘルスネット 平均寿命と健康寿命. [cited 2023 Jan 11]. Available from:https://www.e-healthnet.mhlw.go.jp/information/hale/h-01-002.html
5. 厚生労働省. 人口動態統計月報年計(概数)の概況; 2021. [cited 2023 Jan 11]. Available from:https://www.mhlw.go.jp/toukei/saikin/hw/jinkou/geppo/nengai21/dl/gaikyouR3.pdf
6. Ikeda N, Inoue M, Iso H, Ikeda S, Satoh T, Noda M, et al. Adult mortality attributable to preventable risk factors for non-communicable diseases and injuries in Japan: a comparative risk assessment. PLoS Med. 2012;9(1):e1001160.
7. 厚生労働省. e-ヘルスネット 生活習慣病. 生活習慣病予防のための健康情報サイト. [cited 2021 Dec 12]. Available from: https://www.e-healthnet.mhlw.go.jp/information/dictionary/metabolic/ym-040.html.
8. World Health Organization. Social determinants of health. [cited 2021 Dec 12]. Available from: https://www.who.int/health-topics/social-determinants-of-health#tab=tab_1.
9. Berkman LF, Kawachi I, Glymour MM. Social epidemiology. Oxford, U.K.: Oxford University Press; 2014.
10. Krieger N. Theories for social epidemiology in the 21st century: an ecosocial perspective. Int J Epidemiol. 2001;30(4):668-77.
11. World Health Organization. Constitution of the World Health Organization. [cited 2021 Dec 12]. Available from: https://www.who.int/about/governance/constitution.
12. 厚生労働省. 平成26年版厚生労働白書 健康長寿社会の実現に向けて ――健康・予防元年――. 政策統括官付政策立案・評価担当参事官室; 2014. [cited 2021 Dec 12]. Available from: https://www.mhlw.go.jp/wp/hakusyo/kousei/14/dl/1-00.pdf.
13. Harvard T.H. Chan School of Public Health. Lee Kum Sheung Center for Health and Happiness. [cited 2021 Dec 12]. Available from: https://www.hsph.harvard.edu/health-happiness/.

第２章　行動

1. King DE, Mainous AG 3rd, Carnemolla M, Everett CJ. Adherence to healthy lifestyle habits in US adults, 1988-2006. Am J Med. 2009;122(6):528-34.
2. 厚生労働省. 令和元年国民健康・栄養調査. 健康局健康課; 2019. [cited 2021 Dec 12]. Available from: https://www.mhlw.go.jp/stf/seisakunitsuite/bunya/kenkou_iryou/kenkou/eiyou/h29-houkoku.html.
3. Centers for Disease Control and Prevention. NCHHSTP Social Determinants of Health. [cited 2021 Dec 12]. Available from: https://www.cdc.gov/nchhstp/socialdeterminants/faq.html.
4. Tarlov AR. Public policy frameworks for improving population health. Ann N Y Acad Sci. 1999;896:281-93.

413
慢性疾患 47,49,54,147,155,349,372
ミートレスマンデー 205
メタアナリシス・系統的レビュー 33,35,38
メッツ(METs) 298,299,300,301,302,303,307,308
メディア 60,77,145,241,290,380
メンタル ショートカット(mental shortcut) 74,77
目標設定 101,102,103,128,135,317
モデリング 130,131

››› ヤ行

野菜ジュース 173,174,175
野菜摂取 141,177,179,287
休むこと 326,327,329,337,347,355,390,409
やめたい行動 98,99,106,107,135
ユーストレス 364,368
有酸素運動 309,310,312,323,343
誘惑 14,65,104-106,109,113,114,121,135,419
ヨーグルト 210,211,213,238
要求度 367-371,375,376,378,388
葉酸 267
養生訓 6,433

››› ラ行

卵巣がん 210
ランダム化比較実験 33
リアクタンス(reactance) 72,73,77,88
利益相反 242
リスク 46,47,52,60,65,74-76,110,141,144,145,150,151,154,155,157,158-161,168,169,171,172,183,186-188,191,193-198,200,202,203,207,209-211,218-224,241,245-247,252,253,258,260,272,286,287,289,290,293,304-308,311,319,323,330-332,347-349,356,361,362,368,370,372,375,376,387,414,416-418,422,423,425,426,434
リスクのある行動 362
リマインダー 95,97,125,126,137
リラクゼーションテクニック 344
リラクゼーションレスポンス 385
ルーティーン 109,320,321,323,391
労働時間 335,374

››› ワ行

ワイン 248,249

多様性 —— 168,169
炭水化物 —— 154,170,171,191,216,219,231,232,241,291
たんぱく質 —— 151,170,191,192,194,196,206,208,213,216,289
チーズ —— 210-213,215,218,250
小さな緑の野菜 —— 206,207
直感的な判断・アフェクト ヒューリスティック(affect heuristic) —— 73,77
ディストレス —— 364
適量 —— 218,245,246,247,250,292
鉄分 —— 194,259
デフォルト —— 62,77,162,164,179,204,205,226,263,264,279,289,291,349
テンプテーションバンドリング(temptation bundling) —— 113
糖尿病 —— 126,147,148,150,154,155,157,158,160,162,171,172,174,193,197,202,210,211,232,234,245,246,287,291,296,305,306,330,375,386
動物性脂肪 —— 217,219
動脈硬化 —— 193,219,248
糖類 —— 229-242,291,292
トランス脂肪酸 —— 217,218,220-225,226-228,290,291
鶏肉 —— 192,196,197,205,250,289

ナ行

内的インセンティブ —— 114
菜種油 —— 226
ナトリウム —— 273,276,278
日本酒 —— 247,249
乳製品 —— 124,151,185,203,209-214,218,222,235,238,289,290
乳糖不耐症 —— 212,213
妊娠 —— 186,187,198,199,267,279,293,333,427
認知不協和(cognitive dissonance) —— 68,77,263
脳卒中 —— 168,174,193,197,202,210,211,218,234,245,272,277,278,330,376

ハ行

白米 —— 150,153-155,157,158,160-164,287,303
恥 —— 423,435
発がん性 —— 193
パブリックヘルス —— 8-11,14,45,47-49,52,54,240,283,286,320,360,424
バランス運動 —— 311,312,323
ハロー効果 —— 189,206,207
バンドワゴン効果(bandwagon effect) —— 69,77,263
ピーナッツ効果(peanuts effect) —— 70,77
ビール —— 247-250,332
病気のなりやすさ —— 149,150,387
フードシナジー(food synergy)(フードシナジー・食の相乗効果) —— 144
ファイトケミカル(phytochemical) —— 170
フィードバック —— 126,129
腹式呼吸 —— 385,402,403
豚肉 —— 152,192,205,250
不飽和脂肪酸 —— 46,185,216,217,219,221,222,226,228,241,290
プライド(誇り) —— 392,420,421,433,434
プリン体 —— 248,249
プロジェクションバイアス —— 313,314
プロテイン —— 191
βカロテン(カロチン) —— 258,265,266
平均寿命 —— 43,44
ヘルシーエイジング —— 146,147
ヘルスコミュニケーション —— 10,11
報酬 —— 88,112-116,136
飽和脂肪酸 —— 194,216-219,221,222,226-228,241,290

マ行

マーガリン —— 218,220,222,224,226,250,291
マインドフルネス —— 344,385,401,402,412,

幸せ ―― 50,346,347,387,391,396,397,399,406,422,435
死因 ―― 45-47,52,140,141,286
J字型カーブ ―― 245
塩 ― 119,141,193,196,197,270-282,293,294
塩の多いもの ―― 273
自己消耗(ego depletion) ―― 119,120
時差ぼけ ―― 348,350-353
システム1 ―― 431
システム2 ―― 431
実行意図 ―― 82,92,102,112,122,124,135
脂肪 ― 215,216,235,239,241,303-305,310
死亡率 ― 58,60,110,145,150,155,158-160,167,168,172,174,194,197,210,211,240,245,247,251,252,258-260,266,270,278,286,287,293,305,319,330,383,384,387
社会経済的な状況 ―― 55,57,77,287
社会的時差ぼけ ―― 353,354,357
じゃがいも ―― 171-173
習慣化 ― 9,81-85,87,89,90,96,98,115,116,120,121,127,128,130,134,136,285,317
習慣化のための4ステージ ―― 86
習慣の不連続仮説(habit discontinuity hypothesis) ―― 109
柔軟運動 ―― 311,312,323
主食 ―― 159,161,162,164
出張 ―― 87,111,347-353,356
授乳 ―― 186,187
ショートニング ―― 217,222,224,291
食塩摂取(量) ―― 274,275,277
食行動 ―― 143,285
食事バランスガイド ―― 145,174,211
食生活 ― 54,69,110,127,128,141-145,148,156,170,171,173,177,193-195,197,219,228,240,241,274,275,280,289,290,349,363,408,429
食品 ―― 143,146,148-150,152,178,181,186,198,201-203,219,222-225,227,231,232,235,245,250,261-263,268,272-279,287,288,290-292
食品会社 ―― 178,222,223,230,291
食品表示 ―― 224,235-237,276,292
食品業界 ―― 220,224,277
植物由来の油 ―― 219,290
食文化 ―― 63,173,270,283,285
食物繊維 ―― 154,155,168,231,352
食物連鎖 ―― 198
自律神経 ―― 362,403
事例(ケース) ―― 33,34
心筋梗塞 ―― 150,193,202,218,245,345
人工甘味料 ―― 234,236,291,292
身体活動(physical activity) ―― 297-302,304-307,308,309,315,321,335,374,385
スーパーフード ―― 220
水銀 ―― 198
睡眠不足 ― 118,119,136,330-332,335,348,355
睡眠環境 ―― 340
スタミナ ―― 191,192,193,207
ストレスマネジメント ―― 402
座っている時間 ―― 306,307,323
生活活動 ―― 297-299,301,302
生活習慣 ― 9,13,47-50,54,55,58,61,66,77,156,175,287,409,425
生活習慣病 ―― 47,247
成分表示 ―― 224
セルフコントロール(自制心) - 82,107,116,117,119,120,131,132,136
セルフモニタリング ―― 122,126,137,317
前後比較・準実験・観察研究 ― 33,35,42
選択アーキテクチャー・選択のための構造(choice architecture) ―― 284,285
前立腺がん ―― 210
全粒穀物 ―― 153-161,164,165,286
ソーシャルドリンカー ―― 70,119
惣菜 ―― 226,237,276,292

»» タ行

代替品 ―― 196,203-206,289
食べ物の組み合わせ ―― 144,250
卵 ―― 196,200-203,289

カルシウム —— 151,208,209,213,214,290
カロリー —— 170,189,190,207,224,229,232,234,235,289,291,292,299,303,304
がん —— 45,46,52,71,155,158,168,186,192,193,195,210,211,234,246,253,258,259,265,266,272,296,305,417,425
考え方の癖 —— 67,68,77
環境要因 —— 55
環境問題 —— 187
還元主義 —— 144-146,154,173,209,265,281
観察研究 —— 33,35,42
感謝 —— 387,395-397,400,404-407,411,416,433,434
感情 —— 64,65,73-77,90,101,104,128,134,331,332,356,360,361,365,390-392,395-400,402-404,408,413-416,418-420,422-433,434
儀式 —— 344,356
キッチン —— 97,176,179,228,239
キュートゥーアクション
(cue to action) —— 95,97,99,135
休暇 —— 326,328,345-347,351
休肝日 —— 252,253
牛肉 —— 192,222
筋肉 —— 116,257,305,309-312,330,342,403
筋力増強運動 —— 309,310,312
果物 —— 58,83,108,109,156,167-170,173-176,179,186,227,228,232,234,240,250,287,292,349,356
果物ジュース —— 173-175
グラス —— 255,284,293,332
繰り返し —— 80,86-91,95,107,134,135,372,385
系統的レビュー・メタアナリシス —— 33,35,38
減塩 —— 276-282,294
健康格差 —— 57
健康管理 —— 347
健康寿命 —— 12,43,44,52
健康情報 —— 14,33,41
健康法 —— 3,4,10,12,14,15,38,41,67,140
健康習慣 —— 9,10,14,50,55-57,60,67,68,71,76,77,110,111,114,357,367,372,374,378,391,408,418,430,431
健康の決定要因 —— 56
現在志向バイアス
(present-biased preferences：
プレゼント バイアスド プレファレンス) —— 64,77,334
現状維持バイアス(status quo bias：
ステータス クオ バイアス) —— 62,63,77
玄米 —— 12,96,97,153-155,158-166,186,286,287
コーピングプラン(coping plan) ——
121,123-125,136
高血圧 —— 46,47,147,156,172,244,246,278,279,305,330,360,362,383
広告 —— 61,70,75,212,220,253,254,261-264,293,426
広告宣伝 —— 262
行動科学 —— 9,10,11,14,62,73,82,86,102,143,162,164,170,176,205,237,250,263,315,425,429,430,435
行動習慣 —— 57,349,429
行動経済学 —— 62,63,143,164,205,284,429-430
ココナッツオイル —— 196,219-221,290
骨粗しょう症 —— 151,209,272,305
ごま油 —— 219,226
コミュニティ —— 314,318,319,323,388,411,412,416
コレステロール —— 200-202,219,240,241,348

›› サ行

罪悪感 —— 114,328,416,423,424,435
裁量度 —— 367-376,378,379
魚 —— 109,156,161,191,196-199,206,213,219,226,227,250,270,274,289,290
砂糖 —— 96,105,119,218,219,229-232,234-240,250,291,292,363
サプリメント —— 257-269,293
残留農薬 —— 158,160,161,183,184,186,187,188,198,288

索引

英字

CDC 55,73
Evidence-Based Medicine (EBM) 7
fear-based workplace 380
If- then ルール 122,123,136
sin stocks(罪作りな株) 254
WHO(世界保健機関) 50,73,146,184,192,223,229-233,271,291,294,338

ア行

アクションスリップ(action slip) 100,101,107,135
合図 86,91,93,96,99,100,103,105,107,135
赤肉 156,192-196,204,218,289
悪習慣 54,76,88,99,103-106,118,135,361,390,413
アクションプラン(action plan) 121,122,124
アクティブメディア 336
甘いもの 75,103,104,114,116,131,194,229,233,239,363,421,422,432
アルコール 47,54,58,60,61,119,132,244-256,292,293,342,348,352,354,361-363,420
怒り 367,385,390,395,413-418,422,430,432,434
意志 3,14,61,67,76,81,82,89,90,101,102,107
意思決定 205,331,366,371,390,391,413,414,416-418,430,431,434
意志の力 82,89,90,101,102,116,119,120,134,136,254,293,365,366,428
遺伝子組み換え 183,288
意図 81,82,88,89,92,97,98,100,102,121,134,135
飲酒量 58,60,130,251,252-255,293
インセンティブ 88,112-116,136,315,392
ウィスキー 247,332
埋め合わせの行動(compensating behavior) 115,239
運動不足 46,47,111,299,323,348,350,420
栄養価 163,184,185,191-193,224
栄養素 144-146,156,168-170,173,185,191,193,208,209,214-216,268,287,293
エネルギー 159,170,171,189,191,192,205,223,224,229,232-234,289,291,298,303-305,310
エビデンス 6-10,32-43,52,66,142,143,148-153,155,156
エビデンスの飛躍 148
LDLコレステロール 46,217,221
塩分 46,65,96,141,197,270-277,279-281,293,294
オーガニック 181-190,288
オリーブオイル 217,226

カ行

外食 96,111,118,179,222,226,237,273,274,281,303
外的インセンティブ 114
科学的根拠 5-8,32,52
加工食品 222,231,238,250,272,275,276,290,294,303
加工肉 192-196,204,245,274,289
仮説 63,109,149-152,194,217,248,283,285,316
悲しみ 367,385,391,411,413,414,416,418-420,432,434
カメレオン効果 130
カラセックのモデル 378

［著者］
林　英恵（はやし・はなえ）
パブリックヘルスストラテジスト・公衆衛生学者（行動科学・ヘルスコミュニケーション・社会疫学）、Down to Earth 株式会社代表取締役、慶應義塾大学グローバルリサーチインスティテュート特任准教授、東京大学・東京医科歯科大学非常勤講師
1979年千葉県生まれ。2004年早稲田大学社会科学部卒業、2006年ボストン大学教育大学院修士課程修了、2012年ハーバード大学公衆衛生大学院修士課程を経て、2016年同大学院社会行動科学部にて博士号取得（Doctor of Science：科学博士・同学部の博士号取得は日本人女性初）。専門は、行動科学・ヘルスコミュニケーション、および社会疫学。一人でも多くの人が与えられた寿命を幸せに全うできる社会を作ることが使命。様々な国で健康づくりに携わる中で、多くの人たちが、健康法は知っていても習慣づける方法を知らないため、やめたい悪習慣をたちきり、身につけたい健康法を実践することができないことを痛感する。長きにわたって頼りになる「健康習慣の身につけ方」を科学的に説いた日本人向けの本を書きたいと思い、執筆した。2007年から2020年まで、外資系広告会社であるマッキャンヘルスで戦略プランナーとして本社ニューヨーク・ロンドン・東京にて勤務。ニューヨークでの勤務中に博士号を取得。東京ではパブリックヘルス部門を立ち上げ、マッキャンパブリックヘルス・アジアパシフィックディレクターとして勤務後、独立。2020年、Down to Earth（ダウン トゥー アース）株式会社を設立。社名は英語で「実践的な、親しみやすい」という意味で、学問と実践の世界をつなぐことを意図している。国際機関や国、自治体、企業などに対し、健康に関する戦略・事業開発、コンサルティングを行い、学術研究なども行っている。加えて、個人の行動変容をサポートするためのライフスタイルブランドの設立準備中。 2018年、アメリカのジョン・ロックフェラー3世が設立したアジアソサエティ（本部・ニューヨーク）が選ぶ、アジア太平洋地域のヤングリーダー“Asia 21 Young Leaders”に選出。また、2020年、アメリカのアイゼンハワー元大統領によるアイゼンハワー財団（本部・フィラデルフィア）が手がける、世界の女性リーダー“Global Women's Leadership Fellow”に唯一の日本人として選ばれる。両組織において、現在もフェローとして国際的な活動を続ける。『命の格差は止められるか　ハーバード日本人教授の、世界が注目する授業』（小学館）をプロデュース。著書に、『それでもあきらめない　ハーバードが私に教えてくれたこと』（あさ出版）がある。

健康になる技術 大全

2023年２月28日　第１刷発行
2023年３月16日　第２刷発行

著　者――林　英恵
発行所――ダイヤモンド社
〒150-8409　東京都渋谷区神宮前6-12-17
https://www.diamond.co.jp/
電話／03･5778･7233（編集）　03･5778･7240（販売）

プロデュース―土井英司
装丁・本文デザイン―小口翔平＋嵩あかり（tobufune）
図表デザイン―中井辰也
校正――――聚珍社
製作進行――ダイヤモンド・グラフィック社
印刷――――ベクトル印刷
製本――――ブックアート
編集担当――土江英明

ISBN 978-4-478-10229-9

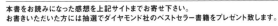